James Middlet

Ella und ich

GOLDMANN

James Middleton
in Zusammenarbeit mit Frances Hardy

Ella und ich

Wie mein Hund mir durch die dunkelste Zeit meines Lebens half

Aus dem Englischen von
Anu Katariina Lindemann

GOLDMANN

Die englische Originalausgabe erschien 2024
unter dem Titel *Meet Ella* bei Octopus, London.

Alle Ratschläge in diesem Buch wurden von dem Autor und vom Verlag sorgfältig erwogen und geprüft. Eine Garantie kann dennoch nicht übernommen werden. Eine Haftung des Autors beziehungsweise des Verlags und seiner Beauftragten für Personen-, Sach- und Vermögensschäden ist daher ausgeschlossen.

MIX
Papier | Fördert gute Waldnutzung
FSC® C014496

Penguin Random House Verlagsgruppe FSC® N001967

1. Auflage
Deutsche Erstausgabe Oktober 2025

Wilhelm Goldmann Verlag, München, in der
Penguin Random House Verlagsgruppe GmbH,
Neumarkter Straße 28, 81673 München
produktsicherheit@penguinrandomhouse.de
(Vorstehende Angaben sind zugleich
Pflichtinformationen nach GPSR.)
Redaktion: Tatjana Barinov
Umschlag: UNO Werbeagentur, München nach einer Vorlage
von Rachael Shone unter Verwendung von Bildmaterial
von Alizée Middleton
Satz: Buch-Werkstatt GmbH, Bad Aibling
Druck und Bindung: GGP Media GmbH, Pößneck
Printed in Germany
LG · CB
ISBN 978-3-442-22427-2

www.goldmann-verlag.de

Pour Alizée, ma femme chérie.
Für Inigo, du hast Ella nie kennengelernt,
aber sie wusste, dass es dich gibt –
schon bevor wir das wussten.
Und natürlich für Zulu, Inka, Luna,
Mabel, Nala und Isla.

Inhalt

Prolog

Meine dunkelste Nacht

Jegliche Farbe ist aus meinem Leben gewichen. Ich existiere in einer schwarz-weißen Welt, die frei von Emotionen und Gefühlen ist. Ständig bin ich unruhig. Wenn ich irgendwohin gehe – zur Arbeit, zu einer Party, ins Kino – fühle ich mich gezwungen, kurz darauf wieder zu verschwinden. Doch selbst wenn ich das tue, fühle ich mich immer noch verloren. Ich bin ziellos, gehe auf und ab.

Von dieser ständigen Unruhe gibt es keine Pause. Es ist fast unmöglich, dieses Gefühl des Unbehagens zu beschreiben. Allerdings ist es weniger ein Gefühl als vielmehr das Fehlen von Gefühlen. Eine permanente Leere in meinem Inneren. Ich habe weder ein Ziel noch eine Richtung, kann weder Vergnügen, noch Aufregung oder Vorfreude empfinden.

In meinem Kopf höre ich ein ständiges Geräusch wie bei einem Radio, das sich nicht richtig einstellen lässt. Ein nervtötendes Knistern und Summen. Sobald ich das empfindliche Gleichgewicht gefunden habe und der Lärm nachlässt, reicht bereits das kleinste Zucken eines Muskels, um es wieder auszulösen. Es gibt kein Entkommen.

Ich bin hin- und hergerissen. Am liebsten würde ich den ganzen Tag im Bett bleiben, aber mein Herz rast dermaßen schnell, dass ich das Gefühl habe, dass es in meiner Brust zerspringen wird. Während ich da liege, ist es, als würde mir jemand ins Gesicht schreien, und die einzige Möglichkeit, diese Stimme zum Schweigen zu bringen, ist aufzustehen.

Aber auch wenn ich das tue, gibt es keinen Ort, an den ich fliehen kann, keine Pause vom schnellen Klopfen meines Herzens, dem Angriff auf meine Sinne.

Das Leben ist nicht mehr lebenswert, ich bin selbstmordgefährdet. Ich denke über verschiedene Möglichkeiten des Sterbens nach, damit ich endlich aus dieser schwindelerregenden Achterbahn aussteigen kann, die mich an den Rand des Wahnsinns treibt.

Ich kann nicht schlafen, weil sich mein Geist in Aufruhr befindet. Die Schlaflosigkeit ist beängstigend, ich bin völlig erschöpft.

Ich fühle mich missverstanden, ich bin ein absoluter Versager. Dieses Gefühl der Wertlosigkeit und Verzweiflung, der Isolation und Einsamkeit würde ich nicht mal meinem schlimmsten Feind wünschen. Ich glaube, ich werde noch verrückt.

Und doch weiß ich, dass ich privilegiert bin. Zudem habe ich das Glück, eine liebevolle und eng verbundene Familie zu haben – meine Eltern, meine Schwestern Catherine und Pippa sowie ihre Ehemänner William und James. Aber ich stoße alle weg, reagiere nicht auf ihre Anrufe, E-Mails werden ignoriert, Einladungen nicht beachtet. Ich verstecke mich hinter einer doppelt verriegelten Tür und bin für niemanden erreichbar.

In einer trostlosen Novembernacht im Jahr 2017 erreiche ich meinen Tiefpunkt. Es ist circa zwei Uhr morgens und ich kann nicht schlafen. Seit Tagen habe ich kaum etwas zu mir genommen, und wenn ich doch etwas esse, dann verstopft es meinen Hals und ich muss würgen. Ich laufe durch die Wohnung, in der ich allein lebe. Die vier Wände, die mich einsperren, scheinen immer näher zu kommen. Ich habe das Gefühl zu ersticken, verzweifelt ringe ich nach Luft.

Am liebsten würde ich nach draußen gehen, aber ich fürchte mich davor, auf der Straße auf irgendwelche Nachtschwärmer zu treffen.

Oben an meiner Treppe befindet sich eine Luke, die zu einem Flachdach führt, auf dem sich die Wassertanks befinden. Einmal ging ich raus, um ein Problem mit dem Warmwasser zu beheben. In glücklicheren Zeiten bin ich durch diese Öffnung im Dach rausgeklettert und habe den Sonnenuntergang über der atemberaubenden Skyline von London beobachtet oder mir das Feuerwerk über dem Fluss angesehen.

Heute will ich vor mir selbst fliehen, also ziehe ich die Teleskopleiter aus, klettere hoch und schwinge mich aufs Dach.

Ich stehe einfach nur da und blicke auf London. Vor mir liegt unsere majestätische Hauptstadt – glitzernde Lichter, charakteristische Gebäude, die langsam mäandernde Themse –, aber jetzt gerade sehe ich ihre Schönheit nicht.

Ich gehe auf und ab, aber es gibt keine Atempause von dieser Qual in meinem Kopf. Dunkle Gedanken bedrängen mich. Was kann ich nur tun, damit das endlich aufhört?

Ich denke darüber nach, vom Dach zu springen. Wer würde mich wohl finden? Ein vorbeifahrender Taxifahrer? Ein Nachbar?

Könnte es als ein tragischer Unfall ausgelegt werden, wenn ich springe? Auf diese Weise würde meiner Familie, auch wenn sie natürlich verzweifelt trauern würde, die Qual des Wissens erspart bleiben, dass ich mein Leben selbst beendet habe.

Während ich auf und ab gehe, schaue ich durch das Dachfenster hinunter und sehe die mich sanft anblickenden Augen meines Spaniels Ella, die zu mir aufschaut. Genauso wie ich, ist auch sie die ganze Nacht wach. Sie spürt meinen seltsamen, aufgewühlten Gemütszustand. Allerdings kann sie die Leiter nicht hochklettern, das würde ich aber auch nicht wollen. Es ist zu gefährlich auf dem ungeschützten Dach ohne Geländer. Aber Ella steht am Fuße der Leiter und fleht mich mit ihrem Blick an herunterzukommen.

Ich mache ein paar Schritte, schaue wieder nach unten. Meine geliebte Ella ist immer noch da. Empfinden Hunde eigentlich jemals Verzweiflung, frage ich mich, oder ist das eine seltsame Fehlfunktion des menschlichen Geistes? Dann stelle ich mir mein Leben ohne sie vor, diese Gedanken lassen mich innehalten.

Was würde Ella ohne mich tun? Sie verlässt sich auf mich und ich mich auf sie. Das Gefühl beruht auf Gegenseitigkeit.

Ich gehe wieder auf und ab, für eine Stunde oder so, aber finde keinen Trost in der frischen Luft. Das Unbehagen, das ich verspüre, ist so viel schlimmer als der körperliche Schmerz. Es hört einfach nicht auf und wird auch nicht schwächer. Lautlos verzerrt es die Person, die ich bin. Es ist eine Zerstörung des Geistes.

Ich blicke wieder die Leiter hinunter. Ella hat sich nicht bewegt. Mit ihren braunen Augen starrt sie mich immer noch aufmerksam, gefühlvoll und flehend an, und als ich sie wieder ansehe, wird es in meinem Kopf allmählich ruhiger. In dem Moment weiß ich, dass ich nicht springen werde. Was würde mit Ella passieren, wenn ich sterbe? Wie lange würde sie allein in der Wohnung warten, bis jemand sie findet?

Ich habe sie schon von ganzem Herzen geliebt, seitdem sie ein winziger, blinder, neugeborener Welpe war. Sie war meine Gefährtin, Hoffnung, Unterstützung in meinen dunkelsten Tagen. Bedingungslos und treu hat sie mich immer geliebt. Nachts, wenn ich nicht schlafen kann, liegt sie neben mir auf dem Bett, begleitet mich durch die trostlosen Stunden vor der Morgendämmerung.

Selbst wenn ich das Gefühl hatte, dass die Mühen des Lebens den Aufwand nicht wert sind, bin ich trotzdem immer mit ihr spazieren gegangen und habe sie gefüttert. Sie gibt mir einen Sinn, einen Grund zu leben.

Wie kann ich überhaupt darüber nachdenken, sie jetzt allein zu lassen? Was würde sie denn ohne mich tun?

Plötzlich merke ich, dass ich in der kalten Winterluft zittere, denn ich trage nur einen Pyjama. Es ist, als ob für eine Sekunde die Realität eingedrungen wäre. Ich ziehe mich vom Rand zurück, klettere langsam die Leiter hinunter und streichle über Ellas seidenweiches Köpfchen.

Sie ist der Grund, warum ich diesen fatalen Sprung nicht mache. Sie ist Ella, die Hündin, die mir das Leben gerettet hat.

Kapitel eins

Kein Wesen ist zu klein

Ich habe Tiere schon immer als angenehmere Gefährten empfunden als Menschen. Als Kind habe ich Tom, unseren Familienkater, in einen Weidenkorb auf mein Fahrrad gesetzt und bin mit ihm zu den Dorfläden geradelt.

Ich habe Eier zum Ausbrüten in unseren Trockenschrank gelegt und die kleinen Küken dann liebevoll in meinen Händen gehalten, sie mit Mais gefüttert, bis sie zu einer Schar gackernder Hühner herangewachsen waren.

Mein erstes Haustier, ein Hamster namens Hammy, begleitete mich überallhin in meiner Tasche. Er flüchtete ständig und huschte hinter den Kühlschrank oder in die Speisekammer, bis mein leidgeprüfter Vater es irgendwann satthatte, andauernd Rettungsaktionen zu starten, und mich anflehte, Hammy im Käfig zu lassen.

Als Hammy starb – meine erste, niederschmetternde Begegnung mit der Sterblichkeit –, bettelte ich um einen Ersatz. Auf dem Heimweg von einem Dorffest, wo sie Hamster für 50 Pence verkauften, flehte ich meine Mutter um Geld an, damit ich mir ein Pärchen kaufen konnte – einen Bruder und eine Schwester, die Freunde sein sollten.

Ich kann mich immer noch an den schmeichelnden Tonfall

erinnern, den ich benutzte. »Bitte, bitte, kann ich sie haben, Mum?« Ich hatte ja auch schon den Käfig und das Futter, argumentierte ich. Also gab meine Mutter schließlich nach. »Ja, du kannst sie haben«, seufzte sie leicht entnervt.

Also radelte ich atemlos vor lauter Aufregung zu dem Volksfest zurück und suchte mir die Geschwister aus, ein Mädchen und einen Jungen (oder zumindest glaubte ich das), die den Platz meines verstorbenen Hamsters einnehmen sollten.

Tatsächlich hatte ich in meiner begeisterten Vorfreude und vor lauter Aufregung etwas übersehen: Die »Hamster«, so stellte sich heraus, waren in Wirklichkeit Meerschweinchen und darüber hinaus beide Männchen. Ich nannte sie Max und Harry.

Aber meine unendlich geduldigen Eltern akzeptierten unsere unerwarteten Nagetier-Adoptivkinder, wir besorgten einen größeren Käfig, und sie lebten sich in Bucklebury, unserem Familienhaus in Berkshire, gut ein. Als ich sieben Jahre alt war, gab es noch mal Zuwachs, und das Kaninchen Jess gesellte sich dazu.

Jess und ich bauten eine vertrauensvolle Beziehung auf. Ich brachte ihr bei, sich hinzuhocken und sitzen zu bleiben, und sie lernte, ihren Namen zu erkennen und darauf zu reagieren. Sie lief sogar an der Leine und hoppelte neben mir her, wenn ich zu den Geschäften ging. Für diesen außerordentlichen Gehorsam belohnte ich sie mit einer Karotte. Diese frühen Begleiter brachten mir bei, Tiere immer besser zu verstehen. Ich schloss sie zunehmend in mein Herz und mein Mitgefühl weitete sich auf das gesamte Tierreich aus.

Eine sterbende Maus, die sich im Schwimmbad der Schule abzappelte? Ohne zu zögern, würde ich ins Wasser springen, um sie rauszuholen. Wenn sich ein Vogel den Flügel brach, würde ich ihn pflegen, ihn im Trockenschrank wärmen, ihn mit einer Pipette füttern und zur nächstgelegenen Tierschutzorganisation bringen. Kein Tier – so verzweifelt es auch sein mochte – wurde im Stich gelassen. Kein krankes Wesen war zu viel Mühe.

Tatsächlich wurde es in meiner Schule St Andrew's in Pangbourne zu meiner Mission, jedes Lebewesen in Not zu retten: Käfer, die auf den Rücken gefallen waren und sich nun abstrampelten, wurden von mir sanft wieder auf die Beine gestellt; und Spinnen, die aus Badewannen herausgeholt wurden, ließ ich in Holzhaufen frei, wo sie wieder nach Maden und Fliegen suchen konnten.

Heute denke ich, dass meine Lehrer wegen meinen karitativen Rettungsaktionen ziemlich genervt gewesen sein müssen, besonders wenn langwierige Verhandlungen mit Tierschutzorganisationen die Folge waren. Wie viele unterkühlte Mäuse konnte die RSPCA – die königliche Gesellschaft zur Verhütung von Grausamkeiten an Tieren – aufnehmen? Wie viele sterbende Amseln? Unnötig zu erwähnen, dass ich mit allen Personen, die dort arbeiteten, per Du war.

Meine Schwestern Catherine und Pippa sind fünf beziehungsweise drei Jahre älter als ich. Mit drei starken Frauen aufzuwachsen, gab mir immer das Gefühl, als hätte ich drei Mütter, und ich konnte mich stets auf den Rat von Catherine und Pippa verlassen.

Sie haben mich nie nur als ihren kleinen Bruder abgetan, der ihrer Aufmerksamkeit nicht würdig war. Im Gegenteil – sie ließen mich an ihren Spielen teilnehmen und nahmen mich in ihren Freundeskreis auf, das tun sie bis heute. Während wir zusammen zur Schule gingen, machten sie ständig einen ziemlichen Wirbel um mich und berichteten hinterher unseren Eltern von meinen vielen (kleinen) Vergehen – mehr aus Sorge, als dass sie mich verpetzt hätten.

Für mein ordentliches Äußeres war ich nie bekannt. Wenn ich von einem Spaziergang mit einem geliehenen Hund zurückkehrte, steckte mein Hemd nicht in der Hose, meine Hände waren mit Schlamm verschmiert, und in meinen Haaren hatte sich Gestrüpp verfangen. Ich wurde gemaßregelt und erhielt einen negativen Eintrag. Diese sammelten sich bei mir an und konnten nur durch gute Einträge aufgehoben werden. Natürlich schafften es Catherine und Pippa, die beide vorbildliche Schülerinnen waren, ihr ganzes Schulleben hindurch, keinen einzigen vermerkten Fehler zu machen, aber ich sammelte in jedem Schuljahr eine ganze Menge davon.

Das System funktionierte folgendermaßen: Da schlechte Einträge durch gute ausgeglichen wurden, schien es, als würde jedes Lob, das meine Schwestern erhielten, durch mein Fehlverhalten zunichtegemacht werden.

Während die weiblichen Middletons also dafür gelobt wurden, dass sie den Lehrern halfen – sie öffneten Türen und trugen Bücher für sie – machte ich all ihre guten Taten zunichte, indem ich zum Beispiel durch den Korridor rannte, anstatt zu gehen, weil ich mal wieder zu spät zum Unterricht kam. (Zwei schlechte Einträge zum Preis von einem.) Und während Catherine und Pippa im Diktat immer die volle Punktzahl und für Aufsätze Bestnoten erhielten, hinkte ich in beiden Fällen hinterher und sammelte stattdessen eine Menge Einträge für meine unterdurchschnittlichen schulischen Leistungen.

Das Endergebnis war, dass die Middletons am Ende eines jeden Trimesters, wenn die Einträge – positive und negative – für jede Familie zusammengezählt wurden, keinen besonderen Eindruck schinden konnten.

In meinen Zeugnissen wurden meine schulischen Defizite festgehalten, aber es gab immer auch eine trockene Randbemerkung, eine sanfte Anspielung auf meine Affinität zum Tierreich.

Wenn James bei seiner Schulausbildung doch nur genauso viel

Einsatz zeigen könnte wie bei seinem Engagement für Tiere ... schrieben meine Lehrer seufzend.

Aber ich war gar nicht absichtlich undiszipliniert, sondern einfach nur ein bisschen schelmisch. Einer meiner Lehrer, Mr. Outram, besaß einen Golden Retriever; ein anderer, Mr. Embury, einen Pudel. Ich wollte unbedingt mit beiden Hunden Gassi gehen und dachte, dass man mir mein Verantwortungsbewusstsein und meine Hilfsbereitschaft bestimmt hoch anrechnen würde.

Das Problem war jedoch, dass ich immer zu spät zum Unterricht kam, weil ich so sehr in meine Abenteuer mit den Hunden im Wald vertieft war, sodass ich einfach vergaß, nach der Pause rechtzeitig zurückzukommen.

Erst wenn ich die Glocke läuten hörte, würde ich atemlos, mit einem schmutzigen Hund im Schlepptau, zurückhetzen. Aber ich war bereit, mich dem unvermeidlichen negativen Eintrag zu stellen. Trotzdem hielten mich die Lehrer für vertrauenswürdig genug, um mich ihre Hunde wieder ausführen zu lassen, und das stärkte mein Selbstvertrauen.

Ich glänzte damit, und in meinem letzten Jahr erhielt ich sogar den sogenannten »Headmaster's Prize« – eine Auszeichnung, die einem gutmütigen Jungen verliehen wurde, der zwar niemals mühelos mit einer Reihe guter Prüfungsergebnisse an die Universität gehen würde, aber dafür sein Leben riskiert, um ein sterbendes Tier nicht im Stich zu lassen.

In schulischer Hinsicht hinkte ich jedoch jämmerlich hinterher. Deshalb versuchte ich, verzweifelt diesen Mangel wieder wettzumachen, indem ich als verantwortungsbewusst angesehen wurde. Denn die Wahrheit war, dass ich, solange ich mich nicht beweisen konnte, auch nie den eigenen Hund haben würde, nachdem ich mich so sehnte.

Bis ich einen eigenen Hund kriegen würde, war jedes andere

Tier nur ein Ersatz. Aber ich machte das Beste aus der Zeit mit den Tieren, die mir anvertraut wurden. Und ich verfeinerte meine Fähigkeiten als potenzieller Hundetrainer an meinem Kaninchen.

Manchmal kam mir der Gedanke, dass ich als Tier bestimmt glücklicher wäre. Meine Mutter hat mir mal erzählt, dass ich mich als Vierjähriger sogar hingehockt habe, um das Katzenfutter aus dem Napf, der auf dem Boden stand, zu essen. (Dafür erhielt ich eine heftige Standpauke.)

Ich bettelte meine Eltern ständig um einen Hund an. Sie waren dagegen, aber ich gab mein Bestes, um mich für andere Hundebesitzer unentbehrlich zu machen, und bot meine Hilfe zum Gassigehen an, wann immer ich gebraucht wurde.

Ich freundete mich mit jedem Hund im Dorf an. Als unsere Nachbarn wegzogen und ihren Rottweiler mitnahmen – ein riesiges, sabberndes Tier, mit dem ich furchtlos in ihrer Küche rang –, war ich untröstlich. Bis neue Nachbarn mit zwei liebenswerten schwarzen Labradoren einzogen, die meine neuen Spielkameraden wurden.

Ich vergötterte Gibson, die britische Bulldogge meiner Großeltern. Wenn wir sie besuchten, würde ich ins Haus stürmen, die alten Leute würde ich dabei kaum zur Kenntnis nehmen, sondern sofort mit dem Hund zu einer Drachenflug-Expedition oder zu einem Angelausflug davoneilen.

Dass ein Hund ein treuer Begleiter werden konnte, eigentlich eine Erweiterung von mir selbst, wurde mir zum ersten Mal so richtig bewusst, als ich die *Fünf Freunde*-Bücher las. Ich schloss George und ihren Mischling Timmy ins Herz – ein Hund, so treu, klug und liebevoll, dass zwischen ihnen eine unzertrennliche Bindung entstand.

In dieser Fantasiewelt konnte ein Vierbeiner sein Kind zum Internat begleiten. In meiner realen Welt würde das nie passieren, aber ich konnte es mir zumindest wünschen und hoffen.

Da ich ein paar Jahre jünger als meine Schwestern bin, ging ich noch zur Prep School (eine Privatschule, die auf das College vorbereitet), als sie ihren Abschluss für das Marlborough College machten. Und jedes Mal, wenn ich zu einem ihrer Sportwettkämpfe mitgeschleppt wurde, schlich ich mich heimlich davon und bettelte die Frau des Schulleiters an, mit ihrem wunderschön gepflegten Bobtail einen Spaziergang über das Gelände machen zu dürfen.

Diese harmlos klingenden Spaziergänge eskalierten allerdings in Abenteuer im *Fünf Freunde*-Stil (obwohl es sich in unserem Fall eher um ein unerschrockenes Duo handelte). Beim Schlusspfiff, als meine Schwestern triumphierend oder enttäuscht von ihren sportlichen Leistungen das Spielfeld verließen, tauchte aus einem nahe gelegenen Wäldchen eine schmutzige, schlammbefleckte Gestalt auf – halb Mensch, halb Hund –, nachdem wir in der letzten Stunde achtlos durch Pfützen und Bäche gelaufen waren.

An den Ausdruck amüsierter Verzweiflung auf dem Gesicht der Frau des Schulleiters kann ich mich noch genau erinnern. »Oh James«, würde sie seufzen und ihren preisgekrönten Hund in Empfang nehmen. »Ich glaube, ihr braucht jetzt beide ein Bad.«

Inzwischen war aus meinem Verlangen nach einem eigenen Hund eine schmerzende Sehnsucht geworden. Ich wollte einen Begleiter bei meinen Abenteuern. Jemanden, der mich in traurigen Zeiten tröstete. Ich sehnte mich nach einem Freund, der mich bedingungslos liebte – ohne mich zu verurteilen oder sich über mich lustig zu machen. Weil ich ein ungewöhnlicher Junge war. Sosehr ich mich auch bemühte, ich konnte mich einfach nicht für Fußball begeistern – weder fürs Zuschauen noch fürs Spielen – und würde lieber an einem Traktor herumbasteln, als einem Ball hinterherzurennen.

Meine größte Leidenschaft waren Tiere, von meiner frühesten Kindheit an. Wenn ich nicht Legastheniker und mein Geist kein brodelnder Kessel voller unruhiger Energie gewesen wäre, was es mir fast unmöglich machte, mich auf Schulaufgaben zu konzentrieren, dann wäre ich gerne Tierarzt geworden. Aber ich wusste, dass ich das nie schaffen würde.

Eigentlich ist es ironisch, dass meine Eltern schließlich meinem ständigen Bitten nach einem eigenen Hund nachgaben, als ich dreizehn war und kurz davor stand, aufs Internat zu gehen. Zu meiner unendlichen Freude kam Tilly, ein Golden-Retriever-Welpe, zu uns, und obwohl sie ein Familienhund war, war es keine große Überraschung, dass sie eher »mein« Hund wurde. Dieses übermütige Energiebündel mit der feuchten Nase war alles, wonach ich mich je gesehnt und was ich mir je gewünscht hatte. Und doch kam sie ausgerechnet dann, als ich unser Zuhause verließ.

Als ich ihr Köpfchen mit dem seidenweichen, goldfarbenen Fell streichelte und mich unter Tränen von ihr verabschiedete, bevor ich zu meinem ersten Tag am Marlborough College aufbrach, war ich unendlich traurig.

In der Schule hatte ich Heimweh – die Sehnsucht manifestierte sich als körperlicher Schmerz. Ich fieberte dem Wochenende entgegen, wenn ich wieder in Bucklebury sein und Tilly in meine ausgestreckten Arme springen würde.

In diesen ersten Tagen im Internat fühlte ich mich verloren. Ich vermisste meine Freunde, die ich in der Prep School kennengelernt hatte und die meine Exzentrizitäten, meine obsessive Tierliebe und mein Desinteresse gegenüber Fußballergebnissen akzeptierten und verstanden.

Außerdem musste ich in Marlborough ganz von vorne anfangen. Keiner wusste etwas von den Macken des etwas zu dürren Middleton-Jungen, der im Gefolge seiner beiden perfekten großen Schwestern gekommen war.

Man ging davon aus, dass ich in sportlicher Hinsicht genauso talentiert war wie sie, und ich wurde automatisch in die erste Rugby-Mannschaft der Schule gesteckt. In meinem Debütspiel wurde ich allerdings so spektakulär geschlagen, dass ich anschließend sofort in eine viel niedrigere Liga zurückgestuft wurde. Kommentare wie »Bist du wirklich ein Middleton?« hallten durch die Umkleidekabine und übers Spielfeld. Solche Sprüche nahm ich mir sehr zu Herzen, und mein Selbstvertrauen – das während der Prep School noch ganz gut gewesen war – schwand in dieser intoleranten Umgebung.

Weil ich sensibel und verletzlich war, war ich auch ein leichtes Ziel für Hänseleien und Spott. Es gibt einen schmalen Grat zwischen gut gelaunten Scherzen und Mobbing, und ich möchte mich nicht als Opfer darstellen, aber ich glaube, dass mich einige der Jungen fertigmachen wollten.

Im riesigen Speisesaal von Marlborough mussten wir unsere Tabletts – beladen mit Besteck, Geschirr und Wasserglas – nach dem Essen zu einem Fließband bringen. Hin und wieder war jemand unvorsichtig und stolperte, worauf der Inhalt seines Tabletts durch die Luft flog. Das Krachen, wenn Teller, Schüsseln, Messer und Gabeln auf den Boden fielen, hallte in dem höhlenartigen Raum wider.

Bei einem Mittagessen stellte mir, als ich gerade mein Tablett zurückbrachte, ein älterer Junge absichtlich ein Bein, und ich flog mit dem Kopf voran darüber, knallte auf den Boden, mein Tablett segelte durch die Luft und fiel dann krachend zu Boden. Im Saal brach sarkastischer Applaus aus, und alle Köpfe drehten sich, um zu sehen, wer der Tollpatsch gewesen war.

Mit hochrotem Kopf sammelte ich alles zusammen und machte mich dann schnell aus dem Staub. Ich war gedemütigt – so wie es mein Peiniger beabsichtigt hatte. Ich kannte den Jungen. Er hatte Pippa daten wollen, aber sie hatte ihm einen Korb gegeben. Dies war seine Art, sich zu rächen. Es gab jedoch einen Trost: Ich wusste, dass sie die richtige Entscheidung getroffen hatte und ohne ihn viel besser dran war.

Heute frage ich mich, ob mich mein übergroßer Wollblazer wohl auch zur Zielscheibe gemacht hat. Ich war ein schmächtiger Junge, der durch ein Kleidungsstück, das mehrere Nummern zu groß war, noch zwergenhafter aussah. Meine Mutter hatte mir den Blazer gekauft, damit ich noch »hineinwachsen« könnte. Tatsächlich trug ich ihn jedoch bis zur sechsten Klasse, bis er so eng wie eine Wursthaut war. Und eines Morgens saß ich in der Kapelle, eingehüllt in dieses riesige Kleidungsstück.

Der Gottesdienst schritt voran und wir kamen zum Gebet. Während ich auf der Kirchenbank saß, den Kopf in innerer Einkehr gesenkt, wurde die Stille plötzlich durch ein schrilles und eindringliches Piepen durchbrochen.

Es dauerte nicht lange, bis mir klar wurde, wo der Lärm herkam: aus der Tasche meines Blazers! Ein Witzbold hatte einen Wecker reingetan, und da er genau wusste, wann die stillen Gebete beginnen würden, hatte er den Wecker so gestellt, dass dieser genau dann losgehen würde. Und um es noch schlimmer zu machen, hatte er die Taschenöffnung zugepinnt, sodass ich mich erst recht abmühen musste, um den Wecker herauszuholen und den Alarm auszuschalten.

Ich war völlig fertig. Entsetzt sah der Kaplan zu mir herüber. Alle Leute in der Kapelle drehten sich zu mir um und starrten mich an.

Natürlich war es nicht meine Schuld, aber ich wurde trotzdem dafür bestraft: ein rosa Verweis – eine Verwarnung für das schlimmste Vergehen – wurde ausgestellt, und ich musste um sieben Uhr morgens eine Meile zum Wedgwood Stone laufen, der zum Gedenken an Allen Wedgwood so genannt wird, der 1915 in Gallipoli getötet wurde.

Aber eigentlich war diese Strafe überhaupt nicht schlimm für mich. Ich genoss sogar den frühmorgendlichen Lauf an der frischen Luft. Später schloss ich Freundschaften, indem ich Schüler, die einen rosa Verweis bekommen hatten, bei ihren frühmorgendlichen Laufrunden zum Denkmal begleitete. Einfach nur so aus Spaß. Tatsächlich hat mich das zu der widerstandsfähigen Person gemacht, die ich heute bin.

Aber in diesen frühen Jahren, als ich noch dabei war, mich zurechtzufinden, war ich oft unglücklich, und mein Trost – wenn Tilly nicht bei mir war – waren Spaziergänge mit den Hunden eines Lehrers – dem braunen Labrador Maddie und Owen, einem Border Collie. Wann immer ich Zeit hatte, klopfte ich an sein Küchenfenster und bettelte, mit den Hunden spazieren gehen zu dürfen. Sie waren meine Begleiter bei den fantastischen, imaginären Abenteuern, die ich mir ausdachte.

Die Hunde begannen, mich immer mehr zu mögen, und folgten mir überallhin. Wenn ich dazu gezwungen wurde, bei einem Fußballspiel mitzumachen, stürmte Maddie voller Hoffnung mit einem Stock im Maul auf das Spielfeld und direkt auf mich zu, um dann dort stehen zu bleiben. Sie ignorierte den Spott der anderen Jungen und wartete darauf, dass ich den Stock werfen würde.

Also würde ich das Spiel unterbrechen, um den Stock zu werfen, was mich bei meinen Mannschaftskollegen nie besonders beliebt machte, die nur gewinnen wollten. Und es gab Schulregeln, gegen die ich auch ganz offenkundig verstieß, weil ich Owen dazu ermutigte, mir ins Internat zu folgen. Ich hoffte sogar, dass man ihn nicht vermissen würde, wenn er sich nachts am Fußende meines Bettes zusammenrollte. Aber natürlich wurde er vermisst und wir bekamen beide eine scharfe Verwarnung.

Es war 2001, das Ende der Weihnachtsferien meines ersten Internatsjahres, und meine Mutter, Pippa und ich hatten uns aufgemacht, damit ich mir die Haare schneiden lassen konnte und um mir Turnschuhe fürs neue Schuljahr zu kaufen, als ich mir den Knöchel brach – unglamouröserweise, indem ich von einem erhöhten Bordstein in einem Parkhaus stolperte.

Meine Mutter und Pippa warteten im Wagen, während ich auf Mums Bitte hin die Parkgebühr bezahlen wollte. Ich rannte zur Parkuhr, schätzte die Höhe des Bordsteins falsch ein und knickte mit dem Fuß um. Danach humpelte ich zurück zum Auto.

Weder meine Mutter noch meine Schwester zeigten besonders viel Mitgefühl, als ich mich während der Fahrt ständig über die Schmerzen beklagte – bis wir nach Hause kamen und ich meine Socke auszog, um einen dunkelvioletten Bluterguss zu enthüllen, der sich über meinen ganzen Fuß ausgebreitet hatte. Nachdem sie mich an dem Abend ins Krankenhaus gefahren hatte, brach meine arme Mutter in Tränen aus, als auf der Röntgenaufnahme deutlich wurde, dass der Fuß gebrochen war.

»Es tut mir ja so leid, dass ich gar kein Mitgefühl für dich hatte«, entschuldigte sie sich und machte sich bereits Sorgen, wie schwierig es für mich sein würde, auf Krücken in der Schule zurechtzukommen. Aber tatsächlich war es dann sogar noch schlimmer, weil die Krücken von einem Mitschüler geklaut wurden, sodass ich herumhüpfen musste, bis schließlich ein Lehrer eingriff und sie für mich zurückholte.

Das Leben – stellte ich mit jugendlicher Resignation fest – war nicht fair, aber ich lernte Mitgefühl und Sensibilität und bot Mobbern die Stirn, die andere Jungen schikanierten.

Unsere Schule ermutigte uns, furchtlos zu sein. Es gab viele abenteuerlustige Malburianer: Frank Bickerton, ein Absolvent zur Wende des 20. Jahrhunderts, war ein Arktisforscher, Schatzsucher, Soldat, Luftfahrer, Unternehmer und Filmemacher.

Dann gab es noch Dr. David Pratt, dessen unschätzbarer Beitrag zur transarktischen Expedition im Jahr 1955 ihm eine Polar-Medaille einbrachte. Näher an meiner Zeit waren der Entdecker und Schriftsteller Redmond O'Hanlon aus den sechziger Jahren und der Bergsteiger Jake Meyer, der jüngste Brite, der den Mount Everest bestiegen hat.

Ich würde mir nicht anmaßen, mich mit einer dieser angesehenen Persönlichkeiten zu vergleichen, aber ich kann sagen, dass ich mir während der Schulzeit einige »Fähigkeiten« aneignete, wie zum Beispiel: als Handwerker oder nächtlicher Entdecker, und ich war ziemlich gut darin, mich unauffällig aus dem Staub zu machen.

Während einer Stunde in Design und Technologie klaute ich einen Schraubenzieher und benutzte ihn später, um die Sicherheitsschlösser an den Fenstern unseres Schlafsaals aufzuschrauben. Dann kam mir eine Idee: Ich würde eine Strickleiter basteln.

Ich kam auf einen kühnen – und etwas heiklen – Plan, um die nötigen Materialien aus dem Design-und-Technologie-Lagerraum zu beschaffen. Ich baute einen zusammenklappbaren Gartenschirm (ein völlig legitimes Projekt für eine Prüfung) mit vielen Flaschenzügen und Seilen und bat um etwas mehr Seil als nötig, damit ich den Rest für die Leiter benutzen konnte.

Nachdem ich das überschüssige Seil in meinem Rucksack aus der Werkstatt geschmuggelt hatte, machte ich mich an die Arbeit, es zu knüpfen und zu binden, damit es das Gewicht eines heranwachsenden Jungen tragen konnte.

Mein Plan war, es nachts aus dem offenen Fenster hängen zu lassen, damit jeder im Schlafsaal – mit Ausnahme der Person, die ausgewählt wurde, um dazubleiben und Wache zu halten – einen Nachtspaziergang machen konnte.

Mehrere Wochen lang schafften wir das ziemlich erfolgreich, ohne dabei erwischt zu werden. Allerdings war ich als Einziger dazu in der Lage, Maddie und Owen zu beruhigen und sie dazu zu bringen, wieder still zu sein, wenn sie bei unserer »Flucht« anfingen zu bellen.

Leider muss ich sagen, dass wir auf diesen nächtlichen Spaziergängen nichts Verruchtes anstellten – wir wanderten im Schutz der Dunkelheit einfach nur durch Wälder und Felder, und das war aufregend genug. Aber zwangsläufig wurden wir eines Nachts schließlich doch entdeckt. Panisch rief uns unser Beobachtungsposten an und teilte uns mit, dass es eine Bettenkontrolle geben würde, also rannten wir alle zurück, kletterten die Strickleiter hoch und warfen uns auf unsere Matratzen, bevor der Lehrer vorbeikam, um seine Runden zu drehen.

Aber in unserer Eile, durch das Fenster zurückzuklettern, vergaß der letzte Junge, die Strickleiter wieder hochzuziehen, und am nächsten Morgen fiel das einem Lehrer auf.

»Wo kommt diese Leiter her?«, fragte er uns.

»Nun, ich habe sie gemacht, Sir«, gestand ich, gab aber nur das Nötigste preis.

Daraufhin wurde ich für ein paar Tage suspendiert, aber eigentlich gab es keine richtige Strafe: Meine Eltern machten gerade Urlaub und ich konnte nicht nach Hause geschickt werden.

Heute, als Erwachsener, erkenne ich den liebenswürdigen kleinen Schlingel, der ich war. Ich versuchte immer, aus dem Klassenzimmer auszubüxen, in dem ich mich gefangen fühlte.

Ich hasste es, drinnen eingesperrt zu sein. Lernen war mir ein Gräuel und das geschriebene Wort war für mich verwirrend, sogar beunruhigend. Worte hüpften und verschwammen auf der Seite. Wenn ich an der Reihe war, im Unterricht etwas vorzulesen, hatten meine Versuche keine Ähnlichkeit mit den gedruckten Sätzen vor mir. Ich erinnere mich noch an das Gelächter im Raum, wenn ich Wörter falsch vorlas und über die Aussprache stolperte. Wenn ich vor meiner Unfähigkeit kapitulierte, die Buchstaben zu entschlüsseln, und buchstäblich eine Geschichte erfand.

Ich war ein Außenseiter. Und obwohl ich die Fußballergebnisse verfolgte und mich dazu zwang, die Namen von Trainern und Spielern zu lernen, hatte ich Angst davor, mich dem Smalltalk meiner Klassenkameraden anzuschließen, weil ich befürchtete, dass sie meine Bemühungen durchschauen und sich über meine Dummheit lustig machen würden.

Meine Interessen unterschieden sich auch von denen der anderen. Während die meisten Jungen ihre Wände mit Postern von Fußballmannschaften oder Mädchen im Bikini beklebten, hingen an meinen Wänden Bilder von Landrovern und Motoren. Ich hortete alte Autoteile und radelte zur örtlichen Werkstatt, um aufmerksam dabei zuzuschauen, wie der Mechaniker an den schmierigen Maschinen herumbastelte.

Diese Vorlieben entfremdeten mich noch mehr von meinen Klassenkameraden. Aber Hunde haben mich nie verurteilt. Meine Mutter fragte mich immer wieder, ob ich nicht Freunde übers Wochenende mit nach Hause bringen wollte. Aber ehrlich gesagt wollte ich nur Tilly sehen.

Wenn meine Mutter mich an den Freitagen, an denen wir nach Hause durften, mit dem Auto von der Schule abholte, hatte sie immer viele Fragen darüber, wie meine Woche gewesen war. Aber ich ignorierte das und fragte stattdessen nach unserer Hündin Tilly. Was hatte sie gemacht? Hatte sie mich vermisst? Ich würde zu Tilly in den Kofferraum springen, die Fahrt neben ihr verbringen und während der ganzen Heimfahrt mit ihr reden.

Während meiner Teenagerjahre blühen meine beiden Vorlieben auf – Hunde und alles, was mechanisch ist. Einige Wochen, bevor ich achtzehn werde, im Frühjahr 2005, fragt mich mein

Vater, was ich mir zum Geburtstag wünsche. Ich darf wählen: entweder einen kleinen gebrauchten Peugeot 206 oder einen heruntergekommenen alten Traktor. Einen Traktor? Ja, tief in seinem Inneren weiß er, dass ich mich für diese skurrile Option entscheiden werde – und das tue ich dann auch.

Also fahren wir nach Devon. Es ist so ein richtiger Vater-Sohn-Roadtrip, und wir machen uns bereits im Morgengrauen auf den Weg, um den Bauernhof zu finden, auf dem das geschätzte alte Gerät zum Verkauf angeboten wird.

Als wir dort ankommen, ist der Besitzer – ein kräftiger, robust aussehender Kerl – den Tränen nahe. Schweren Herzens trennt er sich von seinem rostigen alten Traktor und erklärt uns, dass er ihn bereits besessen hat, als er noch ganz neu war. Der Papierstapel, den er uns dann reicht, dokumentiert seine gesamte Servicehistorie. Der Traktor hat auch noch sein originales Nummernschild. Und obwohl er dringend eine neue Lackierung braucht, springt er sofort an. Der Motor hat ein schönes Schnurren.

Dad und ich laden ihn auf den Anhänger. Als wir zurück nach Berkshire fahren, durch die Gassen mit den strahlenden Wildblumen, denke ich, wie begeistert ich von meinem Geschenk bin. Catherine und Pippa bekamen wunderschönen Schmuck, als sie achtzehn wurden. Ich bekomme einen Traktor und beschließe, ihm Ehre zu erweisen, indem ich ihn beziehungsweise sie, Tilly nenne – nach unserem geliebten Hund.

Die Restaurierung von Tilly wird zu einem Projekt – und natürlich ist ihre Namensvetterin, der Golden Retriever Tilly, dabei meine ständige Begleiterin. Ich baue ihr ein kleines Podest, auf dem sie sicher sitzen kann, und wir tuckern durch die Straßen. Tilly sitzt gemütlich auf ihrem Platz und erregt das amüsierte Interesse der Passanten, als wir an ihnen vorbeifahren.

Tilly ist ein gutmütiger Hund, treu und freundlich. Sie hat mich seit der Kindheit, über die Jugend bis an die Schwelle zum Erwachsensein begleitet. Als ich meinen ersten zaghaften Ausflug in die Dating-Welt unternehme, ist sie da und vertreibt unangenehme Schweigeminuten. Sie besitzt das Talent, immer mit einem Tennisball aufzutauchen, wenn es eine Gesprächspause gibt, und sie verschafft mir eine Ausrede, um auf dem Land spazieren zu gehen, um Händchen zu halten und um einen ersten Kuss zu bekommen.

Aber sie ist ein Hund der Middleton-Familie und ehrlich gesagt wünsche ich mir nichts sehnlicher als einen eigenen Hund.

Währenddessen schneide ich in der Schule bei meinen Abschlussprüfungen dermaßen schlecht ab – unter anderem stelle ich einen demütigenden Schulrekord auf, indem ich vier Mal durch Chemie falle –, dass ich meine arme Mutter zum Weinen bringe. Dad sagt, dass meine teure Ausbildung »rausgeschmissenes Geld« war.

Ich mache daraufhin ein »Gap Year« – ein Jahr Pause von meiner Schulausbildung – aber meins ist nicht vollgestopft mit Reisen und horizonterweiternden Abenteuern, so wie das bei anderen Schülern der Fall ist. Während sie die Zeit nutzen, um durch Costa Rica oder die Antarktis zu wandern oder um als Freiwillige in den peruanischen Anden oder in fernen afrikanischen Dörfern zu arbeiten, verbringe ich sechs Monate in einem College in London und quäle mich durch A-Level-Wiederholungsprüfungen.

Der einzige Lichtblick in dieser dunklen Zeit der staubigen Klassenzimmer, des Schuftens und Paukens – ich habe so oft Wiederholungsprüfungen gemacht, dass ich den Lehrstoff inzwischen praktisch auswendig kann – ist Tilly.

Sie liebt es, mit mir in den alten Routemaster-Bus zu steigen, auf das offene Ende zu springen und dort neben mir zu stehen und ihre Pfote zu geben, wenn Fahrgäste ein- und aussteigen. Es ist eine ihrer liebenswerten Eigenschaften: Sie legt ihre Pfote auf deine Hand, so als würde sie sie schütteln.

Die Leute geben ihr Leckerlis. Wenn sie sie auf ihrer Nase balanciert, dann wirft sie sie auf Befehl in die Luft und fängt sie dann mit dem Maul auf. Das ist ihr Partytrick. Dafür bekommt sie unheimlich viele Leckerbissen.

Wir versuchen es auch mit der U-Bahn, aber es ist eine Herausforderung, sie die Rolltreppe hoch- und runterzutragen – sie ist ein großer, schwerer Hund –, also kehren wir zum Bus zurück oder suchen U-Bahn-Stationen mit Treppen, damit sie meine Schulkameradin am College sein kann.

Wir Schüler sind ein bunt zusammengewürfelter Haufen. Einige – so wie ich – müssen Wiederholungsprüfungen ablegen, und andere wurden bereits von der Schule verwiesen, daher ist unser Lehrer froh, dass wir überhaupt auftauchen, und erlaubt deshalb auch die Anwesenheit eines Hundes.

An dem Tag, an dem Tilly in Bucklebury verschwindet, wird mir erst so richtig bewusst, wie wichtig sie mir ist. Es ist Bonfire Night und sie hat Angst vor dem Feuerwerk. Wir besuchen eine Ausstellung in unserem Dorf, lassen sie zu Hause, aber vergessen das Fenster im Erdgeschoss, das leicht geöffnet ist.

Als wir zurückkehren, ist Tilly verschwunden. Vor lauter Angst setzt mein Herz einen Schlag aus. Die ganze Nacht fahre ich herum, halte an, suche sie mit einer Taschenlampe, rufe ihren Namen. Ein Gefühl von Panik und Verlust erfasst mich. Alle möglichen Gedanken schießen mir durch den Kopf: Was, wenn sie jemand mitgenommen hat oder sie von einem Auto angefahren wurde? Das flaue Gefühl in meinem Magen verschwindet einfach nicht.

Aber als ich in den frühen Morgenstunden erschöpft und völlig aufgelöst nach Hause zurückkehre, ist Tilly da. Jemand hat sie gefunden und zurückgebracht. Sie läuft auf mich zu, zittert immer noch vor lauter Nervosität. Ich zittere auch. »Ich werde dich nie wieder aus den Augen lassen«, verspreche ich ihr und vergrabe mein Gesicht in ihrem Fell.

Dieses Gefühl, dass wir sie durch einen Moment unvorsichtiger Unaufmerksamkeit hätten verlieren können, schärft mein Verantwortungsbewusstsein: Wenn ich mal meinen eigenen Hund habe, werde ich ihn so lieben wie Eltern ihre Kinder.

Dann, als sich der Sommer dem Ende zuneigt, ist Tilly zu unserer Freude schwanger. Und ich werde einen ihrer Welpen bekommen! Es wurde mir versprochen. Ich kann das Lächeln nicht unterdrücken, das auf meinen Lippen erscheint, wenn ich daran denke. Es gibt sogar zwei Gründe zum Feiern, denn ich habe es auch endlich an die Universität von Edinburgh geschafft – allerdings nur um Haaresbreite, mit den Mindestnoten.

Dann kommt der vernichtende Schlag. Tilly verliert ihren Wurf. Drei Welpen werden tot geboren und der vierte ist so schwach und winzig, dass er nicht lange überlebt. Die Trauer – für Tilly und für mich, weil mir der Welpe genommen wurde, nach dem ich mich so gesehnt hatte – wirft ihren Schatten, als ich nach Schottland fahre. Aber der Gedanke an einen eigenen Hund nimmt bereits Gestalt an: Ich werde nach einem anderen Welpen suchen und endlich meinen lange ersehnten Begleiter bekommen.

Ich sitze im Gebrauchtwagen meiner Schwester, er ist vollgestopft mit Utensilien des Studentenlebens: Bettdecken, Lautsprecher, Becher und Geschirr, abgenutzte Reisetaschen. Noch bevor ich überhaupt in meinem Studentenzimmer angekommen bin, entdeckt mich Nick, der während der Schulzeit mein bester Freund war, und kommt lachend auf mich zugestürzt. »Also bist du doch noch hergekommen? Wie hast du das denn hingekriegt?« Er kann es gar nicht glauben, dass ich es tatsächlich geschafft habe.

Im nächsten Semester besuche ich gelegentlich Vorlesungen, lasse mich jedoch immer leicht ablenken. Zum Beispiel halte ich in einer Buchhandlung, um einen Kaffee zu trinken, und vertrödle dann Stunden damit, Ideen für eigene Firmen in mein Notizbuch zu kritzeln (wie Mum und Dad, die ihr Unternehmen Party Pieces in ihrer Küche gegründet haben, bin ich von Natur aus ein Unternehmer), und plötzlich merke ich, dass ich die Vorlesung verpasst habe.

Ich vermisse Tilly so sehr, dass ich manchmal nach Hause fahre, um sie für einen Besuch in Schottland abzuholen. Im Dunkeln schmuggle ich sie dann durch den Eingang meines Studentenwohnheims oder warte, bis die netteren Sicherheitsleute Dienst haben, die ich dann anbettle, bei meiner Besucherin ein Auge zuzudrücken.

Aber meinen Eltern gegenüber ist es nicht fair, sich den Familienhund ständig spontan auszuleihen, und ich bin mir sicher – entgegen aller Präzedenzfälle und Regeln –, dass ich mich an der Uni um meinen eigenen Welpen kümmern kann. Ich muss nur den richtigen finden.

Kapitel zwei

Ein winziges, blindes Bündel

Für mich ist es kaum eine Überraschung, dass ich für ein Studium ungeeignet bin, aber meine Eltern – die davon überzeugt sind, dass ein Hochschulabschluss die einzige Option für mich ist – müssen noch davon überzeugt werden, dass mein Schicksal woanders liegt.

Aber trotz aller Vorbehalte werde ich für die Zeit, die ich in Edinburgh verbracht habe, ewig dankbar sein, weil ich dank Ben, einem Freund aus der Uni, meine geliebte Hündin Ella gefunden habe.

Bens Bruder Luke lebt auf Islay, der südlichsten Insel der Inneren Hebriden, und es gibt viele Freitagabende, an denen wir mit der Fähre zu seinem Haus an diesen schönen und abgelegenen Ort fahren.

Dort treffe ich Lukes schwarzen Cockerspaniel Zulu, einen Hund mit solch einem tollen Charakter und so viel Unsinn im Kopf, dass er mich sofort verzaubert. Zulu besitzt alle Talente eines routinierten Schauspielers. Wenn er deine Aufmerksamkeit erregen will, wird er so tun, als hätte er seine Pfote verletzt, und wird überzeugend humpeln. Dann wird er, in der Minute, in der du ihm den Rücken kehrst, losrennen. Seine Pfote ist wie durch ein Wunder plötzlich wieder gesund.

Noch nie zuvor habe ich Working Cocker Spaniel (Cockerspaniel, die in der Arbeitslinie gezüchtet wurden) kennengelernt, und bei diesen Ausflügen auf die Insel, in der Gesellschaft von Zulu, komme ich zu dem Entschluss, dass diese Rasse genau die richtige für mich ist. Sie sind unbekümmert, anhänglich und sprühen geradezu vor rastloser Energie. Sie haben auch die passende Größe, um sie auf den Arm zu nehmen, wenn man sie tragen muss. Und sie sehnen sich nach der Aufmerksamkeit, die ich ihnen schenken möchte.

Unnötig zu sagen, dass ich immer, wenn Luke und seine Frau mal übers Wochenende wegfahren wollen, der Erste in der Warteschlange bin, der auf ihren Hund aufpassen möchte.

»Wenn Zulu jemals Welpen bekommt, hätte ich gerne einen«, sage ich zu ihnen. Daraufhin erzählen sie mir, dass das bereits passiert sei – mit Mabel, einem zitronenfarbenen Cockerspaniel. Dank eines glücklichen Zufalls gehört Mabel den Eltern eines von Pippas Freunden.

Meine Schwester war ebenfalls an der University of Edinburgh, deshalb sind solche zufälligen »Zusammenstöße« unserer Welten nicht selten, aber in diesem Fall habe ich das Gefühl, dass es Schicksal ist, einen von Mabels Welpen zu bekommen.

Aber ich muss zuerst noch beweisen, dass ich würdig bin, um einen der Welpen zu bekommen. Dass ich eine verantwortungsbewusste, liebevolle und engagierte Person bin, ein lebenslanger Begleiter für einen Hund. Also mache ich den ersten zaghaften Anruf.

»Hallo, hier spricht James, Pippa Middletons Bruder. Ich habe gehört, dass Sie einen Wurf Welpen haben. Ich wäre sehr an einem der Hunde interessiert.«

Auf dem Papier sehe ich allerdings nicht gut aus. Ich bin noch Student und ein »normales« Studentenleben beinhaltet, dass man so lange draußen bleiben kann, wie man will. Dass man wegfahren kann, wenn man Lust dazu hat und dass man bis spät in die Nacht feiern geht. Keine guten Voraussetzungen, wenn es darum geht, einem Hund die Stabilität und Ruhe geben zu wollen, die er braucht. Aber ich bin bereit, eigentlich freue ich mich sogar darauf, auf all diese Freiheiten zu verzichten, um endlich ein Hundepapa zu werden.

Mabels Besitzer sind einverstanden, dass ich mal vorbeikomme und den Wurf kennenlerne. Also fahre ich an die schottische Grenze, um sie zu besuchen. Mabel begrüßt mich an der Tür, sie ist anscheinend genauso aufgeregt, mir ihre Welpen zu zeigen, wie ich es bin, sie zu sehen. Ich will ein Weibchen haben – es wäre wundervoll, eines Tages mit ihr zu züchten. Und da ist sie. Ella.

Der Name passt. Seit Monaten kreist er mir bereits in meinem Kopf herum, wie eine Zauberformel. Mir gefällt die Kürze und das trällernde »a« am Ende. Ich kann mir vorstellen, ihr den Namen zuzurufen, und er passt gut zu ihr. Ich halte sie in meinen Armen, dieses winzige, zappelnde, blinde Bündel, und plötzlich ergibt alles einen Sinn. Sie ist die Richtige für mich. Nenne es Instinkt, wenn du möchtest, aber dieses verletzliche, kleine Hündchen mit dem pechschwarzen Fell zieht mich sofort in seinen Bann. Von der Sekunde an, in der ich sie in meinen Armen halte, bin ich verliebt.

Ich denke an all die Warnungen, dass ein Hund mein Leben einschränken wird, aber ich weiß, ohne jeden Zweifel, dass das Gegenteil der Fall sein wird. Sie wird eine Befreiung sein, der Beginn eines neuen Lebens, in dem ich die Freiheit habe, ich selbst zu sein.

Aber unser gemeinsames Schicksal ist noch nicht besiegelt, ich werde weiter befragt, meine Entschlusskraft wird geprüft. Und Ella ist noch zu jung, um ihre Mutter jetzt schon zu verlassen. Werde ich in ein paar Wochen wiederkommen, um sie wiederzusehen? Natürlich.

Drei Wochen später komme ich wieder. Ellas Charaktereigenschaften beginnen allmählich zum Vorschein zu kommen. Ihre Geschwister liegen aneinandergekuschelt auf dem Boden. Sie läuft herum, furchtlos, allein. Ich hebe sie hoch, streichle sie und sie schläft in meinen Armen ein.

Mir fällt ein, dass noch eine Tasse Tee auf dem Tisch auf mich wartet. Aber ich wage es nicht, meine Hand danach auszustrecken, weil ich sie nicht stören will. Das kleinste Zucken eines Muskels könnte sie aufwecken. Ich lasse sie weiterschlafen, bin glücklich, dass sie bei mir so zufrieden und entspannt ist.

Als sie dann aufwacht und lostapst, lege ich mich auf den Boden, lasse sie um mich herumlaufen und an mir schnuppern. Sie scheint mich zu mögen. Vielleicht ist es eine dieser intuitiven Verbindungen, unantastbar wie eine lebenslange Freundschaft. Wenn man sein Match gefunden hat, weiß man es einfach, genauso wie man es bei der Person weiß, die man mal heiraten wird. So stelle ich es mir zumindest vor.

Ich will sie nicht erschöpfen, indem ich sie mit Zuneigung überschütte. Also ist es beschlossene Sache: In vier Wochen komme ich wieder, um sie zu holen. Dann wird Ella mir gehören. Und ich verspreche, mich immer um sie zu kümmern, so wie sie sich – das weiß ich – immer um mich kümmern wird.

Ella ist acht Wochen alt – immer noch winzig, aber inzwischen entwöhnt und geimpft –, als sie bereit ist, das Rudel zu verlassen. Ich habe mich mit allen Utensilien eingedeckt, die ich brauche, um einen Welpen in meinem Leben willkommen zu heißen: eine Hundebox, ein Hundebett, Näpfe. Also mache ich mich auf den Weg, um sie nach Hause zu holen.

Die Aufregung während der Fahrt wächst, je näher ich komme. Ich bekomme eine Einweisung, wie ich mich um sie kümmern soll, und ich schwöre, dass sie diszipliniert und wohl erzogen sein wird; ein Hund, der bei allen beliebt sein wird. Sie wird nicht um Futter betteln oder hochspringen oder weglaufen. Sie wird kommen, wenn ich ihren Namen rufe, und bei Fuß laufen. Und vor allem wird sie bei mir sein, wohin ich auch gehe. Dies sind die stillen Versprechen, die ich mache.

Als sie sich für die Fahrt nach Berkshire in ihrer Kiste zusammenrollt, die neben mir auf dem Beifahrersitz steht, und ich sie mit Blicken und sanften Worten beruhige, scheint sie plötzlich zu realisieren, dass sie ganz allein ist – getrennt von ihren Geschwistern –, und sie winselt herzzerreißend.

Also halte ich an und beruhige sie, berühre sanft ihr Köpfchen, streichle sie, und sie entspannt sich. Als wir in Bucklebury ankommen, ist die Aufregung zurückgekehrt.

Meine Eltern sind in den Urlaub gefahren und Catherine und William sind bei uns. William ist inzwischen zu einem festen Bestandteil unseres Lebens geworden, hat sich als Catherines Freund etabliert und ist ein willkommenes Mitglied unseres Clans. Ich habe weder ihm noch Catherine von Ella erzählt. Sie wissen zwar, dass ich irgendwann einen Welpen bekommen werde, aber nicht, dass seine Ankunft unmittelbar bevorsteht.

Also lasse ich Ella sich ankündigen, setze sie vor die Tür und erlaube ihr, ihr neues Zuhause zu betreten.

Von Anfang an ist sie selbstbewusst, springt so aufgeregt über die Türschwelle, dass die liebe Tilly anfängt zu kläffen und in die entgegengesetzte Richtung rast. Rutschend kommt sie auf dem Holzboden zum Stehen und verkriecht sich dann schmollend unter der Treppe. Später schaut sie mich fragend an, so als wolle sie wissen: »Wird dieser freche neue Eindringling wirklich hierbleiben?«

Dann springt Ella in die Küche, um sich Catherine und William vorzustellen.

»Ich dachte, du klangst ein bisschen merkwürdig, als du vorhin angerufen hast«, sagt William lächelnd.

»Wem gehört sie?«, erkundigte sich Catherine.

»Mir.«

»Das meinst du doch nicht ernst. Wissen Mum und Dad davon?«

»Äh … nein.«

»Und wie willst du ihnen das sagen?«

»Weiß ich noch nicht.«

Sie lachen. Ich glaube, dass sie eines Tages selbst gerne einen Hund hätten.

Tilly muss nun ihre Überlegenheit behaupten. Sie ist natürlich der Boss in unserem Haushalt, die Matriarchin, mit Privilegien, die mit dem Alter verliehen werden. Sie will sichergehen, dass der Eindringling keine Grenze überschreitet.

Bei den Mahlzeiten darf Tilly in der Nähe des Tisches sitzen. Sie ist, natürlich, ein gut erzogener Hund und bettelt nie um Leckerbissen, wohingegen Ella in ihrer Kiste bleiben muss. Und für eine Weile bleibt Tillys Skepsis gegenüber diesem übermütigen, kleinen Neuankömmling noch bestehen.

Aber es dauert nicht lange, bis die beiden einander lieben. Ella ist von Natur aus freundlich, verlässlich, lieb, aber natürlich ist sie auch noch viel mehr als das. Sie ist ein Hund, der die Herzen aller berührt, die sie kennen; ein Hund mit solch großer Intelligenz, dass sie Stimmungen intuitiv erkennt.

Aber mit einem neuen Welpen kommt auf beiden Seiten neue Verantwortung hinzu: Lernen und Training sind keine Einbahnstraße. Wenn Ella um drei Uhr in der Nacht heult, gehe ich zur Tür, spreche ruhig durch die Tür mit ihr, aber gehe nicht zu ihr rein. Sie muss lernen, sich durch meine Stimme beruhigen zu lassen, aber soll nicht erwarten, dass ich sie streichle, wenn sie in den frühen Morgenstunden aufwacht.

Wenn sie aufgeregt oder überfordert ist, pinkelt sie auf den Teppich. Ich bin ständig am Schrubben. Sie kaut an den Küchenstuhlbeinen, die kleinen Bissspuren sind gut im Holz zu sehen.

In der Anfangszeit sind Routine und Disziplin meine Schlagworte. Ich bin streng, wenn ich ihr etwas beibringe. Später kann sie mehr Freiheiten haben. Das Abrufen ist die erste und wichtigste Lektion. Sie muss lernen, sofort zu mir zu kommen, wenn ich sie rufe. Ich übe es, indem ich mich hinter einem Baum verstecke, wenn sie nicht sofort reagiert. In ihrer leichten Panik aufgrund meines Verschwindens wird ihr diese Lektion anerzogen. Sie versteht, dass sie sofort kommen muss, wenn ich ihren Namen rufe.

Sobald sie diese Grundlagen gelernt hat und wir uns gegenseitig vertrauen, können wir mit unseren gemeinsamen Abenteuern beginnen. Und was erwartet uns wohl noch alles!

Aber zuerst gibt es da noch diese Kleinigkeit, meinen Eltern von dem neuen Familienmitglied zu erzählen. Ich denke, dass der beste Zeitpunkt dafür ist, wenn sie noch im Urlaub sind. Wenn ihre Reaktion ungünstig ausfällt, kann die Telefonverbindung plötzlich zum Problem werden.

Also rufe ich sie in der Karibik an, wir reden über die Uni. Ich mache gerade Wiederholungsprüfungen, da ich im ersten Jahr durchgefallen bin. Meine Eltern sind ganz versessen darauf, dass ich den Kurs mache. Gedanklich bin ich schon woanders, aber ich habe die Tür einen Spaltbreit offen gelassen.

Das Gespräch gerät ins Stocken. Ella, die Hunger hat, fängt an zu kläffen.

»Was ist das?«, fragt meine Mutter.

»James hat einen Hund«, ruft Catherine über das Hundegebell hinweg.

»Was? Ist das dein Ernst?« (Wir hatten das schon mal. Ich kann mir bereits vorstellen, wie sie gerade mit den Augen rollt.)

»Aber wartet nur, bis ihr sie seht! Ihr werdet sie lieben«, sage ich beharrlich, bevor ich ohne große Überzeugung – oder Aufrichtigkeit – hinzufüge: »Es gibt viele Studenten, die Hunde haben. Ich krieg das schon hin.«

Was außer mir zu diesem Zeitpunkt noch keiner weiß, ist, dass meine Zeit als Student nur noch von kurzer Dauer sein wird. Obwohl ich im Januar mit Ella im Schlepptau nach Edinburgh zurückkehre, weiß ich, dass ich es nicht durchziehen werde.

Und es ist – trotz meiner gegenteiligen Beteuerungen – sehr ungewöhnlich, dass ein Student einen Hund besitzt. Aber als ich wieder in Edinburgh bin, gewöhnt sich Ella, zumindest vorerst, an das Universitätsleben und lebt in unserer chaotischen Studentenwohnung, die ich mir mit drei Freunden teile.

Schnell stelle ich fest, dass sie auch ein »Pluspunkt« ist, um mich bei potenziellen Dates beliebt zu machen. »Ich muss jetzt nach Hause, um meinen Hund rauszulassen«, verkünde ich, wenn ich abends ausgehe, und ziemlich oft stelle ich fest, dass es eine gute Anmache ist. Welche junge Frau kann schon einem Mann widerstehen, der vom Club nach Hause eilt, um sich um seinen Welpen zu kümmern?

Manchmal bleibe ich zu lange weg und Ella maßregelt mich dann auf ihre Weise. Einmal pinkelte sie sogar auf mein Kopfkissen, um mich dafür zu bestrafen, dass ich nicht rechtzeitig zurückgekommen war. Wenn sie wirklich sauer ist, begrüßt sie mich nicht an der Tür, sondern schmollt, bis ich zu ihr eile, sie kraule und mich bei ihr entschuldige.

Dann beruhigt sie sich und kuschelt sich an mich, um mir zu signalisieren, dass sie mir verziehen hat.

Zweimal täglich gehen wir zusammen spazieren, über die gepflasterten Straßen. Zweimal in der Woche besteigen wir den Arthur's Seat und schauen runter auf die schöne Stadt, die sich unter uns ausbreitet.

Wenn ich Rugby spiele, kommt Ella mit und schaut von der Seitenlinie aus zu. Wenn wir auf dem Weg nach Hause noch in einem Lokal vorbeischauen, wird sie vom Barpersonal mit ihrem Lieblingsgetränk – kaltem Tee – verwöhnt.

Ich erinnere mich noch gerne an das eine Mal, als wir in einem Lokal halten, um Muscheln zu essen. Ella hat ihre eigene Portion – gedämpft, ohne Knoblauch und Soße. Sie verputzt das Festmahl mit Genuss.

Eines Tages, als ich sie nicht mal für ein paar Stunden allein lassen will, schmuggele ich sie in den Hörsaal, und sie sitzt brav und unauffällig zu meinen Füßen. Sie scheint zu wissen, dass sie möglichst unscheinbar sein muss – dass sie eigentlich gar nicht hier sein darf –, und erst als andere Studenten sich ständig zu uns umdrehen, um ihr samtweiches Köpfchen zu streicheln, wird der Dozent misstrauisch.

Neugierig schaut er mich an. Warum ist die Hälfte des Kurses von etwas abgelenkt, das zu meinen Füßen passiert? Genervt kommt er zu uns, um einen Blick darauf zu werfen, aber lässt sich durch Ellas flehende braunen Augen nicht besänftigen.

Er wirft uns beide raus und sagt zu mir, dass ich sie nicht wieder mitbringen darf – was ihn bei mir weder beliebt macht noch mich dazu ermutigt, mein Studium abzuschließen.

Und wieder einmal weiß ich in akademischer Hinsicht nicht weiter, quäle mich durch das Schreiben von Hausarbeiten, spüre die Last durch meine Legasthenie, brauche beim Erledigen jeder Aufgabe deutlich länger als meine Kommilitonen und kann mein Studium überhaupt nicht genießen.

Ich entscheide mich für drei unterschiedliche Kurse – Kriminologie, Umweltwissenschaften und Geographie – aus dem einfachen Grund, weil ich mir ziemlich sicher bin, dass es bei all diesen Kursen Multiple-Choice-Tests geben wird. Also nehme ich einen dicken Filzstift mit in die erste Prüfung, damit ich die entsprechenden Kästchen ankreuzen kann, stelle dann jedoch mit Entsetzen fest, dass ich einen dreiteiligen Essay schreiben muss. Mein Text besteht aus einer Masse unzusammenhängender Kleckse und abgehackter Sätze. Innerlich habe ich bereits aufgegeben.

Die Uni ist einfach nichts für mich, sage ich meinen verzweifelten Eltern. Mum bricht wieder in Tränen aus. Dad beginnt, an mir zu verzweifeln. Aber ich bleibe dabei und entscheide mich – auch wenn ich es meinen Eltern noch nicht sage – aufzuhören.

Mein Kopf ist wie ein brodelnder Kessel voller Ideen, und ich beschließe, eine Firma zu gründen, die Bausätze für Kuchen und Torten anbietet. Meine Eltern haben ihr Online-Geschäft, in dem sie Banner, Luftballons und Geschirr verkaufen. Alles, was man sich für eine Kinderparty wünscht – außer dem Kuchen. Und man braucht doch auf jeder Party einen Kuchen, oder etwa nicht?

Ich habe eine Marktlücke entdeckt und hoffe, dass meine Eltern mit mir, ausgerüstet mit meinem Geschäftsplan und meinem Fachwissen als Bäcker, das ich mir selbst angeeignet habe, zusammenarbeiten wollen. Ich überlege bereits, wie ich ihnen meine Ideen schmackhaft machen kann: Kuchen für jeden Anlass, wobei die Zutaten abgewogen, abgemessen und versandt werden – an gestresste Eltern, die dann mit Hilfe der leicht verständlichen Rezepte ihre eigenen Party-Süßigkeiten herstellen können.

Während ich auf den Tag warte, an dem ich endlich die Uni endgültig verlasse, wird unsere Studentenwohnung in Edinburgh zum Testzentrum für diese Kreationen. Ich backe Prinzessinnen-Feenschlösser, indem ich leere Klopapierrollen als Schablonen für Türme und Eistüten für die Spitzen benutze.

Ich produziere Piraten-Schatztruhen voller Schokoladentaler, die in Goldfolie eingewickelt sind. Essbare Dinosaurier trampeln mit karmesinroten Schuppen über den Küchentisch. Die

Oberflächen in der Küche sind ständig mit Puderzucker bestäubt und mit Streuseln geschmückt. Es ist wie eine Art Kuchenfabrik des verrückten Willy Wonka.

Ella schaut zu, wie ich Eier mit dem Schneebesen schlage und Mehl unterhebe. Geduldig sitzt sie unter dem Tisch und wartet darauf, dass Krümelchen von der Kuchenmischung runterfallen, die sie dann verstohlen verputzt. Sie lernt auch einen Partytrick: Ich entdecke, dass sie mit ihrem Maul so behutsam ist, dass sie ein Ei tragen kann, ohne es zu zerbrechen.

Wenn meine Mitbewohner von ihren Partynächten zurückkehren, testen sie die Kuchen. Ich gebe ihnen auch die Aufgabe, etwas nach meinen Rezepten zu backen, und denke mir, dass wenn sie das in betrunkenem oder verkaterten Zustand schaffen, dann wird es für eine gestresste Mutter oder einen gestressten Vater ein Kinderspiel sein.

Wenn wir nicht gerade in der Küche Experimente machen, dann unternehmen Ella und ich Abenteuer zusammen. Am Wochenende besuchen wir oft Luke auf Islay, und ein paarmal verpassen wir die letzte Fähre zurück und müssen auf die nächste Fähre um sechs Uhr morgens warten. Wir kauern uns zusammen, um auf der Rückbank des Autos zu schlafen, und blicken in den weiten, mit Sternen übersäten Himmel.

Wir campen auch an den Stränden von Islay. Ich baue ein provisorisches Zelt aus einer Plane und Treibholz, dann mache ich ein Feuer, um Felsbrocken zu erhitzen, damit wir unsere eigene selbst gemachte Sauna haben.

Diese wilden Abenteuer – erwachsene Versionen meiner Schuljungen-Eskapaden im *Fünf Freunde*-Stil mit ausgeliehenen Hunden – sind das, was wir beide lieben.

Ich betrachte Ella nicht als mein Haustier, sie ist mir ebenbürtig. Aber ich vermenschliche sie nicht, respektiere ihre Bedürfnisse, wovon das dringendste ist, mit mir zusammen zu sein.

Wohin ich auch gehe, sie ist bei mir.

Wenn ich Stand-up-Paddling mache, sitzt sie auf einer rutschfesten Matte vorne auf dem Board. Wenn wir in den Lake District fahren – ein Ort, den ich seit meiner Kindheit liebe –, paddeln wir zu einer Insel auf dem Lake Windermere.

Wir gehen spazieren und baden, was Ella liebt. Sie lernt aber auch, dass sie das Schwimmen sorgfältig planen muss. Wenn sie bis zum Ende des Spaziergangs damit wartet, dann muss sie in einer Scheune oder Schuppen trocken werden, wenn wir nach Hause kommen. Wenn sie am Anfang ein Bad nimmt, dann bleibt genug Zeit, damit ihr Fell im leichten Wind trocknet.

Ihr Verständnis ist so raffiniert, dass ich anfange zu glauben, dass sie eine Erweiterung von mir ist. Unsere unausgesprochene Bindung ist so stark, dass sie sogar weiß, wenn ich nur daran denke, schwimmen zu gehen, und dann zum Felsenbecken oder Fluss runterläuft.

Sie liebt auch den Schnee und wir gehen zusammen in den Schweizer Alpen Ski fahren. Ich folge nicht der Menschenmenge, die mit den Skilifts hinauffährt, sondern plane eine Route weg von der Piste. Ella folgt mir, wenn ich auf abgelegenen Alpenpfaden Ski fahre – abseits der Menschenmassen aus den Ressorts. Wir beobachten Murmeltiere, Hirsche und Schneehasen aus sicherer Entfernung. Ella jagt ihnen nicht hinterher. Sie wurde darauf trainiert, in meiner Nähe zu bleiben, aber ihre suchende Nase schnuppert in der Luft, lange bevor ich die Herde Hirsche entdeckt habe.

Wenn ich dann den Berg hinuntergefahren bin, hebe ich sie hoch und wiege sie vorsichtig in meinen Armen, so wie ich es bei einem Kind tun würde, und sie schläft dabei fast ein.

Sie ist auch meine Begleiterin bei Angelausflügen und entdeckt die Fische in kleinen Bächen bereits vor mir. Sie kommt mit mir nach Devon, wo wir im Sommer im Morgengrauen mit dem Boot aufs Meer hinausfahren und Makrelen fischen, Ella ist sicher in ihrer kleinen Hunde-Schwimmweste.

Nachdem wir angelegt und den Fisch entgrätet haben, teilen wir uns das frisch gefangene Frühstück, das ich über dem Lagerfeuer zubereitet habe. Wenn ich mich mit jemandem treffe, buche ich keine Übernachtungen in Hotels. Stattdessen gehe ich mit meiner potenziellen Freundin spazieren – auch bei strömendem Regen – und gegebenenfalls stelle ich ein Zelt auf oder miete eine Hütte, damit Ella das Abenteuer ebenfalls genießen kann.

Das sind die Ausflüge, die Ella und ich mögen. Wir brauchen keinen Luxus und hoffen, dass unsere Begleitung die wilde Natur ebenfalls genießen wird.

Ich beginne, das Gefühl zu haben, dass Ella auf ihre ruhige Art damit angefangen hat, meine Freundinnen einzuschätzen. Da gibt es zum Beispiel eine sehr schicke Französin – nennen wir sie Marie Claire –, die sich für eine Wochenendwanderung in einem schottischen Tal angezogen hat wie für eine Städtereise nach Paris.

Wir sind eine Gruppe von ein paar Leuten, die alle Wanderstiefel und Jeans tragen. Sie stöckelt hingegen in ihren unpassenden Schuhen, jault verärgert, wenn sie ihren Zeh an einem Felsbrocken stößt oder mit ihrem eleganten Mantel an einem Brombeerstrauch hängen bleibt.

Als wir zu einem von Bäumen gesäumten kleinen See kommen, der groß genug ist, um darin zu schwimmen, ziehen wir Jungs uns bis auf die Boxershorts aus und springen hinein. Ella folgt uns, ist begeistert von der Aussicht auf ein Bad, ihre Nase berührt gerade noch die Wasserlinie, als sie in die eisigen Tiefen paddelt.

Überraschenderweise beschließt Marie Claire, sich uns anzuschließen. Zu unserem Erstaunen zieht sie sich komplett aus und posiert dann splitterfasernackt am Ufer, bevor sie elegant in den See springt. Als sie jedoch das eiskalte Wasser berührt, stößt sie einen überraschten Schrei aus und krabbelt empört kreischend wieder raus.

Ella hat bereits entschieden, dass Marie Claire nicht die Richtige für mich ist. Wenn eine Frau nicht gerne wandert und ins kalte Wasser springt, dann passt sie nicht zu uns. Ella scheint auch zu spüren, wenn Zuneigung und Aufmerksamkeit echt sind oder nicht. Eine Schwindlerin kann sie bereits aus der Ferne erkennen, und sie wird nicht warm mit denjenigen, die nur so tun als ob. Sie ist der liebste Hund der Welt, aber kann auch ziemlich distanziert sein, wenn sie denkt, dass jemand nur so tut, als würde er sie mögen.

Bei meinen Schwestern gibt es keine Ambivalenz: Sie vergöttert Catherine und Pippa und weiß, dass diese Liebe auf Gegenseitigkeit beruht. Wenn wir von Edinburgh nach London fahren, um sie in Chelsea zu treffen, ist sie genauso begeistert wie ich.

Es ist Anfang 2010. Ich bin immer noch in Edinburgh, aber verbringe jetzt mehr Zeit in London. Pippa und Catherine sind nicht allzu begeistert, dass ihr kleiner Bruder ihr geordnetes, aufgeräumtes Leben durcheinanderbringt, indem er feuchte Klamotten auf dem Badezimmerboden verteilt, dreckiges Geschirr im Spülbecken stehen lässt und Ella mit nassen Pfoten über den Wohnzimmerteppich tapsen lässt. Aber sie wuseln in ihrer netten, schwesterlichen Weise herum, räumen hinter ihrem unordentlichen, kleinen Bruder auf und tadeln ihn dabei auch nur leicht.

Ella hat eine asoziale Angewohnheit. Sie liebt es, sich in Fuchskot zu wälzen. Und weil unsere Wohnung keinen Außenbereich hat und es auch keinen Gartenschlauch gibt, muss ich sie dann im Badezimmer waschen. Oft sitzen wir zusammen in der Badewanne und ich schrubbe und shampooniere sie. Jetzt ist mir klar, wie ärgerlich das für meine Schwestern gewesen sein muss: der Rand, der immer vom schmutzigen Wasser zurückblieb, und die Hundehaare, die den Abfluss verstopften.

Einmal benutzte ich jedes Handtuch im Haus, um Ella abzutrocknen, und diese kreisen gerade in der Waschmaschine oder hängen am Wäscheständer, als Catherine und Pippa nach Hause kommen.

Trotz meines fehlenden Stubenreinheits-Trainings beschützen mich meine Schwestern und möchten, dass ich lieber mit ihnen zusammen bin als allein. Dann können sie ein Auge auf mich haben und sichergehen, dass ich morgens aufstehe. Und sie sind froh, dass Ella bei mir ist, weil sie wissen, dass sie meine Stütze und mein Trost ist. Eigentlich ist sie mein Daseinsgrund.

Inzwischen ist William bereits seit sechs Jahren mit Catherine zusammen, ich kenne ihn also gut, und es gibt keine Probleme, wenn er mal zum Abendessen vorbeikommt. Aber ich erinnere mich noch daran, dass ich ihn auf Herz und Nieren geprüft habe, als wir uns zum ersten Mal trafen. Hat er meine Schwester verdient? Er musste sich mein Vertrauen zuerst verdienen.

Es ist natürlich hilfreich, dass William Ella wirklich gernhat. Als er sie das erste Mal in Bucklebury traf, als sie noch ein kleiner Welpe war, war er ganz hingerissen von ihr. Als Junge hatte er einen schwarzen Labrador namens Widgeon, und als dieser starb, hinterließ das eine leere Stelle in seinem Herzen. Ich hatte immer das Gefühl, dass William sich nach einem eigenen Hund sehnte, wenn Ella da war.

Ich weiß aber auch, dass Ella ihm eine gute Ausrede liefert, um dem erbitterten Wettbewerbsgeist der Middletons zu entkommen, der jedes Mal zum Vorschein kommt, wenn wir unser Lieblingskartenspiel »Rasender Teufel« spielen. Es gibt mehrere Kartendecks und wird oft als eine unbarmherzigere Form von

Patience und Solitär beschrieben. Seit Generationen hat unsere Familie bereits Freude an diesem Spiel. Meine Großmutter väterlicherseits war so gut darin, dass sie uns noch mit Anfang achtzig vernichtend schlagen würde.

William zuckt vor unserer gnadenlosen Entschlossenheit zurück, um jeden Preis gewinnen zu wollen. Er ist froh, wenn er der Erste ist, der rausfliegt. Und wenn er nicht mehr mitspielen muss, schleicht er sich davon, um mit Ella zu kuscheln. Ich glaube, er würde dem Spiel am liebsten ganz fernbleiben.

»James, braucht Ella einen Spaziergang?«, fragt er, bevor wir die Karten überhaupt ausgeteilt haben. Meine Schwestern und ich tauschen dann einen wissenden Blick aus: William macht es trotz der auf Wettbewerb basierenden Strenge seiner militärischen Ausbildung nichts aus, beim Kartenspielen zu verlieren.

Ich habe William oft gesehen, als er Offiziersanwärter in Sandhurst war, das in der Nähe von Bucklebury liegt. Während ich also zwischen Edinburgh und London pendle, ist er ein Teil der Familie geworden.

Er und Catherine werden unermüdlich von den Paparazzi verfolgt, und ich kann nicht mehr zählen, wie oft ich aus der Haustür gelaufen bin, um ein Meer von Fotografen vorzufinden, die bitter enttäuscht sind, dass nur ich es bin, der aufgetaucht ist und in die Kameras blinzelt, und nicht William.

Einmal gehe ich spätabends zu unserer Wohnung zurück, als mich ein Beamter in einem Polizeischutzwagen, der diskret etwas weiter oben in der Straße geparkt hat, darauf aufmerksam macht, dass William gerade da ist. Ella und ich machen dann eine Extrarunde um den Block, um unsere Rückkehr hinauszuzögern.

In den seltenen Fällen, wenn ich mal ohne Ella verreise – um zum Beispiel irgendwo hinzufliegen –, genießt sie es, bei Catherine und William zu bleiben. Sie bekommen dann eine lange

Liste von mir mit Dos and Don'ts, aber ich weiß, dass Ella ein zuverlässiger Hund ist und ich ihr vertrauen kann. Sie würde niemals weglaufen, hochspringen oder ihre Manieren vergessen.

Aber ich habe immer Schuldgefühle, und vor allem vermisse ich sie. Das begleitet die Reisen, die ich ohne sie mache, also versuche ich, das so selten wie möglich zu tun.

Ella, die immer entspannt ist, kommt jedoch gut damit zurecht. Meine Familie ist zuverlässig, liebevoll, loyal, aber Ellas Instinkte sind jetzt so fein abgestimmt, dass sie sich als Teil von mir fühlt und mich auf eine Weise kennt, die vielleicht sogar alles andere noch übertrifft. Sie erkennt meine Stimmungen, weiß, wann sie sanft und beruhigend sein muss und wann sie herumtollen und spielen kann.

Wenn wir zusammen irgendwohin gehen, bleibt sie in meiner Nähe, sie braucht keine Hundeleine. Selbst auf einer Schafweide ist sie an meiner Seite. Wenn sie vor mir herläuft, bleibt sie immer wieder stehen und schaut zu mir, um sich zu vergewissern, dass ich damit einverstanden bin.

Die besten Spaziergänge machen Ella und ich zu zweit, zwischen uns herrscht eine unausgesprochene Übereinkunft. Ich bin nicht besonders kontaktfreudig – ich habe treue Freunde, aber nicht besonders viele – und ich bin mit mir selbst zufrieden, solange Ella bei mir ist.

So fängt es an, denke ich, wenn meine Einladungen mit *An James und Ella* adressiert werden.

Ich werde oft zu Dinnerpartys eingeladen und entschuldige mich dann so: »Ich kann leider nicht kommen, weil ich Ella nicht allein lassen will.« Dann kommt die Antwort: »Dann bring sie doch mit.«

Also nehme ich sie mit, und weil sie ein gutmütiger, gut erzogener Hund ist, mögen sie alle. Und alle wissen: James wird Einladungen nur annehmen, wenn er Ella mitbringen kann.

Tatsache ist, dass ich dank Ellas geselliger bin. Wegen ihr komme ich mit Fremden auf der Straße ins Gespräch. Mein Lieblingsthema ist mein Hund, und wenn andere meine Begeisterung teilen, kann es ganz spontan zu einer Unterhaltung kommen.

Ella begleitet mich zum Zahnarzt, und obwohl sie nicht mit ins Sprechzimmer darf, lässt die Rezeptionistin sie unauffällig unter ihrem Schreibtisch sitzen, während ich meine Zähne untersuchen lasse.

Sie kommt sogar zu Geschäftstreffen nach London mit. Ich habe eine absolut sichere Strategie entwickelt, um sie reinzubringen. Im letzten Moment rufe ich an und sage mit unbeschwerter Selbstsicherheit: »Ach ja, übrigens, ich habe Ella dabei.«

Ich erwähne nicht, dass es sich dabei um einen Hund handelt, und keiner fragt: »Wer ist Ella?« Wenn ich ankomme, wagt es keiner, sie abzuweisen.

Eigentlich habe ich es Ella zu verdanken, dass ich nicht zum Einsiedler werde. Sie ist meine Begleiterin, meine ständige Gefährtin.

Kapitel drei

Ein Publikum von zwei Milliarden

Wir sind in einem Bootshaus am Windermere, einem einfachen Zufluchtsort mit einem Boot darin und einem Zimmer darüber.

Ich befinde mich immer noch in der Übergangsphase zwischen Studenten- und Arbeitsleben, zwischen Städter und Uni-Alltag, zwischen Edinburgh und London, und der Lake District liegt auf halbem Wege zwischen beiden Städten – meinen zwei Leben.

Manchmal treffe ich hier Freunde, sechs oder acht von uns, Freundinnen und Freunde, aber ich wähle Ella immer als meine Reisebegleitung und schlafe, eng an sie gekuschelt, auf dem Boden des Bootshauses. Am Morgen sind wir als Erste auf den Beinen, um einen Spaziergang zu machen.

Das Wandern war schon immer eine Konstante in meinem Leben, meine bisher schönsten Wanderungen waren in der Gesellschaft von Menschen. Pippa und ich bestiegen gemeinsam den Mont Blanc und das Matterhorn, mit meiner Familie wanderten wir viele Meilen in den Alpen.

Aber jetzt sind wir hier, nur Ella und ich, und wir entdecken mit kindlicher Ehrfurcht und Staunen eine morgendliche Landschaft und Tierwelt. Ella bemerkt die Igel, schüchtern und verschlossen, die ihre Stacheln nur aufstellen, wenn sie gestört werden. Sie ist sanft zu ihnen, so wie ich es ihr beigebracht habe.

Ich bin mir sicher, dass sie sie nicht stören wird. Sie belohnt dieses Vertrauen, indem sie aus respektvoller Entfernung beobachtet, wie sie vom Holz- zum Laubhaufen huschen.

Sie ist eine gute Beobachterin der Natur und oft sitzen wir still da und lauschen aufmerksam den Geräuschen: dem Rascheln, dem Vogelgezwitscher.

Solange sie noch klein ist, nehme ich einen alten Rucksack von meinem Vater mit, und wenn sie müde ist, setze ich sie hinein und gehe im Takt ihres Atems, dem gleichmäßigen Schlag ihres Herzens.

Diese Ausflüge sind ein Trost, eine Zeit der meditativen Ruhe, und ich weiß sie sehr zu schätzen. Denn ich erlebe – obwohl ich sie zu diesem Zeitpunkt noch nicht als solche erkenne – bereits erste Anzeichen der psychischen Probleme, die mich später zu zerstören drohen.

Zurück in Edinburgh habe ich oft starkes Sodbrennen, sodass der Arzt mich zu Endoskopien schickt. Er überlegt, ob ich vielleicht ein Magengeschwür habe. »Haben Sie Sorgen?«, fragt er. Mit einem Achselzucken tue ich das ab, aber natürlich habe ich die.

Ich versuche, mein junges Kuchengeschäft aufzubauen, aber meine Eltern bestehen immer noch darauf, dass ich die Universität abschließe. »Wie willst du denn ohne Abschluss Erfolg haben?«, wiederholen sie immer wieder.

Da hilft es auch nicht, dass Pippa einen guten Abschluss in Edinburgh und Catherine ebenfalls einen guten von der St Andrews University hat. Die beiden haben hohe Maßstäbe gesetzt, aber ich habe mich immer nur abgemüht, und meine Eltern, die von mir ähnliche akademische Erfolge erwarten, können es nicht verstehen und empfinden es als mangelnden Ehrgeiz.

Ich bin mir dessen bewusst und übernehme ihre Sorgen.

Das Schulsystem, das ich durchlaufen habe, hat mir auch keine Alternative zur Universität geboten. Aber ich weiß, dass ich, wenn ich den Studiengang fortsetze, scheitern werde und dann drei wertvolle Jahre verloren habe.

Also deute ich vor meinen Eltern noch mal vorsichtig darauf hin, dass ich möglicherweise nicht besonders gut für eine akademische Laufbahn geeignet bin. Beim Mittagessen am Sonntag beginne ich, die Stimmung zu testen, indem ich einen Freund erfinde, der sein Studium aufgegeben hat, um eine Geschäftskarriere zu verfolgen.

Mein Vater ist allerdings nicht besonders beeindruckt von diesem erfundenen Freund. »Nun, ich nehme an, er muss seine Miete selbst bezahlen und seine Autoversicherung ist bestimmt auch ziemlich teuer«, sagt er.

Meine Mutter schaltet sich jetzt ebenfalls in das Gespräch ein und zählt alle positiven Aspekte des Studiums auf: die grenzenlosen Horizonte, die sich dadurch eröffnen; die Disziplin und Strenge, die man erlernt; die lebenslangen Freundschaften, die man aufbaut.

Im Laufe einiger Monate gebe ich immer wieder Hinweise, dass ich das Studium abbrechen werde, was immer negativ aufgenommen wird. Als ich meinen Eltern dann endlich gestehe, dass ich zwar immer noch zwischen London und Edinburgh pendele, aber nicht mehr studiere, streichen sie jegliche finanzielle Unterstützung.

Dad ist verärgert und Mum den Tränen nahe. Keiner von ihnen versteht, warum ich diese Chance, im Leben weiterzukommen, einfach wegschmeiße. Sie bleiben hart und es ist nicht verhandelbar. Keine Universität, kein Geld von der Mum-und-Dad-Bank!

Um meinen eigenen Weg zu gehen, muss ich finanziell auf

eigenen Beinen stehen und bin daher fest entschlossen, mit meiner Kuchen-Idee Erfolg zu haben.

Mein bester Freund Nick hilft mir beim Schreiben meines Businessplans, und ich zeige es meinem Patenonkel Gary, Mums Bruder – einem Unternehmer –, dem die Idee gefällt. Er investiert ein paar Tausend Pfund, was mir einen guten Start und Auftrieb gibt.

Bei eBay biete ich auf einen Catering-Anhänger und fahre nach Manchester, um ihn abzuholen. Dann beginne ich, ihn umzubauen – jetzt bin ich dankbar für meine handwerklichen Fähigkeiten, die ich mir als Teenager beim Rumbasteln angeeignet habe –, damit der Anhänger lebensmittelsicher ist und ich meine Kuchen darin backen kann.

Mir ist klar, dass Ella nicht bei mir sein kann, während ich backe, also baue ich für sie einen kleinen Anbau mit einem Fenster, damit sie darin sitzen und mir bei der Arbeit zusehen kann.

Meine »Bausatz-Kuchen« verkaufen sich gut und ich entwickle eine Methode zum Drucken von Fotos auf Cupcakes. Ich bin stolz, jedem, der mich fragt, zu erzählen: »Ich habe die Uni verlassen, um Konditor zu werden.« Ich liefere Cupcakes für glamouröse Veranstaltungen in London.

Während der London Fashion Week werde ich zu einer Reihe von Partys eingeladen, für die ich die Kuchen geliefert habe. Aber in sozialer Hinsicht – abseits der Kontakte, die ich in der Produktion pflegen muss – bin ich ratlos und befinde mich in einem Milieu, das mir völlig fremd ist. Zu Ralph Laurens Party komme ich in Jeans, zerrissenem T-Shirt, seltsamen Socken; eigentlich sind es die gleichen Klamotten, die ich am Vortag getragen habe, als ich mit Ella im Wald unterwegs war.

Auf meiner Hose sind Schlammspritzer und Hundepfotenabdrücke.

Ich fühle mich nicht wohl unter den sozialen Schmetterlingen, den prächtig Gekleideten, den Modebewussten. Ich bin nervös, bin nicht in dieser Szene drin, sondern nur ein Beobachter.

Im ganzen Land herrscht zu dieser Zeit große Aufregung, weil sich das Gerücht verbreitet, dass sich Catherine und William verloben werden.

Natürlich weiß es unsere Familie bereits, ungefähr einen Tag vor der offiziellen Bekanntgabe im November 2010. Catherine, Pippa und ich gehen mit Ella und Tilly spazieren, zu unserer lokalen Gaststätte in einem Dorf in der Nähe von Bucklebury.

Wir sitzen in einer Ecke, unterhalten uns leise und erzählen uns, was in letzter Zeit so bei uns passiert ist. Catherine flüstert uns die Neuigkeit zu, und dass es wahrscheinlich am nächsten Tag bekannt gegeben wird. Pippa und ich würden unsere Freude am liebsten zeigen, aber wir müssen unsere Gefühle zurückhalten, damit keiner etwas mitbekommt.

Leise versprechen wir uns, dass wir immer füreinander da sein, aufeinander aufpassen und uns gegenseitig unterstützen werden. Ganz gleich, wie verrückt die Dinge noch werden.

William ist schon so lange in unserem Leben und wir haben ihn sehr lieb gewonnen. Es fühlt sich so an, als wäre er unser älterer Bruder, und er und Catherine passen eindeutig gut zusammen. Sie sind genau richtig füreinander. Ich habe diese Art von Liebe noch nicht selbst erfahren, aber ich hoffe, dass ich es eines Tages auch erleben werde.

Jetzt aber ist es unsere alleroberste Priorität, ihr Geheimnis 48 Stunden lang für uns zu behalten. Unsere Eltern wissen es natürlich, aber wir reden nicht mehr darüber. Wir haben gelernt, Vertrauliches für uns zu behalten.

Am Morgen, an dem die Verlobung bekannt gegeben wird, ruft Catherine mich an, um mir vorher Bescheid zu sagen. Ich gehe mit Ella im Battersea Park spazieren, genieße das geheime Wissen und freue mich für die beiden.

Ich weiß noch, wie ich an diesem Tag mit Ella meilenweit spazieren gegangen und dann mit der U-Bahn-Linie in Richtung Sloane Square zu unserer Wohnung zurückgekehrt bin. Die erste Ausgabe des *Evening Standard* verkaufte sich außerordentlich gut, auf der Titelseite war ein Foto von Catherine in ihrem blauen Kleid zu sehen. Ich klemmte mir ein Exemplar unter den Arm und ging mit dem Gefühl nach Hause, dass das alles gerade ziemlich surreal war.

Ich dachte, wie glücklich sich William schätzen konnte, meine tüchtige, bodenständige große Schwester zu heiraten, und war mir absolut sicher, dass sie sich liebten. Es war schön zu sehen, wie er ihr Selbstvertrauen stärkte. Sie war regelrecht aufgeblüht. Ich wusste, dass er sich gut um sie kümmern würde, und das tut er bis heute.

Die royalen Aspekte in Williams Leben waren nebensächlich, eigentlich waren sie sogar eher störend. Sie lebten bei Anglesey in Wales, wo sie den ersten Teil ihres gemeinsamen Lebens verbrachten. Aber ich denke nicht, dass jemand von uns auf das große Interesse an unserem Leben vorbereitet war, das ihre Verlobung auslöste, und auf die Veränderungen, die damit einhergingen.

Touristenbusse drängten sich in unsere Straße in London, weil die Neugierde auf selbst die kleinsten Einzelheiten aus Catherines Leben wuchs. Sie hielten vor unserer Wohnungstür, und wir konnten hören, wie der Reiseführer mit lauter Stimme übers Mikrofon verkündete: »Und hier wohnt Catherine Middleton.«

Bevor ich auf die Straße ging, würde ich nach ihnen Ausschau halten, um sicherzugehen, dass gerade keine Reisegruppen unterwegs waren. Wenn ich entdeckt wurde, wusste ich, dass ich mir Folgendes anhören musste: »Und hier ist Catherines Bruder James, der gerade in Deckung geht.« Ich wurde auch ziemlich gut darin, den Paparazzi aus dem Weg zu gehen.

Am Anfang war ich noch ziemlich naiv, aber ich lernte schnell, wie unbarmherzig einige Medien hinter einer Story – jeder Geschichte, so belanglos sie auch sein mochte – über meine große Schwester her waren.

Es gab keine offiziellen Regeln, aber William gab uns nützliche Tipps, und sein ständiges Mantra war: »Sei vorsichtig!«

Es gab Zeiten, in denen ich Fehler gemacht hatte.

Einmal postete ich an Halloween ein Foto von mir in einem gepunkteten Kleid und irgendjemand setzte sich in den Kopf, dass es Catherines Kleid sei. Das war es nicht. Es gehörte einer Freundin. Bei dieser Gelegenheit passierte nichts Schlimmes, aber ich wurde vorsichtiger, welche Fotos ich mit anderen teilte. Und mir wurde klar, wie selbst die banalsten Geschichten eine unverhältnismäßig große Bedeutung annehmen konnten.

Interessierte es wirklich jemanden, dass ich an Halloween ein Frauenkleid trug? Anscheinend und unerklärlicherweise war das so.

In der Zwischenzeit lief das Backgeschäft gut, und ich pendelte von unserer Wohnung in Chelsea nach Bucklebury, wo ich den ganzen Tag in meinem Anhänger arbeitete und mein Repertoire an Kuchen von fünf auf fünfundzwanzig erweiterte.

Die Aufregung über die Verlobung weckte auch weiteres Interesse an meinem wachsenden Geschäft und ich bekam eine Bestellung von einem schicken Pariser Hotel. Sie wollten 2000 Cupcakes an einem bestimmten Nachmittag und 4000 weitere sollten noch folgen. Meine Begeisterung über so einen aufregend großen Auftrag wurde durch die Tatsache in den Schatten gestellt, dass ich bei weitem nicht über die Kapazitäten verfügte, um eine so große Anzahl an Cupcakes in meinem Anhänger herzustellen. Und dann war da ja auch noch die Logistik für den Transport.

Alles musste perfekt gemacht werden, ich wollte den neuen französischen Kunden nicht enttäuschen, aber mir wurde schnell klar, dass ich mir Hilfe suchen musste.

Also machte ich mich auf den Weg zu meinen Freunden, der Bäckerin Fiona Cairns (die später Catherines und Williams Hochzeitstorte backen durfte) und ihrem Mann Kishore Patel, in die Midlands. Ich war ganz aufgeregt und begeistert, dass sie die Kapazitäten hatten, um die Cupcakes in ihrer Fabrik zu backen.

Der Deal war gemacht: Sie würden den Biskuitkuchen zubereiten und ich würde die Dekoration übernehmen.

Aber die Herstellung der Cupcakes, so stellte sich heraus, war dabei noch das kleinste Problem. Der Transport von 2000 Cupcakes über den Ärmelkanal war so herausfordernd wie eine Militäroperation.

Mein Vater besaß einen alten Renault-Van aus dem Jahr 1988, und da ich mit einem geringen Budget auskommen musste – und zudem auch persönlich sichergehen wollte, dass meine wertvolle Fracht sicher ihr Ziel erreichen würde –, bat ich ihn, mir den Van auszuleihen, damit ich die Cupcakes selbst nach Paris fahren konnte.

Er verzog das Gesicht. »Dieser Van ist in den letzten zehn Jahren nicht mehr als zehn Meilen gefahren«, warnte er mich. »Aber ich denke, du kannst ihn benutzen, wenn du willst.«

Begeistert schätzte ich alles ab, rechnete aus, dass ich alles in den Wagen bekommen könnte, und bereitete mich darauf vor, um zwei Uhr morgens den Eurotunnel LeShuttle (den günstigsten) nach Calais in Frankreich zu nehmen.

Normalerweise wäre Ella mitgekommen, aber ich musste die Impfungen für ihren Heimtierausweis aktualisieren, also ließ ich sie schweren Herzens bei meinen Eltern und raste los – ohne dabei auf das unheilvolle Knirschen und Klappern des Motors zu achten –, um noch den Zug zu erwischen.

Ich erreichte Frankreich sicher, aber vier Meilen außerhalb von Calais kam der Wagen zum Stillstand, Öl strömte aus dem Motor, Rauch quoll hervor, und ich schaffte es gerade noch, an den Straßenrand zu fahren.

Und dann merkte ich, dass ich keinen Empfang hatte.

Während ich im Wagen saß, stieg Panik in mir auf, und ich dachte: »Was soll ich nur tun? Was soll ich nur tun?« Die Sonne war noch nicht aufgegangen, und auch das orange Leuchten meiner Warnblinkanlage wurde immer schwächer, als die alte Batterie allmählich ihren Geist aufgab. Und die Cupcakes! Aufwendig mit Buttercreme verziert, würden zu schmelzen beginnen, sobald es wärmer wurde.

Aber zu meinem Glück überwachen die Franzosen ihre Straßen sehr genau, ein vorbeikommender Fahrer eines Abschleppwagens bemerkte mich und hielt an. Er stieg aus und ich sprach ihn in meinem gebrochenen Schulfranzösisch an.

Ob er mir wohl helfen könnte, nach Calais zurückzukommen, versuchte ich ihn zu überreden. Wenn er mich dort zur Van-Vermietung bringen könnte, würde ich ihm den Renault als Bezahlung für seine Mühen überlassen, weil ich – kleines zusätzliches Hindernis – kein Geld dabeihatte.

»Rien du tout«, betonte ich und drehte meine leeren Taschen um. Gleichzeitig stellte ich mir Dads entsetzte Reaktion vor, wenn ich ihm erzählte, dass sein Wagen in Frankreich seinen letzten Atemzug getan und ich ihn gegen eine Mitfahrgelegenheit eingetauscht hatte.

Aber bei dem LKW-Fahrer funktionierte mein Flehen nicht. Er hatte einen anderen Plan. Er sagte mir, er würde mich zu seiner Werkstatt bringen, meinen Van – und die Ladung Cupcakes – dort lassen und mich dann nach Calais fahren.

Und so machten wir es. Bei der Autovermietung in Calais fragte ich die Frau mit dem ablehnenden, grimmigen Gesicht hinter der Empfangstheke, ob ich einen Kleintransporter mieten könne. Sie schaute mich an, als ob ich ihr ein besonders blutiges Exemplar eines überfahrenen Tieres präsentiert hätte. »Wie alt sind Sie?«, fragte sie mich.

Ich murmelte mein Alter: dreiundzwanzig. Und hier gab es dann einen weiteren Rückschlag: Ich war noch nicht alt genug, um einen Kleintransporter mieten zu dürfen. Ich kann gar nicht sagen, wie widerwillig ich daraufhin meinen Vater anrief, um ihn um Hilfe zu bitten, aber das schien die einzige Lösung zu sein.

Zum Glück spricht er fließend Französisch. Ich weiß nicht so genau, wie das Gespräch verlief – vielleicht flehte er die Frau nur an, Mitleid mit seinem vom Pech verfolgten Sohn zu haben –, aber zehn Minuten später saß ich in einem schicken, neuen Mietwagen, hatte eine Verzichtserklärung unterschrieben und eine besonders hohe Prämie bezahlt, für den Fall, dass etwas Unvorhergesehenes passieren sollte.

Ich summte eine fröhliche (erleichterte!) Melodie und machte mich auf den Weg durch die gewundenen Gassen zurück zur Werkstatt, wo ich meinen Wagen stehen gelassen hatte. Der kettenrauchende Besitzer saß in seinem winzigen Büro.

»Sie können meinen Van haben«, sagte ich strahlend und deutete großzügig auf den nicht mehr funktionierenden Renault. Als er mich am Straßenrand rettete, hatte ich ihm den Wagen versprochen, als Bezahlung für die Mitfahrgelegenheit, und ich war fest entschlossen, mein Versprechen einzuhalten.

»Wo sind Ihre Papiere?«, brummte er.

»Ich habe sie nicht dabei«, erwiderte ich lahm.

Es half alles nichts: Er bestand darauf, dass ich ihm einen Scheck ausstellte – und ihm den Van überlasse. Das schien ein hoher Preis zu sein, aber ich war fest entschlossen, diesem katastrophalen Tag noch eine positive Wendung zu geben und die Cupcakes auszuliefern.

Und irgendwie war es ja auch passend, das Fahrzeug auf heimischem Boden zurückzulassen. Dads treuer Renault, der sein ganzes Leben in Großbritannien verbracht hatte, hatte wohl gespürt, wie die gallische Luft durch seinen Vergaser strömte, und hatte daraufhin beschlossen, dass er nach Hause zurückgekehrt war, um zu sterben.

Mit einem letzten wehmütigen Lebewohl von dem Van, in dem Dad und ich während meiner Kindheit viele Abenteuer erlebt hatten, machte ich mich wieder auf den Weg nach Paris.

Trotz dieser unvorhergesehenen dreistündigen Verspätung hatte ich, weil ich schon so früh von zu Hause aufgebrochen war, noch – gerade so – Zeit, um mit meiner Lieferung rechtzeitig anzukommen.

Als ich das schicke Hotel in einer charmanten, gepflasterten Seitenstraße fand, hätte ich am liebsten Luftsprünge gemacht. Trotz aller Rückschläge hatte ich es geschafft. Und die Cupcakes waren unversehrt.

»Ich habe eine Lieferung für Sie«, verkündete ich mit all dem Stolz und der Erleichterung, die eine Hebamme empfinden muss, wenn sie ein Neugeborenes seinen Eltern überreicht.

»Dann gehen Sie zum Lieferanteneingang«, kam es scharf zurück.

Also ging ich los, aber nur um festzustellen, dass der Aufzug nicht funktionierte und ich meine Tabletts mit den Cupcakes die Treppe zum Ballsaal hinauftragen musste.

Keiner wusste, wie viel Mühe, Aufwand und nervenzerreißende Anspannung es gekostet hatte, um diese Backwaren nach Paris zu bringen, aber mein Kunde war begeistert. Die Cupcakes waren trotz der Umwege unversehrt – und das war Lohn genug für diese unglaubliche Reise.

Aber dann gab es da noch die kleine Frage, wie ich nach Hause kommen würde. Ich hatte ausgerechnet, dass Fliegen billiger sein würde als mit dem Auto oder dem Zug zu fahren, also stellte ich den Mietwagen am Flughafen ab (weitere Kosten, da ich den Wagen nicht selbst zur Autovermietung in Calais zurückgefahren hatte) und versuchte, ein Flugticket zu kaufen … nur um festzustellen, dass meine Kreditkarte wegen »Verdachts auf betrügerische Aktivitäten« gesperrt worden war. (Ich hatte meiner Bank nicht mitgeteilt, dass ich ins Ausland gehen würde.)

Es gab nur eine Lösung. Dad kam mir zu Hilfe. Mal wieder. Ich rief zu Hause an und konnte fast spüren, wie viel Mühe es ihn kostete, sich die Zurechtweisung zu verkneifen: »Ich habe es dir ja gesagt.« Ja, er hatte mich gewarnt. Ja, er hatte gefragt, ob ich glaubte, dass der Van eine 500-Meilen-Hin- und Rückfahrt schaffen würde. Und ja, er würde mir das Geld für die Rückreise ausleihen.

Also bestieg ich den Flieger – ohne den Van und die 2000 Cupcakes – nur mit meinem Reisepass, den ich fest umklammert hielt, und kam 24 Stunden nach meinem Aufbruch endlich wieder auf britischem Boden, am Flughafen Heathrow an, wo Mum und Ella mich in der Ankunftshalle willkommen hießen.

Nachdem ich meinem Vater das Geld zurückgezahlt hatte, rechnete ich aus, dass ich keinerlei Gewinn gemacht hatte, aber die Cupcakes waren ein voller Erfolg, und das Hotel wollte noch 4000 weitere. Also übernahmen Fiona und Kishore das Backen, und ich dekorierte sie – aber beim zweiten Mal beauftragte ich, nachdem ich diese wertvollen Erfahrungen gesammelt hatte, ein professionelles Lieferunternehmen mit dem Transport.

Die Hochzeit war in knapp acht Wochen, als Catherine und William mich aufgeregt und fröhlich am Telefon fragten, ob ich bereit wäre, an ihrem großen Tag in der Abtei von Westminster eine Lesung zu halten.

Eine Lesung? Ich dachte, sie machen Witze. Meine Gedanken schweiften zurück in die Schulzeit und zu meinen stolpernden, zusammenhangslosen Bemühungen, vor der Klasse vorzulesen. Was dachten sie über mich? Da ich Legastheniker bin, ist Lesen meine unliebsamste Beschäftigung. Warum sollte ich es riskieren, mich vor der ganzen Welt zu blamieren?

Wenn man mich gebeten hätte, etwas anderes zu tun – Trauzeuge, Page, sogar Blumenmädchen! –, dann hätte ich es gerne gemacht. Tatsächlich hätte ich den Tag vor der Hochzeit lieber damit verbracht, den Boden der Abtei mit einer Zahnbürste zu schrubben, als darüber nachzudenken, eine Passage aus der Bibel laut vorzulesen.

»Im Ernst?«, fragte ich.

»Im Ernst«, antworteten sie im Chor.

»Oh nein!«, dachte ich.

»Überhaupt kein Problem!«, log ich scheinbar unbeschwert, während ich mir bereits den Kopf zerbrach, was für ein enormes – möglicherweise unüberwindbares – Problem diese Aufgabe tatsächlich sein würde.

Aber wenn es das war, was meine Schwester und William wollten, dann würde ich natürlich mein Bestes geben, um sie nicht zu enttäuschen.

Dann fügten sie noch hinzu: »Das wird die einzige Bibellesung während des Gottesdienstes sein«, und ich wusste nicht, ob ich mich geehrt fühlen oder entsetzt sein sollte.

In den nächsten Tagen versuchte ich in Gedanken, die Bedeutung des Ganzen abzuschwächen. »Betrachte es nicht als eine royale Hochzeit. Stell dir einfach vor, dass es die Hochzeit deiner Schwester in der örtlichen Kirche ist«, versuchte ich mir einzureden.

Mir wurde der Text zugeschickt – Römer 12,1–2.9–18 aus der

New English Bible – und ich trug sie von nun an überall mit mir herum, holte sie zwischendurch aus der Tasche, um die Zeilen zu üben, bei denen ich stotterte und über die ich stolperte, Silben vertauschte und meine »ps« und »bs« – meine Erzfeinde – durcheinander brachte.

Erschreckenderweise rief Catherine dann noch mal an und teilte mir mit, dass ich die falsche Version der Lesung bekommen hätte. Diejenige, die sie haben wollten, war komplexer, mit mehr poetischen Kadenzen. Nicht die King-James-Version, sondern die neue und revidierte Standardversion, die in der Abtei verwendet wurde.

»Du kannst immer noch Nein sagen«, versicherte sie mir, aber ich wollte sie nicht enttäuschen.

»Schön! Ich freue mich!«, flunkerte ich, bevor ich noch Zeit hatte, es mir anders zu überlegen.

Und so kam es, dass ich mich dazu verpflichtete, in der Abtei von Westminster eine Lesung zu halten – vor einer brechend vollen Kirche und einer kritischen Welt, die zu Hause vor dem Fernsehbildschirm saß und zuschaute.

Und dann trat Anthony Gordon Lennox in mein Leben.

Zufällig wohnte Anthony gegenüber von mir in der Old Church Street in Chelsea. Er wurde oft als »Stimmtrainer« beschrieben, aber das wurde der magischen Alchemie seines Ansatzes, öffentliches Reden zu lehren, nicht gerecht.

Er hatte David Cameron während dessen Zeit als Premierminister geholfen, und seine Methode bestand darin, die Menschen, die er unterrichtete, dazu zu bringen, ihre Menschlichkeit und Verletzlichkeit zu offenbaren; ihre authentische Stimme.

Er war sehr nett und bot an, auch mir zu helfen. Ich erinnere mich noch an den Abend, als er mich anrief, und an die Erleichterung, die ich verspürte, und wie sich die Panik, die mich ergriffen hatte, langsam auflöste.

Der Film *The King's Speech – Die Rede des Königs* war ungefähr ein Jahr zuvor erschienen, und ich hatte ihn mir voller Mitgefühl für König George VI. angesehen, dessen Stottern vom Logopäden Lionel Logue geheilt worden war. Ich hatte das Gefühl, dass Anthony eine ähnliche Rolle bei mir einnehmen würde. Schon allein der Gedanke an seine Anwesenheit war beruhigend.

Eines Abends kam Anthony zu uns nach Hause und bat mich, die Lesung laut vorzutragen. An seinem Gesichtsausdruck konnte ich ablesen, dass noch viel Arbeit vor mir lag.

Ich fragte ihn: »Können Sie es mir vorlesen? So lerne ich besser.« Und als er das tat, ergab es plötzlich einen Sinn.

Ich übte das Lesen allein in der Wohnung und vor Anthony. Und ich übte wieder. Ich schrieb mir den ganzen Text phonetisch auf, um keine Aussprachefehler zu machen. Dann brauchte ich einen größeren Raum zum Proben, um mich an die Akustik in der Kirche zu gewöhnen.

Glücklicherweise kannte ich den Vikar der nahe gelegenen Kirche, also klopften Anthony und ich eines Abends bei ihm an die Tür und fragten, ob wir uns sein Gotteshaus für einige Proben außerhalb der Öffnungszeiten »ausleihen« könnten.

Alles musste geheim bleiben. »Es ist für die Hochzeit eines Freundes«, log ich. Der Vikar lächelte und nickte. Er würde uns gerne einen Schlüssel leihen, sagte er, und wir könnten vorbeikommen, wann wir wollten, und uns einschließen, während ich übte.

Natürlich nahm ich Ella mit zu den Proben. Sie schnüffelte herum, machte sich mit dem Ort vertraut, war wahrscheinlich auf der Suche nach einer Hostie. Und sie wurde zu meinem Publikum.

Anthony sagte, ich solle Ella die Lesung vorführen. Während sie in der Kirche herumlief, folgte ich ihr mit meinem Blick.

Wenn ich meine Augen auf einen einzigen Punkt gerichtet hätte, sagte Anthony, hätte ich wie ein Roboter gewirkt. Aber Ella wollte sich unbedingt umschauen, und ihre Neugier half mir dabei, mich zu entspannen.

Es war auch eine neue Erfahrung für mich, weil ich zum ersten Mal in ein Mikrofon sprach. Das Echo war verstörend und lenkte mich ab. Für eine Weile war ich völlig durcheinander, aber ich gewöhnte mich schließlich daran.

Zurück in der Wohnung, übte ich immer wieder und las von meinem inzwischen zerknitterten Zettel mit dem phonetischen Text laut vor. Ella saß währenddessen geduldig auf einem Stuhl vor mir und ich trug ihr meine Zeilen vor. Ich hatte ihren Namen gelegentlich in die Lesung eingebaut, damit sie ihre Ohren spitzen würde. Ich wusste, wann es Zeit war aufzuhören, denn nach einer Weile würde sie vor verzweifelter Langeweile seufzen.

Eigentlich müsste ich die Worte auswendig lernen, sagte Anthony. An dem Tag wäre der Text lediglich eine Vorgabe – ich würde ihn nicht wirklich lesen.

Ich nahm mich beim Lesen auf und hörte mir die Aufnahme auf langen Spaziergängen mit Ella an, achtete auf Verbesserungsmöglichkeiten und analysierte jede Nuance von Ton und Lautstärke. Manchmal trug ich Verse laut vor, während wir spazieren gingen, und dann versuchte ich es noch mal mit einer anderen Betonung.

Ella schaute mich fragend an, so als ob sie dachte, ich würde verrückt werden, aber mein Ziel war es, eine Lesung zu halten, die fehlerfrei war und dazu entspannt und spontan wirkte. Und das erforderte viele Stunden des geduldigen Übens.

»Hetze dich nicht«, riet mir Anthony, und das war entscheidend. Nervosität kann einen zur Eile treiben und ich musste langsamer machen.

Es gab nur eine Gelegenheit, um in der Abtei von Westminster zu proben, und das war am Abend vor der Hochzeit. Ich kam zu Fuß, weil es so viel Verkehr gab. Straßen wurden abgesperrt und Umleitungen eingerichtet.

Ella war natürlich bei mir, und das gab mir ein Selbstvertrauen, das ich ohne sie nicht gehabt hätte. Auf den Treppenstufen zur Abtei zögerte ich: Durfte sie diese heilige Stätte überhaupt betreten?

Glücklicherweise durfte sie es, und es gab auch jemanden, der bereit war, bei ihr zu sitzen und sie zu halten, während ich die entscheidenden Zeitabläufe durchging: Ein Platzanweiser würde mich zu meiner zugewiesenen Zeit während des Gottesdienstes abholen und ich würde zum Rednerpult gehen und anfangen …

Ich bat um eine Kopie der Lesung und überflog sie. Zu meinem Entsetzen waren zwei Worte geändert worden. Das reichte aus, um mich in Panik zu versetzen, aber Anthony beruhigte mich. »Mach dir keine Sorgen. Es ist jetzt sowieso zu spät, um deine Version noch zu ändern. Sag einfach das, was du immer gesagt hast. Keiner wird das merken«, versicherte er mir lächelnd.

Er hatte seine Stoppuhr mitgenommen, alles musste ganz genau stimmen. Würde ich im richtigen Moment fertig werden? Würde ich die Nerven verlieren? Würde ich es gut hinkriegen und meine Schwester stolz machen? All diese Gedanken schossen mir durch den Kopf, als ich ans Rednerpult trat.

Ich schaute mich um, entdeckte Ella und lächelte. Alle Blicke waren auf mich gerichtet. Ich wollte lachen, aber ich zählte bis vier, und das aufkeimende Kichern legte sich. Dann fiel mir das Echo auf, das noch viel länger und nachhallender als in der Kirche war, in der ich vorher geübt hatte.

Als ich begann – »Ich ermahne euch nun, Brüder und Schwestern, durch die Barmherzigkeit Gottes, dass ihr euren Leib hingebt als ein Opfer, das lebendig, heilig und Gott wohlgefällig sei. Das sei euer vernünftiger Gottesdienst« – wurde es in der geschäftigen Abtei ganz still.

Am Ende, als ich zu meinem Platz zurückging, saß Anthony dort und lächelte. Er war glücklich, und ich werde ihm auf ewig dankbar sein, dass er mir diese unbezahlbare Hilfe vor seinem frühen Tod im Jahr 2017 geben konnte. »Gut gemacht«, sagte Huw Edwards, der an dem Tag für die BBC kommentieren würde und auch bei der Probe dabei war, bevor er noch hinzufügte: »Achten Sie darauf, dass Sie sich an den Zeitplan halten. Und gehen Sie sicher, dass Sie uns genug Zeit geben, um Sie vorzustellen, bevor Sie anfangen.«

Das war nicht besonders beruhigend, und der Blick, den Anthony ihm zuwarf, sprach Bände. »Setzen Sie ihn nicht noch mehr unter Druck«, sagte er.

Als ich Ella holen ging, die eine Schar von Bewunderern angelockt hatte, die sie alle streicheln wollten, spürte ich, dass sie auch froh war, nicht zuletzt, weil die Verantwortung, der Lesung zuzuhören, nicht mehr allein bei ihr lag.

Aber morgen, rief ich mir ins Gedächtnis, würde Ella nicht bei mir sein. Es gäbe nur mich, eine voll besetzte Abteikirche und ein weltweites Fernsehpublikum von etwa zwei Milliarden Menschen.

Kapitel vier

Neugeborene und ein Schicksalsschlag in Bucklebury

Ich bin so gut vorbereitet, wie es nur geht. Noch mehr Proben wären kontraproduktiv, also versuche ich, mich darauf zu konzentrieren, ruhig zu bleiben.

Natürlich ist es Catherines Tag, nicht meiner, und es gibt so viele Einzelheiten, auf die man achten muss. Sie sind eine willkommene Ablenkung.

Ella ist mit mir im Goring Hotel, nur einen Steinwurf vom Buckingham Palace und der Abtei entfernt, wo unsere ganze Familie die Nacht vor der Hochzeit verbringt.

Ella ist diejenige, die ich brauche, um mich zu beruhigen. Abends gehe ich mit ihr spazieren und laufe mit ihr durch die Lobby, in der geschäftiges Treiben herrscht. Bis spätabends werden noch letzte Verbesserungen an Catherines und Pippas Kleidern vorgenommen.

Seltsamerweise herrscht, obwohl alle beschäftigt sind, völlige Ruhe, die durch den Blick intensiver Konzentration – gelegentlich sogar leichter Panik – auf ihren Gesichtern widerlegt wird. Überall, wo ich hinschaue, passiert etwas. In einem Raum hängen Kleider auf Gestellen, die gedämpft werden; weiter unten im Gang spricht jemand konzentriert in sein Walkie-Talkie.

Es gibt so viel zu verarbeiten. Auf den Fernsehbildschirmen im Hotel verfolge ich die Berichterstattung von Nachrichtenteams aus aller Welt, die draußen auf dem Bürgersteig stehen und ihr Publikum darüber informieren, was ihrer Meinung nach gerade drinnen passieren könnte. Ich muss lächeln, als ich den Spekulationen zuhöre, während ich durch die Menge schlendere.

Ella und ich finden einen ruhigen Bereich im Garten, um ein bisschen herumzulaufen. Dort wurde eine Nachbildung der Basil's Bar in Mustique errichtet – eine kleine Privatinsel der Grenadinen und ein Urlaubsort, den die Familie schon oft besucht hat. Basil selbst wird auch einer der Hochzeitsgäste sein.

Basils Geschichte ist schillernd. Er stammt von der nahe gelegenen Insel St. Vincent und verbrachte ein Jahr damit, sich von einem Motorradunfall zu erholen. Dann bot ihm Colin Tennant, der spätere Lord Glenconner und damaliger Eigentümer von Mustique, eine Stelle als Barmann an. 1976 übernahm Basil die Bar am Ufer, die Colin nach ihm benannt hatte.

Heute ist Basil's Bar der soziale Mittelpunkt der Insel. Mick Jagger, Jon Bon Jovi und Bryan Adams haben alle schon in diesem unauffälligen kleinen Lokal am Wasser gespielt.

Jetzt wurde auf dem Gelände des Goring Hotel eine perfekte Nachbildung davon errichtet, sodass sich die Hochzeitsgäste vorstellen können, sie wären gerade in der Karibik, während sie sich in Wirklichkeit in einem Londoner Garten befinden.

Ella und ich lassen das alles auf uns wirken, und ich muss in mich hineinlachen, dass sie es sogar geschafft hat, diese Bar bereits vor allen anderen Gästen zu besuchen. Dann ist es Zeit für sie, zum abendlichen Fressen wieder reinzugehen.

Sie darf nur in mein Zimmer und in den Garten, aber ich mache mir trotzdem Gedanken, dass schwarze Spanielhaare auf Catherines und Pippas Kleidern landen könnten.

Ella springt normalerweise nicht auf Betten und Sofas, aber sie spürt meine Nervosität, und ich bin mir sicher, dass sie weiß, dass morgen ein wichtiger Tag für mich ist. Um mich zu beruhigen, hüpft sie (unerlaubterweise) auf mein Bett und schläft dann zusammengerollt neben mir ein.

Glücklicherweise kann ich ganz gut schlafen. Am nächsten Morgen ist es meine größte Sorge, meine Krawatte gerade zu bekommen, während ich mich sorgfältig für den Tag ankleide. Wenn ich mir heute die Fotos anschaue, sehe ich, dass die Krawatte einen Knick hat, aber damals fühlte sich das nebensächlich an. Es war viel unwichtiger, als daran zu denken, meine abgenutzte und zerknitterte phonetische Kopie der Lesung als Spickzettel mitzunehmen.

Dieser vielgelesene Zettel hat mich in den letzten acht Wochen überallhin begleitet und steckte zusammengeknüllt in meiner Tasche. Er wurde hundertmal gefaltet und dann noch mal gefaltet und mit Schnörkeln und Textmarkern mit Notizen versehen, die nur für mich einen Sinn ergeben. Aber er ist so etwas wie die Kuscheldecke eines Kindes, dadurch fühle ich mich sicher und geschützt.

Ein Hochzeitsgast, der es gut mit mir meint, bietet mir an, den Text für mich auf einem makellosen weißen Blatt Papier neu zu schreiben. »Oh nein!«, jammere ich fast. Ohne diese Vorlage bin ich verloren.

Auf dem Zettel steht, wann ich nach oben und wann ich nach unten schauen soll, wann meine Stimme sanfter und emphatischer klingen soll, wann ich innehalten und atmen muss, eigentlich wie ich die sorgfältig einstudierte Darbietung natürlich und ungekünstelt wirken lassen kann. Ich gebe den Zettel her, und mir wird versichert, dass er für mich auf das Rednerpult gelegt wird.

Ich erinnere mich, wie ich in die Abtei ging – wieder mal beeindruckt von ihrer Größe und Pracht – und jeden Augenblick des Gottesdienstes genoss. Es gibt so viel, das man auf sich wirken lassen muss. Und dann, viel früher als erwartet, bin ich schon dran. Jemand ist zu mir gehuscht, lautlos wie ein Schatten, um mich zum Rednerpult zu führen.

Ich gehe langsam und versuche, ruhig zu atmen. Dann stehe ich vorne, bin bereit anzufangen. Aber wo ist mein schmuddeliger Zettel? Ich kann ihn nirgends sehen. Hat ihn jemand weggeworfen? Liegt er irgendwo in einem Mülleimer? Die Panik überwältigt mich fast.

Dann blättere ich die Seite der vor mir liegenden Bibel um, und da ist er. Jemand, der offensichtlich dachte, dass der Zettel den guten Eindruck verdirbt, hatte ihn versteckt. Ich bin erleichtert.

Dann warte ich, bis es in der großen Abtei still wird. Zehn, vielleicht sogar 15 Sekunden lang. Dann zähle ich langsam bis vier und alles, was möglicherweise schiefgehen könnte, kommt mir in den Sinn. Ist mein Hosenschlitz offen? Werde ich einen Hustenanfall bekommen? Wird meine Stimme quieken oder zittern?

Ich versuche, von dem Ausmaß des Anlasses nicht zu überwältigt zu sein. Ich tue so, als ob es kein royales Ereignis wäre. Es ist nur die Hochzeit meiner Schwester, die mich gebeten hat, eine Lesung zu halten.

Ich werfe Catherine und William nicht mal einen Blick zu, da ich kein Lächeln mit ihnen austauschen möchte, aus Angst, ich könnte dann in nervöses Kichern ausbrechen. Ich möchte, dass sie beide stolz auf mich sind.

Dann schaue ich auf und sehe glückliche Gesichter, die ich aus der Gemeinde erkenne, und meine Nervosität schwindet.

Ich hole tief Luft … und fange an.

Und dann spreche ich die Worte, als wäre ich in einer Kirche voller Freunde: »Die Liebe sei ungeheuchelt! Hasst das Böse, haltet fest am Guten! In der Bruderliebe seid herzlich gegeneinander; in der Ehrerbietung komme einer dem anderen zuvor! Im Eifer lasst nicht nach, seid brennend im Geist, dient dem Herrn!«

Die Worte kommen mir jetzt in den Sinn, so als ob ich sie erst gestern gesprochen hätte.

Als ich erstmal in den Lesefluss komme, macht es mir sogar Spaß. Den Fernseher im Hotelzimmer habe ich angelassen, damit Ella Gesellschaft hat, und ich stelle mir vor, dass sie jetzt davorsitzt und zuschaut. Und jedes Mal, wenn sie meine Stimme erkennt, spitzt sie die Ohren. Ich stelle mir vor, dass sie, als sie hört, wie ich die Worte sage, die ihr so vertraut geworden sind, die Pfoten auf ihre Ohren legt und innerlich aufheult: »Oh nein. Nicht schon wieder!«

Später, als die Lesung erfolgreich beendet ist, nach all dem Wunder dieses Tages, dem Gottesdienst und den Feierlichkeiten, will ich nur noch eine alte Jeans anziehen und mit Ella raus und spazieren gehen.

Ich kann mich noch daran erinnern, dass ich dachte: »Ich werde darauf bestehen, dass meine Schwestern an meinem Hochzeitstag auch etwas Besonderes machen.« Scherzend sage ich zu ihnen, dass ich sie mit einem Flötenduett schwitzen lassen werde und sie lieber jetzt schon mal anfangen sollten zu üben.

Am Tag nach der Hochzeit kehrten Ella und ich nach Bucklebury zurück und in der darauffolgenden Woche ging es wie gewohnt zur Arbeit.

Erst dann erlaubte ich mir, darüber nachzudenken, wie wichtig dieser Tag gewesen war, und mir wurde klar, wie viele Menschen sich die Zeremonie im Fernsehen angeschaut hatten.

Es war das größte Publikum bei einer Bibellesung, das es jemals gegeben hatte. Ich erhielt Tausende von Nachrichten von

Gratulanten und Einladungen zu Vorlesestunden in Kirchen auf der ganzen Welt, was mir die Möglichkeit für eine Bibellesung-Welttournee gegeben hätte.

Von einer amerikanischen Produktionsfirma bekam ich das Angebot, die Hauptrolle in meinem eigenen Film zu spielen. In dem Brief, der auf wichtig aussehendem geprägtem Papier gedruckt war, wurde eine Gage von einer Million US-Dollar als »Eröffnungsangebot« vorgeschlagen, und es wurde sogar gefragt, ob nicht vielleicht auch noch weitere Mitglieder meiner Familie daran teilnehmen wollten.

Das brachte mich zum Lachen – was für eine absurde Idee –, und ich legte den Brief in meine Erinnerungskiste und schwor mir, ihn einzurahmen und auf der Toilette aufzuhängen, wenn ich mein erstes Haus kaufte.

Es wurde Sommer im Jahr 2011. Ich hatte immer noch Verbindungen zu Schottland, und meine damalige Freundin trat beim Edinburgh Festival Fringe auf. Ich dachte, ich könnte sie mit einem Besuch überraschen, also stieg ich aufgeregt und voller Vorfreude in den Flieger und wartete dann vor dem Veranstaltungsort, bis ihre Show beendet war. Vergnügt stellte ich mir vor, wie sehr sie sich freuen würde, mich zu sehen.

Als sie herauskam und völlig versunken auf ihr Handy starrte, rief ich sie an. »Pass auf, sonst läufst du gleich gegen den Laternenpfahl«, meinte ich und fügte dann noch hinzu: »Ich stehe direkt hinter dir.«

Sie drehte sich um, sah überrascht aus und brach dann in Tränen aus … aber nicht auf eine gute Art.

Und dann platzte es aus ihr heraus.

Sie hatte sich mit einem anderen getroffen, mit jemandem aus dem Team. Meine romantische Überraschung war auf katastrophale Weise nach hinten losgegangen. Eine Stunde später saß ich im Bus zurück zum Flughafen Edinburgh und schämte mich, als ich sah, dass für meinen Rückflug dieselbe Flugbesatzung da war wie auch schon für den Hinflug. Ich bemühte mich, sachlich zu klingen, als ich ihnen erklärte, dass es nur ein kurzer Ausflug gewesen war.

Und als ich dann nach Hause kam, sah mich Ella etwas vorwurfsvoll an. »Nächstes Mal nimmst du mich mit«, schien sie zu sagen. Bestimmt dachte sie: »Ich wusste immer, dass sie nicht die Richtige für dich ist.« Tatsächlich war ihr sechster Sinn für Freundinnen sehr zuverlässig. Mit dieser war sie nie besonders warm geworden.

Die Hochzeit hatte auch meinem Kuchengeschäft neuen Schwung gegeben, und die Einladungen, für gesellschaftliche Veranstaltungen in ganz London zu backen, überwältigten mich fast. Mit ihnen kamen auch eine Menge fröhlicher Anfragen, zu Premierenfeiern und Eröffnungen, zu Drinks und PR-Veranstaltungen zu kommen.

Aber ehrlich gesagt wollte ich oft gar nicht hingehen und benutzte Ella wieder mal als Ausrede. »Ich habe eine Hündin und lasse sie abends nur ungern allein«, behauptete ich. »Oh, bringen Sie sie doch auch mit!«, kam die zwangsläufige Antwort und Ella bekam noch mehr Einladungen zu schicken Partys in ganz London.

Allein zu solchen Veranstaltungen zu gehen, wäre für mich furchtbar schwierig gewesen, aber Ella machte es erträglich, weil sie dabei half, das Eis zu brechen. Die meisten Leute mögen gut erzogene Hunde und Ella würde sich auch nie jemandem aufdrängen. Sie wartete immer darauf, begrüßt zu werden, und genoss es dann, gestreichelt und verwöhnt zu werden.

Dann würde sich das Gespräch unweigerlich um mein Lieblingsthema drehen: Hunde. Über Ella konnte ich endlos lange reden – und wenn ich jemals aus irgendeinem Grund wegwollte (wenn Leute Drogen nahmen oder die Atmosphäre unangenehm war), benutzte ich sie als Vorwand, um mich aus dem Staub zu machen. »Leider muss ich mit Ella ein bisschen an die frische Luft«, behauptete ich dann, und dann gingen wir los, um nie wieder zurückzukehren.

Sie wurde zu meinem Lackmustest. Wenn Ella willkommen war und sich wie zu Hause fühlte, dann würde auch ich mich in der Gesellschaft wohlfühlen. Wenn sie es nicht war, dann wollte ich auch nicht hingehen.

Zu dieser Zeit nahmen Taxifahrer nur ungern Fahrgäste mit Hunden mit. Sie würden einfach weiterfahren, wenn sie Ella bei mir sahen. Oft liefen wir nachts nach Hause. Einmal wurden wir im Hyde Park eingeschlossen, und ich dachte schon, dass wir dort schlafen müssten, aber dann schaffte ich es, die riesigen Eisentore zu erklimmen, während ich Ella dabei auf meinen Schultern trug.

Sie war meine Begleiterin bei allen möglichen Abenteuern, und schon bald nahm ich sie auf ihren ersten Flug mit – um ihren Vater Zulu auf Islay zu besuchen.

Ich gewöhnte sie an die Transportbox, in der sie dann reisen würde – lange bevor wir den ersten Flug antraten. Und an dem Tag brachte ich sie selbst Stunden vor dem Abflug in den Frachtraum. Aber als ein Gabelstapler heranrollte und ihre Transportbox, auf eine Palette geschnallt, auf den LKW gehoben wurde, begann ich mir Sorgen zu machen.

»Was habe ich nur getan?« Ich machte mir große Sorgen, denn ich hatte schon schreckliche Geschichten über Tiere gehört, die im Frachtraum erfroren waren, weil der Pilot nicht auf das Ladeverzeichnis geschaut hatte, um zu überprüfen, ob sie mit an Bord waren. Ich versuchte, diesen Gedanken zu verdrängen, aber weigerte mich, mich auf meinen Platz zu setzen, bis mir das Kabinenpersonal bestätigt hatte, dass der Pilot wusste, dass Ella an Bord war.

Ein Gefühl der Erleichterung überkam mich, als ich ihn dann über die Lautsprecheranlage sagen hörte: »Hier spricht Ihr Kapitän. Die Heizung im Frachtraum ist an. Machen Sie sich keine Sorgen.«

Dann gab es da noch das Drama, einen Hund von Bord zu holen. Wo würde sie sein? Wie würden wir wieder zusammenkommen? Keiner schien das zu wissen. Dann sagte mir jemand, dass sie auf dem Gepäckband sein würde. Ich stellte mir die arme Ella vor, die wie ein nicht abgeholter Koffer ihre Runden drehte.

Aber dann tauchte sie in ihrer Transportbox aus einer Tür neben dem Gepäckband auf, und als sie hinausgerollt wurde, hörte ich bereits ein rhythmisches Klopfen aus der Transportbox. Sie war aufgeregt, begeistert von der ganzen Erfahrung und so froh, mich wiederzusehen, dass sie gar nicht mehr aufhören konnte, mit dem Schwanz zu wedeln.

Ich hatte sie schon trösten und ihr sagen wollen, wie leid es mir tat, aber das war gar nicht nötig. Sie schien weit von einem traumatischen Gefühl entfernt zu sein, stattdessen schien sie jede Minute genossen zu haben. Und so begann ein neues Kapitel. Ella bekam ihre Flügel und wurde zu einer ziemlich routinierten Fliegerin.

Kurz nach ihrem dritten Geburtstag hatte sie ihren ersten Wurf Welpen. Ich recherchierte viel über Zuchtlinien bei Spaniels, um herauszufinden, wer am besten zu ihr passen würde. Dann fuhr ich während eines winterlichen Schneesturms nach Wales, um Peter zu treffen, einen erfahrenen Züchter, der einen Hund namens Spartan besaß, der ein geeigneter Freund für Ella sein könnte.

Der stämmige und bärtige Peter ist eine bedeutende Persönlichkeit in der Hundewelt. Seit 1992 ist er Preisrichter beim Kennel Club und führt seit 40 Jahren Prüfungen für Cockerspaniels durch und nimmt sie mit zu Wettbewerben. Als wir uns seinem Haus näherten, flüsterte ich Ella zu: »Jetzt müssen wir uns von unserer besten Seite zeigen.« Ich wusste, dass seine eigenen Spaniels ein Vorbild des Gehorsams sein würden und wollte beweisen, dass Ella ihnen ebenbürtig war. Pflichtbewusst trottete sie neben mir her und warf mir gelegentlich einen Blick zu, damit ich zustimmend lächeln konnte.

Peter war anscheinend sowohl leidenschaftlich als auch sachkundig, was Spaniels anging. Er verbrachte viel Zeit damit, Ellas Stammbaum zu studieren, und sein Fachwissen und seine Kenntnis über die Rasse waren so groß, dass er sogar die Charaktere und Temperamente ihrer Vorfahren kannte. Er kam zu dem Schluss, dass Spartan ideal zu ihr passen würde.

Ich beobachtete, wie er mit seinen Hunden redete und seine Befehle nur ein Mal gab – sie gehorchten aufs Wort – mit einer Stimme, die kaum lauter als ein Flüstern war. »Spaniels haben ein sehr gutes Gehör«, erklärte er. »Es gibt nie einen Grund, laut zu werden. Wenn Sie schreien müssen, dann stimmt etwas nicht mit der Art, wie sie ausgebildet wurden.«

Das Vorstellen war erfolgreich abgeschlossen, Ella hätte sich nicht besser schlagen können. Wir einigten uns darauf, dass ich mit ihr wiederkommen würde, wenn sie das nächste Mal läufig war.

Also kam ich mit ihr zur richtigen Zeit zurück, sie traf Spartan, und ich ließ sie für 24 Stunden bei ihm.

Danach kann man dann nur hoffen, dass es geklappt hat. Es schien, als sei alles gut gegangen, und da die Tragezeit einer Hündin nur neun Wochen dauert, ist das keine lange Wartezeit.

Nach vier Wochen brachte ich Ella zum Tierarzt für eine Ultraschalluntersuchung. Und dort, eng aneinandergekuschelt wie kleine Tischtennisbälle, sah ich eine Gruppe von Welpen. Sie war schwanger!

Meinen Eltern hatte ich nichts von den bevorstehenden Neuankömmlingen erzählt oder davon, dass ich plante, sie in Bucklebury zur Welt kommen zu lassen. Wie sollte ich ihnen das sagen, ohne Ärger zu bekommen? Da kam mir eine gute Idee. Ich befestigte Ellas Ultraschallbild an der Kühlschranktür. Ich wusste, dass meine Mutter entsetzt denken würde, ich hätte eine Freundin geschwängert, und dass es den Schock ein wenig abmildern würde, wenn ich daraufhin sagen könnte: »Nein, es sind Ellas Welpen!«

Mein Trick funktionierte. Es gab einen hörbaren Seufzer der Erleichterung, als Mum das verschwommene, unscharfe Bild betrachtete und ich ihr erzählte, dass sie bald Oma einer Gruppe entzückender Welpen sein würde.

Wie Dad mochte auch Mum Ella sehr gerne, und ich erwischte sie oft dabei, wie sie verstohlen meine Bücher über Hundezucht las und Ella auf Anzeichen von Schmerzen kontrollierte.

»James, bist du dir sicher, dass du weißt, was du tust?«, fragte sie mich, als ich den Schuhraum leerräumte, um ihn in ein Kinderzimmer für die Neuankömmlinge zu verwandeln, und ich versicherte ihr lächelnd, dass ich es wusste.

Fünf Wochen später wusste ich, dass Ella fast so weit war, denn sie ließ mich nicht aus den Augen. Sie beobachtete mich aufmerksam und tapste hinter mir her, wenn ich den Raum verließ.

In dieser Nacht blieb ich bei ihr und ermutigte sie, in ihre Wurfkiste zu gehen (ein Platz, wo Hunde ihre Welpen zur Welt bringen und sie aufziehen können), aber Ella blieb nicht dort liegen, außer wenn ich an ihrer Seite war und tröstend einen Arm auf sie legte.

Also setzte ich mich zu ihr in die Wurfkiste und döste unruhig – es gab nicht genug Platz für mich, um mich hinzulegen, also saß ich aufrecht – bis um drei Uhr morgens, als ich von ihrem Schnaufen geweckt wurde. Offensichtlich lag sie bereits in den Wehen.

Als ich schließlich ganz aufgewacht war und, genauso nervös und aufgeregt wie jeder werdende Vater, nach meinem Buch über das Welpenbekommen griff, hatte Ella bereits ihr erstes Junges zur Welt gebracht. Sie hatte die Fruchtblase zerbissen und leckte ihn sauber. Mir kam in den Sinn, wie unglaublich ihr Mutterinstinkt war. Ohne Hilfe tat sie genau das, was zu tun war.

Vierzig Minuten nach dem ersten Welpen kam ein zweiter, ein Junge, dann nach einer kleinen Pause ein dritter, ein vierter und ein fünfter – alles Rüden. Alle hatten sich beruhigt und tranken zufrieden, als Mum und Dad am nächsten Morgen runterkamen.

Ella muss erschöpft gewesen sein, denn sie schlief ein, während die Welpen saugten und ich neue Energie tankte, indem ich ein Schinkensandwich aß. Kurz verließ sie ihre Welpen, um ihr Frühstück zu fressen, aber sobald eines fiepte, trottete sie auch schon zurück zur Kiste, um nach ihnen zu sehen.

In den nächsten sechs Wochen kümmerte sie sich um sie, bis sie selbstständig wurden. Ihre trüben graublauen Augen öffneten sich nach zehn Tagen, dann ihre Ohren. Sanft ermutigte Ella sie, als sie nach ungefähr drei Wochen anfingen, wie unsichere Kleinkinder auf wackeligen Beinen zu gehen.

Sie vertraute mir, dass ich mit ihnen gut umgehen konnte, und sie wurden immer selbstbewusster und geselliger, als Catherine und William sie besuchten. »Wollt ihr einen als nachträgliches Hochzeitsgeschenk?«, fragte ich. »Ihr müsst nur euren Favoriten wählen.«

In der Kiste lagen fünf Welpen mit glänzendem schwarzem Fell. Catherine und William bückten sich, um sie zu streicheln, aber zuerst mussten sie besprechen, ob es überhaupt machbar wäre, einen Welpen aufzunehmen. Sie würden auf Anglesey leben, wo William als Hubschrauberpilot der Royal Air Force beim Such- und Rettungsdienst der Küstenwache arbeiten würde.

Ich sagte, dass ein Welpe Catherine in den Nächten Gesellschaft leisten könnte, in denen William Dienst hatte. Das überzeugte sie. Und nach langem Überlegen entschieden sie sich schließlich für einen Welpen, den sie Lupo nannten.

Mit acht Wochen verließ Lupo seine Mutter und begann zur Freude von Catherine und William sein neues Leben bei ihnen in Wales. Ich behielt einen anderen Welpen – Zulu, der nach seinem Großvater benannt wurde.

Als bekannt wurde, dass ich noch drei weitere männliche Ella-Nachkommen hatte, die noch ohne Zuhause waren, begann die Telefonleitung heißzulaufen. »Hallo, James, wie geht's dir?«, begann der erste Interessent, der jedoch innerhalb von Sekunden zum eigentlichen Grund seines Anrufs überging. »Besteht die Möglichkeit, einen von Ellas Welpen zu bekommen?«

Wie ein überfürsorglicher Vater überprüfte ich jeden Anrufer sorgfältig und beurteilte seine Eignung. Hatten sie den richtigen Lebensstil? Würde ihr Job es ihnen erlauben, einem Hund die Aufmerksamkeit zu schenken, die er verdiente? Würden sie ihn bedingungslos lieben und geduldig, freundlich und aufmerksam sein? Meine Liste wurde nach jedem Interview kürzer, bis ich sie auf zwei Freunde aus der Gegend, die wir seit Jahren kennen, und einen alten Schulfreund reduziert hatte.

Ich kam zu dem Schluss, dass sie alle liebevolle, verantwortungsbewusste Hundeeltern sein würden, und sobald die Welpen bereit für ein unabhängiges Leben waren, zogen sie in ihr neues Zuhause.

Viel später, als Ella ihren zweiten Wurf hatte, sagte ich zu Pippas damaligem Freund James, dass ich mir sicher war, dass sie sich auch über einen Welpen freuen würde. Er fragte mich daraufhin, welcher Welpe aus der Gruppe ihr Favorit sei, und ich wählte Raffa.

Und so wurde Raffa der Hund meiner mittleren Schwester – bis heute bin ich davon überzeugt, dass der Welpe maßgeblich dazu beigetragen hat, ihre Beziehung zu besiegeln.

Im Sommer 2013 bereitete sich Catherine auf Georges Geburt vor. Sie verbrachte damals mehr Zeit in Bucklebury, weil sie während der ganzen Schwangerschaft an akuter morgendlicher Übelkeit – Hyperemesis gravidarum – litt und Mum sich um sie kümmerte, während William wegen seiner Arbeit als Pilot des Such- und Rettungsdienstes unterwegs war.

Ich pendelte immer noch von der Wohnung in Chelsea zur Arbeit in Berkshire, und manchmal kam ich vorbei, um Mum, Dad und Catherine zu sehen. Es war ein wunderbarer Sommer, und die ganze Welt schien zu wissen, dass Catherine schwanger war. Die Leute fragten ständig: »Gibt es irgendwelche Neuigkeiten?«

Als der Geburtstermin immer näher rückte, wurden die Aktivitäten in Bucklebury noch mal einen Gang höher geschaltet. Ein Strom von Besuchern kam und ging.

Eines frühen Abends, ein paar Wochen vor Catherines Entbindungstermin, fuhr ich gerade von der Arbeit nach London zurück, als mein Handy klingelte. Es war die bekannte Nummer meiner Mutter, aber die Stimme am anderen Ende der Leitung war die eines Fremden.

Über das statische Knistern hinweg konnte ich nur ein paar unzusammenhängende Wortfetzen verstehen: »Unfall … Hund«. Ich wartete nicht, um noch mehr zu hören. Panik überkam mich sofort.

Ich raste die kurvenreichen Landstraßen zurück nach Bucklebury, überholte ein Auto und bemerkte, dass es mir den ganzen Weg über bis zum Haus meiner Eltern dicht auf den Fersen blieb. Mit quietschenden Reifen kam es zum Stehen, als auch ich bremste, und eine Gruppe Polizisten sprang heraus: Es war ein Zivilfahrzeug der Polizei. Mein Herz raste, als ich die Szene auf mich wirken ließ: ein Feuerwehrauto, Blaulicht. Meinen Wagen ließ ich auf der Straße stehen, sprang raus und rannte zum elektrischen Tor unseres Anwesens.

Da war Mum, mit einem blutigen Arm, die vergeblich versuchte, einen verzweifelten und hektisch zappelnden Hund zu beruhigen, dessen Kopf zwischen Torpfosten und Tor eingeklemmt war. Dad hielt ein Brecheisen in den Händen und versuchte, den Spalt weiter zu machen, damit der Hund befreit werden konnte. Währenddessen überlegte sich die Feuerwehr ihre eigene Strategie, um ihn herauszuholen.

Und der Hund, der dort feststeckte, war Ellas Welpe Zulu.

Meine Mutter, die versuchte, ihre Verzweiflung zu unterdrücken, erzählte, was passiert war. Am Nachmittag hatte es bei ihnen viel Hin und Her gegeben. Die Tore waren mehrmals geöffnet und wieder geschlossen worden, um Besucher reinzulassen.

Zulu, der mit Lupo im Garten gespielt hatte, nutzte die Gelegenheit, um ein bisschen Unsinn zu veranstalten. Als sich die Tore wieder einmal öffneten, steckte er sein Köpfchen in den Spalt, vielleicht weil er gerade ein Eichhörnchen verfolgte.

Als sich die Tore dann wieder schlossen, verengte sich der Raum, in dem sein Kopf steckte, auf die Breite von zwei Fingern.

Er begann zu heulen, sein Hals wurde eingequetscht. Mum, die durch den Tumult alarmiert worden war, eilte hinaus und hatte versucht, ihn zu beruhigen, damit er nicht herumzappelte und sich dabei die Wirbel brach. In seiner Verzweiflung hatte Zulu sie gebissen. Jetzt wurden seine Schmerzensschreie schwächer, als die Minuten verstrichen.

Die Feuerwehrleute beschlossen, den Torpfosten mit einer Motorsäge zu zerschneiden, aber ich befürchtete, dass der Lärm Zulu so sehr erschrecken würde, dass er auf die Idee kommen könnte, seinen Kopf herauszureißen, was katastrophale Folgen haben würde.

Also schnappte ich mir ein weiteres Brecheisen, und Dad und ich schafften es gemeinsam, genug Hebelkraft einzusetzen, um den Metallpfosten zu spalten.

Behutsam zog ich Zulu heraus und hielt sein Köpfchen und seinen Körper fest an meine Brust. In der Zwischenzeit war auch unser wunderbarer Tierarzt Mark eingetroffen, um uns zu seiner Praxis zu bringen, in der bereits ein Notfallteam wartete.

Während er fuhr, hielt ich Zulu auf meinem Schoß, und wir besprachen die Optionen. Wir waren uns einig, dass Zulu sofort geröntgt werden sollte, und wenn sein Genick gebrochen wäre, würde ich die schreckliche Entscheidung treffen, ihn einschläfern zu lassen.

Die Fahrt schien kein Ende zu nehmen. Zulus kleiner Körper verkrampfte sich und erschlaffte dann wieder. Er verdrehte die Augen, seine Zunge hing aus dem Maul. Ich hielt ihn fest, und er wehrte sich, dann schien seine Energie nachzulassen.

Beim Tierarzt hörte sein Herz auf zu schlagen, aber durch eine Adrenalinspritze wurde er wiederbelebt, und sein Herzschlag setzte wieder ein. Als Nächstes bekam er ein Beruhigungsmittel, damit er sich nicht mehr bewegen konnte.

Er wurde zum Röntgen gebracht, und ich erinnere mich noch daran, dass ich aus dem Raum trat und erst da bemerkte, dass ich voller Blut war. Zulu hatte sich die Zunge durchgebissen, als er im Tor eingeklemmt war.

Mein unruhiges Auf-und-ab-Gehen – ängstlich, ziellos – hielt an, während ich auf Neuigkeiten wartete. Zulu wurde stabilisiert, Schläuche ragten aus seinem reglosen Körper.

Mein Handy vibrierte ständig, aufgrund der gut gemeinten Nachrichten: *Wie geht es Zulu? Wie lautet die Prognose?* Aber vor lauter Sorge konnte ich kaum atmen, sodass ich nicht imstande war zu antworten.

Schließlich tauchte Mark auf, und mir fiel ein Stein vom Herzen, als er sagte: »Ich kann nicht sofort einen Bruch sehen, aber wir müssen einen Spezialisten hinzuziehen und ein MRT durchführen.«

Also wurde Zulu für die Untersuchung vorbereitet und über Nacht zur Beobachtung und Überwachung dortbehalten.

Schweren Herzens ließ ich ihn dort zurück und kehrte in die unruhige Situation zurück, die noch bei uns zu Hause herrschte. Das Feuerwehrauto fuhr gerade weg, und unser Arzt war gekommen, um Mum zu untersuchen. Zulu hatte sie nicht aus Wut gebissen, sondern weil er unter Stress stand, weil sie ihn so festgehalten hatte, damit er nicht noch mehr zappelte.

Dennoch minderte das nicht meine Schuldgefühle gegenüber meiner Mutter und meine Sorgen um Catherine, die nicht genau wusste, was überhaupt passiert war. In jener Nacht lag ich wach, war unruhig und ängstlich. Die Minuten wurden zu Stunden, während ich an Zulu dachte und auch darüber nachgrübelte, wie die Sache ausgehen könnte.

Früh am Morgen rief der Tierarzt an. Zulu, immer noch betäubt, war nun bereit für das MRT. Dann kamen die Ergebnisse. Juchuu! Es gab lediglich eine Quetschung des Knorpelgewebes. Kein Bruch. Aber er hatte Glück gehabt. Ein halber Zentimeter mehr und er hätte sich das Genick gebrochen.

Aber selbst mit dieser weniger schweren Verletzung verlief seine Genesung langsam und mühsam. Sein Hals war geschwollen, und das bedeutete, dass weniger Blut sein Rückenmark und seine Nerven erreichen konnte, wodurch sie nicht mit genug Sauerstoff versorgt wurden. Der Fokus lag nun darauf, die

Schwellung an seinem Hals so schnell wie möglich abklingen zu lassen, damit er keine bleibenden Schäden davontragen würde.

Mark stimmte zu, dass er zu uns nach Hause kommen durfte, und wir verwandelten ein Zimmer im Erdgeschoss in Bucklebury in ein provisorisches Feldlazarett für Zulu. Er lag auf seinem Lager in seinem Käfig und konnte seinen schlaffen Kopf gerade noch ohne Unterstützung halten.

Ein bisschen Mobilität wäre gut, zu viel würde die Genesung jedoch erschweren. Mark zeigte mir ein paar Physioübungen für Zulus Beine und seinen Schwanz, damit wir selbstständig sein würden und ich ihm bei der Genesung helfen konnte.

Nach und nach lernte er, sich in eine sitzende Position hochzuschieben, aber seine Hinterbeine konnten sein Gewicht nicht tragen und schleiften hinter ihm her, wenn er versuchte zu laufen. Also baute ich – inspiriert durch die handwerklichen Fähigkeiten aus meiner Kindheit – aus einem alten Rucksack, Holz und Klammern ein kleines Geschirr, damit Zulu das Gewicht auf seine Hinterbeine stützen konnte, um wieder laufen zu können.

In der Zwischenzeit hatte George im St Mary's Hospital in London das Licht der Welt erblickt und Catherine war schon wieder in Bucklebury. Nachts würden wir beide umherwandern – sie, um George zu füttern, und ich, um nach Zulu zu sehen – und wir freuten uns, dass wir in den frühen Morgenstunden die Möglichkeit hatten, miteinander zu plaudern.

Es gab auch eine Zeit, in der Zulu aufgrund seiner Verletzung inkontinent war, also wechselten sowohl Catherine als auch ich Windeln.

Es dauerte zehn Monate, in denen ich in Bucklebury arbeitete, bis Zulu seine Beine wieder vollständig benutzen konnte, und noch einige weitere, bis seine Muskeln wieder ihre volle Kraft erreicht hatten. Aber schließlich wurde er wieder fit. Und niemand, der ihn sah, hätte gedacht, dass er mal eine schlimme

Verletzung gehabt hatte, wäre da nicht die Empfindlichkeit am Hals gewesen. Auch heute noch ist es sehr verstörend für ihn, wenn man ihm eine Leine und ein Halsband anlegt, deshalb gehen wir äußerst behutsam mit ihm um.

In den Monaten, in denen er sich erholte, verbrachte Zulu viel Zeit, getrennt von den anderen Hunden der Familie, im Büro meines Vaters. Zwischen den beiden entwickelte sich eine starke Bindung, die bis zum heutigen Tag anhält. Manchmal muss ich lächeln und denke mir: Dad wollte nie einen Hund, aber schau dir die beiden jetzt mal an.

Er besorgte besondere Leckerlis für Zulu und kaufte ihm ein neues Hundebett. Einmal erwischte ich ihn dabei, wie er Zulu eines Nachts in dessen Hundebett brachte. Und manchmal stellte er ihn sogar seinen Freunden als seinen eigenen Hund vor, und wenn ich ihn deshalb sanft neckte, tat er so, als hätte er mich nicht gehört.

Wir alle haben eine enge Beziehung zu unseren Vierbeinern, und Dad hatte eine ganz besondere Bindung zu Zulu aufgebaut, die wunderbar anzusehen war. Das ist nur eines der vielen tollen Dinge an Hunden. Sie bauen unterschiedliche Beziehungen zu den Menschen auf, die sie lieben, und lernen schnell die Regeln, die für jeden von ihnen gelten.

Bald darauf war in Bucklebury wieder Ruhe eingekehrt. Catherine und George, der noch recht klein war, verließen uns, nachdem sie und William ihre Sachen im Kensington Palace zusammengepackt hatten und mit Lupo im Schlepptau nach Anglesey aufbrachen.

Ich habe schöne Erinnerungen daran, wie ich sie dort mit Ella besuchte, als George noch ein Baby war, und wie wir erfrischende Spaziergänge an den Klippen und über die weiten goldfarbenen Strände machten, während William bei der Arbeit war. Wir überprüften zwar die Gezeitenpläne und beobachteten

Ebbe und Flut, aber eines Tages, als wir während eines Spaziergangs so ins Gespräch vertieft waren, wären wir deshalb fast in die Bredouille geraten. Wir konnten uns nur retten, indem wir einen großen Umweg machten, und kehrten erst nach Einbruch der Dunkelheit zu ihrem Cottage zurück.

Ihr gemeinsames Leben mit George in ihrem Häuschen am Meer schien idyllisch zu sein, und ich erinnere mich noch daran, dass ich dachte: »Ich kann es kaum erwarten, jemanden kennenzulernen und meine eigene Familie zu haben.« Ich erzählte Ella von meinen Gedanken und Wünschen, so wie ich es immer tat.

»Wenn das mal passiert«, sagte ich zu ihr, »dann werde ich mich vollständig fühlen.«

Kapitel fünf

Ellas königlicher Rundgang

Pippa und ich kamen zu spät zu Catherines Geburtstagsfeier, was normalerweise nicht so schlimm gewesen wäre, aber dieses Mal hatte die Queen freundlicherweise angeboten, die Teestunde in Sandringham auszurichten, weshalb es äußerst wichtig war, dass wir pünktlich waren.

Mit einem Nachtflug waren wir von Frankreich nach Gatwick gereist und waren müde am Flughafen angekommen. Danach fuhr ich uns nach Bucklebury, damit wir packen konnten. Ich machte mir Sorgen wegen meiner Bügelqualitäten – mein Hemd sah unordentlich aus und war an den falschen Stellen zerknittert – und ich konnte auch nur einen einzigen Manschettenknopf finden.

»Komm schon, James, wir müssen jetzt los, sonst kommen wir noch zu spät zum Tee«, drängte Pippa, während ich Ellas Wasserflasche auffüllte. (Zulu, der sich immer noch erholen musste, würde so lange bei der Haushälterin unserer Eltern in Bucklebury bleiben.)

Während der Fahrt fluchten wir bei jedem Stau und kamen atemlos und aufgeregt an, wir hatten kaum Zeit, um nach oben zu rennen und uns umzuziehen. Schnell schlüpfte ich in meine Schuhe und steckte mein Hemd in die Hose, während ich den

Korridor entlangeilte. Dann sprang ich die Treppe runter, indem ich jeweils zwei Stufen auf einmal nahm, und stürmte in den Raum, in dem sich bereits alle zum Tee versammelt hatten. Dabei lief ich fast in Ihre Majestät hinein. Sie und Prinz Philip waren gerade aufgestanden, um zu gehen, als ich mit Pippa, die hinter mir war, hineinstolperte.

Den ganzen Weg bis nach Norfolk hatte ich meine Texte geübt und ständig gemurmelt »Ihre Majestät« für die Königin und »Seine Königliche Hoheit« für den Herzog von Edinburgh. Aber in meiner blinden Panik platzte aus mir heraus: »Es tut mir so leid, dass wir zu spät sind, Ihre Königliche Majestät.«

Jemand prustete los, und ich blickte an der Königin vorbei, um zu sehen, wie alle im Raum ihr Kichern unterdrückten.

»Oh, wie schön, dich zu sehen, James«, sagte sie lächelnd. Ich hatte sie schon mehrere Male getroffen, auch bei der Hochzeit meiner Schwester, und sie war immer sehr freundlich. »Du musst hungrig sein. Achte darauf, dass du etwas zu essen bekommst«, fuhr sie gelassen fort, während sie bereits majestätisch aus dem Raum schritt.

Ich errötete und warf einen Blick in den Raum, um dort die ganze Familie zu sehen, die mich kollektiv angrinste. Pippa war froh, dass der Fokus auf ihrem bedauernswerten kleinen Bruder lag und nicht auf ihr. Meine Mutter lächelte resignierend und kam dann rüber, um mich in den Arm zu nehmen, während sie meine schiefe Krawatte geraderückte, was mich daran erinnerte, dass ich meine Fliege für den Abend vergessen hatte (aber weil es ein gut ausgestatteter Haushalt war, wurde eine Reserve-Fliege aufgetrieben und mir aufs Zimmer gebracht).

Immer wenn wir Sandringham besuchten, begrüßte die Königin, die selbst eine große Hundeliebhaberin war, Ella, und in einem Jahr nach Weihnachten kamen Tilly und Zulu auch mit. Ihre Majestät war immer um ihr Wohlergehen besorgt, und da sie wusste, welch besonderen Platz Ella in meinem Herzen einnahm, gewährte sie ihr beispiellose Privilegien.

»Hast du meine Nachricht bekommen, James?«, fragte sie mich bei meinem ersten Besuch. »Ella kann gerne in deinem Zimmer bleiben.«

Ich konnte meine Überraschung und Freude nicht zurückhalten. Wie aufmerksam von der Queen, bei Ella eine Ausnahme zu machen. Natürlich durfte sie nicht, so wie sie gerade Lust hatte, in dem großen Gebäude herumlaufen, also schaute ich immer mal wieder bei ihr vorbei, auch um mit ihr Gassi zu gehen.

Bei einem meiner Besuche schloss ich die Schlafzimmertür nicht richtig und Ella, die das Protokoll nicht kannte, beschloss daraufhin, mich zu finden und ihren Ärger darüber zu demonstrieren, dass ich sie einfach zurückgelassen hatte. Ich merkte es erst, als ein Diener zu mir kam und mir zuflüsterte: »Ich glaube, Ihr Hund hat den Weg in die Küche gefunden.«

Schnell entschuldigte ich mich und folgte ihm, um eine begeisterte Ella vorzufinden, die gerade auf dem Rücken lag und sich ihren Bauch von einem netten Koch kraulen ließ.

»Wir dachten zuerst, dass das Lupo ist«, sagte er lächelnd, und ich erklärte, dass sie tatsächlich die Mutter von Catherines und Williams Hund Lupo war. Nach diesem kleinen Ausflug gingen wir zurück in mein Zimmer und Ella legte sich auf ihre Matte.

Es ist mir etwas peinlich, das zuzugeben, aber Ella machte es sich zur Gewohnheit, bei Familienanlässen einfach zu verschwinden. An Weihnachten war ich mal in Highgrove, um Catherine und William zu besuchen, die gerade bei Prinz Charles zu Gast waren.

Catherine und ich unterhielten uns bei einer Tasse Tee, während Ella zu meinen Füßen saß. Nach einer Weile merkte ich, dass sie verschwunden war, offensichtlich fühlte sie sich in der vertrauten Umgebung ziemlich wohl.

Als ich nach oben ging, um mich für das Abendessen umzuziehen, war sie immer noch nicht wiederaufgetaucht, also fragte ich einen der Hausangestellten, ob sie sie gesehen hätten. »Machen Sie sich keine Sorgen«, kam die beruhigende Antwort. »Wir halten die Augen offen, aber sie wird nicht weit gekommen sein. Das ist kein Problem.«

Da ich davon ausging, dass Ella gerade irgendwo auf dem Anwesen herumschnüffelte, zog ich mich also um und ging runter zum Abendessen.

Aber dann erfuhr ich, dass sie in ein privates Badezimmer geschlüpft war und die Tür aufgestoßen hatte, um den Bewohner zu begrüßen, der gerade ein Bad nahm. Das war mir unheimlich peinlich, vor allem weil ich versuchte, mich von meiner besten Seite zu zeigen, und wollte, dass Ella sich ebenfalls vorbildlich benahm.

Aber ich konnte ihr ihren schelmischen Charakter nicht ganz aberziehen. Und als der Badende zum Abendessen runterkam, schien er amüsiert zu sein, dass er in seinem Badezimmer Besuch von einem schwarzen Spaniel bekommen hatte. Er nahm an, es sei der arme Lupo. Da ich Ella nicht verraten und sie in Schwierigkeiten bringen wollte, sagte ich nichts dazu.

Und ich bin mir ziemlich sicher, dass sie auch nichts davon gemerkt haben.

Ich hätte nicht gedacht, dass die Queen jemals etwas von Ellas kleinem Abenteuer in den Sandringham-Küchen erfahren würde, aber ihr entging anscheinend nichts. Sie sagte zu mir: »Ich habe gehört, dass Ella vorhin einen netten kleinen Spaziergang gemacht hat«, und ich entschuldigte mich vielmals und erwartete eine leichte Zurechtweisung.

Aber stattdessen lächelte sie mich nur verschwörerisch an

und sagte mit dem Verständnis, das durch langjährige Erfahrung mit Hunden kommt: »Tja, Hunde sind eben Hunde.«

Jeder kennt ihre Corgis, aber nur wenige wissen, dass sie auch einige Spaniels hatte. Eines Mittags vertieften wir uns in ein langes Gespräch über diese Rasse, und ich war begeistert, als ich feststellte, dass sie sich sehr gut auskannte.

Sie war immer freundlich und zeigte aufrichtiges Interesse an meinen Hunden. »Bist du schon mit Ella Gassi gegangen, James?« oder »Sind deine Hunde zufrieden?«

An Weihnachten nahmen wir in Sandringham an den Familienfeiern teil. Beatrice und Eugenie, die ich aus der Schule kannte, würden auch dort sein, und morgens würden wir alle in die Kirche gehen.

In einem Jahr machten die Queen und ich ein Puzzle zusammen. Es war die Art von Aktivität, die ich gerne mit meinen eigenen Großeltern unternommen hätte, die alle innerhalb von drei Jahren gestorben waren, als ich ein Teenager war. In gewisser Weise hatte ich das Gefühl, dass die Queen eine großmutterähnliche Lücke in meinem Leben füllte.

Und da waren wir nun, beschäftigten uns mit diesem ganz alltäglichen Vergnügen, das durch die Gesellschaft, in der ich mich befand, zu etwas Außergewöhnlichem wurde. Es fühlt sich immer noch surreal an, dass ich mit der Queen dort war. Staunend denke ich heute daran zurück.

Häufig legte sie fünf Puzzleteile, wohingegen ich nur eins legte. Sie war geschickt mit den Fingern, während ich unbeholfen war. Sie überflog das Spiel mit routiniertem Blick, hörte nicht mal auf, wenn Leute kamen, um mit ihr zu reden. Sie unterhielt sich, während sie die Puzzleteile einsetzte. Ich hoffte, sie würde nicht merken, wie wenig ich dazu beitrug.

Als wir mit dem Puzzle fertig waren, fragte sie, ob ich nicht mal nach Ella schauen müsse. Und ich ging dann mit ihr über das Gelände spazieren, wobei ich versuchte, unauffällig auszusehen, und ich zischte Ella zu, von den Blumenbeeten wegzubleiben.

Es gab auch Geschenke, schlichte, aber sorgfältig verpackt. Mein Präsent von Ihrer Majestät war ein Paar Socken, ich schenkte ihr eine Karte mit einem Foto von Ella und ein paar Gläser von meinem eigenen Honig, den ich am Weihnachtsmorgen zum Frühstück mitbrachte.

Die Königin sprach mit mir über die Imkerei, und ich wusste, dass sie die Mühe zu schätzen wusste, die es kostet, bis ein Bienenvolk genug Honig für ein einziges Glas produziert hat.

Ich bin ein leidenschaftlicher Verfechter dieser genialen, fleißigen kleinen Geschöpfe, seit ich vor fast einem Jahrzehnt Imker geworden bin. Von Kindesbeinen an war ich von ihnen angetan. Heute besitze ich fast eine halbe Million Bienen in acht Bienenstöcken auf einer Wiese in Bucklebury, und ich habe große Ehrfurcht vor ihnen.

Sie führen einen kleinen Schwänzeltanz auf, sozusagen die Insektenversion eines Navigationsgeräts, um sich gegenseitig zu signalisieren, wo die besten Blumen sind. Sie fliegen bis zu fünf Meilen pro Tag, um sie ausfindig zu machen. Und der Fleiß ihrer täglichen Arbeit ist unglaublich: Im fünf- oder sechswöchigen Leben einer Arbeitsbiene produziert sie nur ein Zehntel eines Teelöffels Honig. Das sind zehn Bienenleben, um einen einzigen Löffel mit Honig zu füllen. Da ich wusste, dass Ihre Majestät eine Ahnung davon hatte, wie viel Aufwand in der Herstellung des flüssigen Goldes steckt, war ich mir sicher, dass sie den Honig zu schätzen wusste.

Honig ist eines der wenigen Lebensmittel, das niemals verdirbt. Es gibt Proben, die Tausende von Jahren alt sind. Honig ist die beste Medizin der Natur: Er unterstützt die Verdauung, lindert Erkältungssymptome und Heuschnupfen, liefert eine langsam freigesetzte Form von natürlichem Zucker und soll sogar einen erholsamen Schlaf fördern. Ich habe auch gelesen, dass er Depressionen lindert. Und natürlich schmeckt er köstlich.

Aber darüber hinaus bestäuben Bienen – von denen einige Arten vom Aussterben bedroht sind – Nahrungspflanzen und sind für das empfindliche Gleichgewicht des Ökosystems der Erde von entscheidender Bedeutung. Die Bestäubung durch Insekten hat allein für die britischen Nutzpflanzen jedes Jahr einen Wert von 690 Millionen Pfund.

Es gibt so viele Gründe, Bienen zu halten, abgesehen von der stillen, intensiven Freude, sich um sie zu kümmern. Ich liebe es, Zeit mit meinen Bienen zu verbringen, mich um sie zu kümmern, sie zu beobachten, zu versorgen und ihren Honig zu sammeln: Es ist eine beruhigende Arbeit, ein Trost für unruhige Gemüter.

Bienenstöcke sind hochorganisierte Gemeinschaften, die von einer Bienenkönigin geleitet werden. Ein Glas Honig – ein Geschenk einer Königin an die Queen – schien also passend zu sein.

Inzwischen kennst du mich bestimmt gut genug, um zu wissen, dass ich immer schneller mit Menschen warm werde, die Hunde lieben und an Orte gehen, an denen diese willkommen sind.

Selbst wenn sie nicht ausdrücklich eingeladen war, nahm ich Ella als meine Begleitung zu gesellschaftlichen Veranstaltungen mit. In einem Jahr stahl sie sich auf der Weihnachtsfeier von *Harper's Bazaar* davon, um Unsinn zu machen, und ich entdeckte sie inmitten eines Kreises Feiernder, die ganz verrückt nach ihr waren. Sie liebte es, im Mittelpunkt zu stehen. Und in der nächsten Ausgabe des Magazins sah ich ein Bild der Redakteurin mit Ella, das die Aufmerksamkeit auf sich zog.

Ella wurde zum Medienstar – ein Hund, den jeder kennt. Die

Zeitschrift *Town & Country* wollte eine Kurzbiographie über sie veröffentlichen, mit Fotos. Bereitwillig machte sie mit. Sie war eine gesellige Hündin, und während ich schüchtern und zurückhaltend bin, liebte sie den Wirbel und das Rampenlicht.

Ich weiß, dass sie, wenn ich ihr die Möglichkeit gegeben hätte, auf jeder Party in London dabei gewesen wäre. Sie wurde Ehrenmitglied in jedem Club, den wir besuchten. Und Ella war auch der Grund, warum ich mich im 5 Hertford Street, einem privaten Club in Mayfair, in dem man Mitglied sein musste, wie zu Hause fühlte. Dort wurden Hundebesucher wie VIPs behandelt, weil der Besitzer Robin Birley selbst ein großer Tierliebhaber ist.

In dem historischen, versteckten Gebäude durften Hunde auf den Stühlen sitzen. Tatsächlich hatten sie, wenn sie einen Sessel beschlagnahmten, sogar Vorrang vor den menschlichen Gästen, die sie nicht verscheuchen durften.

Ella war dort bereits bei vielen Mitarbeitern beliebt, deshalb war es immer eine Freude, sie mitzunehmen und zuzuschauen, wie sie sich vor dem Kaminfeuer ausstreckte oder auf ihren Lieblingsstuhl sprang und sich vom Team verwöhnen ließ.

Oft kam ich von der Arbeit, zog mir eine Jacke an, machte mich ein bisschen schick und schlenderte dann mit Ella von der Old Church Street durch den Hyde Park nach Mayfair – ein schöner Spaziergang –, um mich mit Freunden auf ein paar Drinks zu treffen.

Damals versuchte ich, sparsam zu leben, und erlaubte mir nicht, dort auch zu essen. Also knabberte ich an den kostenlosen Brotstangen und Nüssen an der Bar und holte mir später auf dem Nachhauseweg, wenn ich noch Hunger hatte, im 24-Stunden-Supermarkt etwas Pasta und Pesto.

Aber Ella wurde im 5HS königlich behandelt. Das Küchenpersonal gab ihr Hähnchenbrustscheiben und Karotten, übergossen mit kräftiger Soße, die sie mit Genuss verputzte. Ich erinnere mich noch, dass ich dachte: »Ich wünschte, ich könnte auch etwas davon haben«, als ich über meine Schüssel Pasta nachdachte, die zu Hause auf mich wartete.

Bei einem meiner Besuche in dem Club im Winter 2013 traf ich die Schauspielerin und TV-Moderatorin Donna Air. Damals hatte ich keine Ahnung, wer sie war – viel später erfuhr ich dann, dass sie Charlie Charlton in der Kinderfernsehserie *Byker Grove* gespielt hatte. Wir fingen an, über Tiere zu plaudern, und sie liebte sie offensichtlich, sodass diese gemeinsame Leidenschaft uns zusammenbrachte. Wir unterhielten uns bis spät in die Nacht, tauschten Nummern aus und beschlossen, uns wieder zu treffen.

Aus unserer Freundschaft entwickelte sich eine Beziehung, die vier oder fünf Jahre dauerte. Ein paar Monate lang behielt ich es für mich und erzählte weder Freunden noch meiner Familie davon, aber aufgrund unserer engen Beziehung wussten sie, dass ich mich mit jemandem traf.

Wir hatten Spaß. Pippa war inzwischen aus der Old Church Street ausgezogen, und ich kochte Abendessen für Donna und versuchte, sie mit Gerichten zu beeindrucken, die ich selbst zubereitete, aber meistens vermasselte ich es. Ich erinnere mich noch, dass ich mal frischen Fisch vom Händler holte, der mich fragte, ob er den Fisch ausnehmen und entschuppen solle.

Da ich diesbezüglich wohl etwas zu selbstsicher war, sagte ich unbekümmert, dass ich das schon allein hinkriegen würde. Schließlich hatte ich schon viele Male im Lake District und in Schottland geangelt, den Fisch ausgenommen und am Lagerfeuer zubereitet.

Allerdings musste ich feststellen, dass es etwas ganz anderes ist, wenn man sowas zu Hause versucht. Als ich merkte, dass Pippa die meisten guten Kochutensilien mitgenommen hatte (um fair zu sein: Es waren ihre), vermasselte ich es komplett, weil ich mit einem stumpfen Messer den Fisch zerhackte und dabei jede Oberfläche in der Küche mit Schuppen übersäte.

Also ließ ich das mit dem Fisch sein und bestellte stattdessen ein sehr teures Curry zum Mitnehmen in einem nahe gelegenen indischen Restaurant. Allerdings scheiterte ich dann kläglich dabei, es als mein eigenes auszugeben.

Glücklicherweise lachte Donna, als sie die Aluschalen entdeckte, die ich hastig in den Küchenmüll gestopft hatte, und sie war mit einem Imbiss genauso zufrieden wie mit meiner Idee von hausgemachtem Gourmet-Essen.

Nach ein paar Monaten, als wir unsere Beziehung nicht mehr länger geheim halten konnten, kam sie übers Wochenende mit mir nach Bucklebury, und ich stellte sie meiner Familie vor. Meine Mutter freute sich, dass ich nun jemanden in meinem Leben hatte, aber obwohl sie Donna wirklich mochte, hatte sie Bedenken bezüglich unserer Beziehung.

Donna war acht Jahre älter als ich und hatte eine Tochter, Freya, die damals zehn Jahre alt war, von ihrem ehemaligen Partner Damian Aspinall. Mir gefiel jedoch die Tatsache, dass sie eine Familie hatte, in der sie verwurzelt war. Eigentlich empfand ich es sogar als stabilisierend. Aber meine Eltern warnten mich vor dem Altersunterschied.

Ihre Bedenken überzeugten mich allerdings sogar noch mehr, dass ich mit Donna zusammen sein wollte. In der Zwischenzeit stellten wir fest, dass wir viele gemeinsame Freunde hatten, und wir verbrachten die Wochenenden zusammen.

Aber Ella zeigte Anzeichen von Eifersucht und drängte sich zwischen uns, wenn wir zusammensaßen. Auch mit Donnas Lhasa Apso wurde sie nie wirklich warm, und das könnte bereits ein Zeichen dafür gewesen sein, dass wir nicht füreinander bestimmt waren.

War ich glücklich? Ich glaube, ich überzeugte mich davon, dass ich es war. Aber rückblickend betrachtet, muss ich sagen, dass ich allmählich die Kontrolle verlor. Die Bedenken meiner Mutter bezüglich meiner Beziehung machten mich nur noch entschlossener, diese weiterzuführen. Aber ich war unsicher. Hatte Angst, mich richtig zu binden, aber auch, es zu beenden. Das ewige Hin und Her trennte uns allmählich voneinander.

Das war auch die Anfangszeit meines neuen Unternehmens und die Arbeit wurde immer stressiger. Aus meiner Tortenfirma wurde Boomf. Die Idee kam mir, weil Kunden gefragt hatten, ob wir unsere Cupcakes auch per Post liefern könnten.

Die Vorstellung, dass ein Kuchen in einen Briefkasten geworfen wird und mit einem Platsch auf dem Boden landet, schien nicht durchführbar zu sein. Ich dachte, es wäre viel besser, ein essbares Produkt zu entwickeln, das man einfacher per Post verschicken könnte.

Also entwickelte ich eine Methode, um Fotos auf Marshmallows zu drucken, die mit Grußbotschaften versehen werden konnten.

Ich hatte mir überlegt: Welches Geräusch macht wohl ein Marshmallow, wenn er in einen Briefkasten fällt? Boomf schien dem am nächsten zu kommen. So war der Firmenname geboren. Ich hatte einen fantastischen Partner, das Geschäft wuchs schnell, und wir gewannen Auszeichnungen für die besten Weihnachts- und Valentinstagsgeschenke. Es war eine aufregende Zeit.

Mit Kuchen hatte ich angefangen, weil es sich wie ein natürlicher Übergang von allem anfühlte, was ich vom Familienunternehmen mitbekommen hatte, aber es war meine Liebe zum Erfinden von Dingen, die in diesem neuen Projekt ein kreatives Ventil fand. Ich entwickelte einen Drucker, bei dem ich verschiedene Maschinenteile zusammenbastelte, um die Fotos zu drucken.

Viele Wochen verbrachte ich in der Küche, um Marshmallows aus Gelatine, Zucker und Wasser herzustellen, mit Kornblume als Festigungsmittel. Die Temperatur musste genau stimmen, damit sie nicht zu klebrig wurden, und die Menge an Kornblumen war ausschlaggebend, damit sie nicht zu fest wurden.

Ella begleitete mich während des ganzen Versuchsprozesses. Oft war sie mit Maisstärke bestäubt, wenn ich in Eile war und eine Tüte fallen ließ. Sie war meine Begleiterin, als ich bis in die frühen Morgenstunden daran arbeitete, einen glatten Marshmallow zu perfektionieren, der sich ideal dazu eignete, dass man darauf Fotos, zum Beispiel von Instagram, druckte.

Die Marshmallows waren ein voller Erfolg. Die Kunden bestellten schneller, als ich sie produzieren konnte, also fand ich einen Hersteller, der Bögen daraus herstellen konnte, die dann in mundgerechte Quadrate geschnitten wurden, um anschließend bedruckt zu werden.

Innerhalb weniger Monate zogen wir in ein riesiges Lagerhaus, das bald vor lauter herumwuselnden Mitarbeitern platzte, die Tausende von Marshmallows verschickten. Zu Spitzenzeiten arbeiteten wir 24 Stunden am Tag.

Kurz vor Weihnachten wurden wir eingeladen, einen Stand im berühmten Luxuskaufhaus Selfridges zu beziehen. Es bildeten sich lange Schlangen von Kunden, die mit ihren Fotos darauf warteten, diese auf personalisierte Marshmallows drucken zu lassen.

Die Druckmaschine machte Überstunden, und manchmal ging etwas kaputt, sodass ich gerufen wurde, um das Problem zu beheben. Eines Nachts fuhr ich gerade von der Arbeit nach Hause und bekam den inzwischen schon bekannten Anruf, dass etwas nicht mehr funktionierte.

Um halb elf am Abend stand ich also in einer Warnjacke, mit einem Schlüsselband um den Hals und einer Stirnlampe bewaffnet, vor dem großen Kaufhaus, und war bereit, mich an die Arbeit zu machen.

Es gelang mir, Ella reinzuschmuggeln, und sie saß still unter der Theke, bis wir um vier Uhr morgens, nachdem wir den Fehler endlich behoben hatten, den Raum verließen und souverän am Wachmann vorbeisausten. »Das war eine lange Nacht. Wir sind jetzt dann mal weg«, verabschiedete ich mich, während er mich ansah und sich wohl fragte, was ein Mann und sein Spaniel die ganze Nacht in einem leeren Kaufhaus gemacht haben könnten.

Es gab aber auch Zeiten, in denen es nicht so glattlief. Nach einer besonders anstrengenden Nacht, in der ich den Drucker repariert hatte, packte ich gerade meine Sachen, um zu gehen, als ich aus Versehen einen Topf mit blauer Lebensmittelfarbe umstieß. Als er auf dem Boden aufschlug, hörte ich das unheilvolle *Gluck, Gluck, Gluck* des Inhalts, der sich über den makellosen Fliesenboden des vornehmen Einkaufsladens ergoss.

Cyan Lebensmittelfarbe lässt sich besonders schwer entfernen, und ich sah hilflos dabei zu, wie sie sich auf dem Boden und unter den Theken ansammelte.

Ich eilte zu den WCs, um mir alle verfügbaren Klopapierrollen zu schnappen und die anrückende blaue Flut aufzuhalten. Dabei hörte ich ein leises Piepen aus einem der oberen Stockwerke, das ich als Geräusch einer Aufsitz-Scheuersaugmaschine erkannte.

Das wäre meine Rettung! Alle Spuren der Farbe würden durch den Reiniger beseitigt werden und niemand würde jemals etwas davon erfahren. Ich folgte dem Piepen und fand die Quelle. Nachdem ich dem Maschinenbediener erklärt hatte, dass es unten eine Farbkatastrophe gegeben hatte, stimmte er freundlicherweise zu, mir beim Saubermachen zu helfen. Er führte mich zum Schrank des Hausmeisters, in dem sich ein Sortiment an Mopps und Eimern befand.

Danach verschaffte er sich einen Eindruck von dem Schaden. Er beschloss, mehrmals darüberzufahren, um alles aufzusaugen. Aber das machte es nur noch schlimmer. Der Fleck breitete sich immer mehr aus und hinterließ überall eine blaue Tönung, und je häufiger er darüber fuhr, umso schlimmer schien es zu werden.

Das Meer aus Farbe breitete sich immer weiter aus, und ich stellte mir vor, dass Selfridges in ein paar Stunden öffnen würde und die Mitarbeiter kommen und die gesamte Etage in einen Blauton getaucht vorfinden würden.

Wir gaben also die Idee auf, die Maschine zu benutzen, und nachdem wir sie so gründlich wie möglich gesäubert hatten, stellten wir sie wieder in den Schrank zurück und schworen, das Ganze für uns zu behalten.

Dann machte ich mich an die Arbeit, den Boden zu wischen und zu schrubben. Riesige Kaufhäuser sind nachts unheimliche Orte – die hallende Leere steht im starken Kontrast zur Hektik des Tages – und ich gab beim Schrubben in Anzug und Krawatte bestimmt eine seltsame Figur ab, die durch die leuchtend gelbe Warnjacke sogar noch auffälliger war.

Ein goldener Morgen brach über der Oxford Street an, und als die ersten Mitarbeiter zur Arbeit kamen, trat ich blinzelnd ins Tageslicht. Die Leute starrten mich etwas ungläubig an – was war das für eine seltsame Gestalt, mit Augenringen und blau gefärbten Händen, die aus dem Geschäft kam, als sie reingingen?

In der Zwischenzeit hatte Ella eine angenehme Nacht im Auto verbracht und hatte regelmäßig Besuch von mir bekommen – für Pinkelpausen und kleine Spaziergänge. Als der neue Tag begann, fuhren wir zurück ins Büro.

Damals erkannte ich es nicht, aber in dieser Zeit, in der die Arbeit anstrengend war und ich oft gerufen wurde, um kaputte

Maschinen zu reparieren, verschlechterte sich bereits meine psychische Gesundheit.

Es steckt keine Logik oder ein Grund dahinter, warum es passierte, aber obwohl das Geschäft florierte, begann ich das Vertrauen in mich selbst zu verlieren. Ich versuchte, es zu verbergen, und nahm viele körperliche Herausforderungen an, um mich abzulenken. Pippa und ich radelten durch Amerika, ich lief Marathons. Ich bildete mir ein, ich könnte die negativen Gedanken durch einen Endorphinrausch beim Trainieren vertreiben.

Drei Freunde luden mich zum Burning Man Festival ein (es wird so genannt, weil am Ende eine große hölzerne Nachbildung eines Menschen verbrannt wird), einer Veranstaltung, die Kunst und Selbstausdruck in der Wüste von Nevada feiert.

Ich war noch nie zuvor auf einem Festival gewesen, obwohl ich oft den entfernten Lärm einer Rockband gehört hatte, der aus Reading über die Felder nach Bucklebury wehte, und ich fragte mich, ob ich wohl cool genug dafür sein würde, aber das Wort »Kunst« in der Beschreibung beruhigte mich, und je mehr ich darüber las, desto aufgeregter wurde ich, dorthin zu gehen.

Besucher des Festivals nehmen kein Geld mit und alles wird getauscht, also kam mir die Idee, Erdnussbutter und Gelee-Sandwiches gegen andere notwendige Dinge anzubieten.

Wir reservierten ein Wohnmobil in Los Angeles – jeder Wohnwagen, der näher am Standort war, war bereits vergeben – und ein Freund und ich (nur zwei von uns vieren hatten die nötigen Papiere) wechselten uns ab, um dieses busgroße Ungetüm die 600 Meilen zum Veranstaltungsort, in die Wüste von Nevada zu fahren, die bei Regen zum »Wattenmeer« wurde.

Unterwegs kauften wir 30 Brote und etwa ein Dutzend Gläser Gelee und Erdnussbutter, und als wir dann beim Festival ankamen, machten wir uns an die Arbeit, die Sandwiches zu machen und einzufrieren. Glücklicherweise hatte der Wohnwagen eine gut ausgestattete Küche mit allen Geräten, die wir brauchten.

Die Sandwiches erwiesen sich als großer Erfolg, wir tauschten sie gegen Getränke und alle waren bester Laune.

Normalerweise war ich morgens immer der Erste, der aufwachte und mit dem Fahrrad losfuhr – das Gelände war so riesig, dass wir alle mit dem Fahrrad fuhren –, ich hinterließ einen Zettel an der Tür, in dem ich meinen Freunden versicherte, dass ich bald zurück sein würde, aber unterwegs ließ ich mich immer von einem Gespräch oder einem Abenteuer ablenken und kam erst Stunden später zurück.

Ich schlenderte in Zelten herum und unterhielt mich mit den Bewohnern – jungen Eltern, Kindern, älteren Paaren; es gab keinen klassischen »Typ« – und schaute mir Aufführungen an.

Ich ließ mich von der entspannten Atmosphäre des Ortes mitreißen und genoss die Freiheit. Kein Mobilfunkempfang. Keine Paparazzi, die Donna und mich verfolgten. Es war eine wunderbare Flucht, und ich verbrachte Stunden damit, auf dem Dach des Wohnmobils zu sitzen, in die Weite der Wüste zu blicken, Tee zu trinken und über das Leben nachzudenken.

Ich erkannte bereits, dass irgendetwas mit mir nicht stimmte, wusste jedoch nicht, was es war. Aber was ich wusste, war, dass mich diese Auszeit dazu gebracht hatte, darüber nachzudenken, was mir in meinem Leben am wichtigsten ist. Ich kehrte mit der Mission zurück, mich darauf zu konzentrieren, aber als ich wieder mit der Arbeit und mit Beziehungen konfrontiert wurde, wurde das Ziel hintangestellt.

Die Atempause in der Wüste war nur von kurzer Dauer. Selbst wenn ich von Leuten umgeben war, fühlte ich mich allein. Und ich wurde von einer schrecklichen Trägheit ergriffen. Ich wollte keine Einladungen annehmen, weil ich befürchtete, dass mir alles über den Kopf wachsen würde und ich im letzten Moment absagen müsste. Es gab keinen vernünftigen Grund, warum ich zu nichts zustimmen konnte – nicht mal einem Mittagessen mit meiner Familie oder einem Ausflug mit meinen Schwestern –, aber ich weigerte mich, mich auf jemanden einzulassen.

Das Geschäft wuchs weiter, aber es fiel mir schwer, es spannend zu finden. Und obwohl ich Donna sehr mochte, sagte ich immer wieder Verabredungen ab. Es gab keine logische Erklärung dafür. Aber ich isolierte mich immer mehr, und Donna war verständlicherweise verärgert, dass ich mich nicht auf eine richtige Beziehung mit ihr einlassen konnte.

Depressionen – heute weiß ich, dass dies der Grund für meine Trägheit war – machten mich kaputt. Ständig war ich erschöpft, und ich steckte die wenigen Energiereserven, die ich hatte, in die Arbeit.

Wenn Freunde anriefen, um mich einzuladen, erfand ich Ausreden. Ihre Beharrlichkeit machte mich noch unnachgiebiger, ich würde dann einfach nur sagen, dass ich nicht kommen konnte.

Mit dem Training machte ich weiter, ging ins Fitnessstudio. Mich fit zu halten, war ein Muss, aber es machte mir keinen Spaß mehr. Ich ging mit den Hunden spazieren, hatte aber keine Freude mehr wie früher an den wechselnden Jahreszeiten, an der Schönheit der Natur, die mich umgab.

Dann begannen die Schlafprobleme. Ich versuchte, das in den Griff zu bekommen, indem ich mich auch weiterhin körperlich anstrengte, Marathons lief, Fahrrad fuhr und Ausdauerläufe machte. Nichts half. Ich wollte niemanden sehen, weil ich mich so träge fühlte. Die Farbe war aus meinem Leben gewichen. Alles war schwarz oder weiß, und ich hatte keine Ahnung, was eigentlich los war.

Ich zog mich in mein Schneckenhaus zurück, ging nicht mehr ans Telefon, beantwortete keine E-Mails und reagierte nie, wenn jemand an die Tür klopfte.

Die mangelnde Kommunikation, selbst mit denen, die mir am nächsten standen, führte verständlicherweise zu Problemen mit meiner Familie und meinen Freunden, bei der Arbeit und mit Donna. Und je mehr sie sich bemühten, an mich ranzukommen, desto vehementer stieß ich sie weg.

Ein neuer CEO übernahm das Unternehmen, was mich etwas entlastete, aber ich verlor dennoch die Kontrolle über mich und alles um mich herum.

Catherine und Pippa machten sich immer mehr Sorgen. Sie luden mich zu sich ein – wir hatten alles schon geplant –, aber im letzten Moment sagte ich ab. Und weil ich ihnen keinen überzeugenden Grund dafür nennen konnte, waren sie beunruhigt.

Sie erzählten Mum von ihren Sorgen, die mich daraufhin anrief und fragte: »Warum bist du nicht hingegangen?«, und ich reagierte gereizt, weil sie mein Verhalten in Frage stellte. Meine einzige Erklärung war, dass ich es einfach nicht tun konnte.

Bei den seltenen Gelegenheiten, bei denen ich jemanden traf, war ich unruhig. Ella würde ich natürlich mitnehmen. Aber nach circa 40 Minuten würde ich ein unangenehmes Gefühl bekommen. Ich musste nirgendwo anders sein, aber ich verspürte diesen schrecklichen Drang zu gehen. Es war ein ständiges Gefühl der Angst und Unsicherheit, ähnlich dem Panikgefühl, das man verspürt, wenn man kurz davorsteht, einen Flieger zu verpassen. Also machte ich mich aus dem Staub und fragte Ella: »Wo gehen wir jetzt hin? Was war das eben eigentlich?«

Selbst wenn ich im Kino saß, würde ich mitten im Film rausgehen, angsterfüllt und mit dem dringenden Bedürfnis, verschwinden zu müssen. Aber das Problem war, dass ich gar nicht wusste, wo ich sein wollte. Es gab keine Atempause von dieser schrecklichen Unruhe.

Sport war mein einziger Trost. Ich konnte laufen gehen, mich anstrengen; eine kurze Pause von dem schrecklichen Gefühl bekommen, von der Leere in meinem Inneren. Aber ich befand mich in einer Abwärtsspirale.

Ich verlor an Gewicht, konnte nicht mehr essen. Ella allein gab meinem Leben Struktur und Form.

Sie hatte einen weiteren Wurf Welpen bekommen und ich hatte zwei davon behalten – Inka und Luna. Die täglichen Rituale, sie zu füttern und mit ihnen spazieren zu gehen, gaben meinem Leben einen Sinn, selbst als es auseinanderfiel.

Aber die Tortur war die Kluft zwischen dem äußeren Schein und der Wirklichkeit. Alles in meinem Leben sah perfekt aus – ein florierendes Geschäft, eine schöne Freundin, eine liebevolle Familie –, aber in meinem Kopf herrschte ein Chaos, und ich hatte absolut keine Ahnung, warum das so war.

Kapitel sechs

Mein Weg in den Abgrund

Der Tod eines Hundes unterscheidet sich grundlegend von dem eines Menschen. Wenn ein geliebter Mensch im Sterben liegt, dann kannst du deine Liebe für ihn ausdrücken, und er kann sie erwidern. Wenn noch Zeit bleibt, könnt ihr zusammen über das gemeinsame Glück und die gesammelten Erinnerungen nachdenken. Solche Gespräche können ein Trost sein.

Aber der Tod eines Hundes zerreißt einem auf andere Weise das Herz. Es gibt keinen Dialog, nur die dumpfe Last einer Trauer, die niemals in Worte gefasst werden kann. Die Lebensdauer eines Hundes ist kurz. Es fühlt sich immer so an, als ob ein Hund zu früh sterben würde.

Tilly war eine alte Golden-Retriever-Hündin, die fast 17 Jahre lebte. Trotz ihrer Medikamente hatte sie Probleme beim Laufen. Aber sie wedelte immer mit dem Schwanz, hatte einen wachsamen Blick, und sie hatte immer noch Appetit – ein gutes Zeichen.

Mark hatte uns bereits vorgewarnt, dass ihre Hinterbeine irgendwann nachgeben oder ihre lebenswichtigen Organe versagen würden. »Seid darauf vorbereitet und dann ruft ihr mich an.«

Aber natürlich ist man nie auf so etwas vorbereitet. Wenn ein Wolf in der Wildnis krank oder verletzt ist, sondert er sich vom

Rudel ab, geht allein weg und schläft unter einem Baum ein. Er entscheidet sich für einen einsamen Tod, um den Rest des Rudels nicht in Gefahr zu bringen, indem er sie anfällig für andere Raubtiere macht.

Hunde teilen 99 Prozent ihrer DNA mit Wölfen, und es tröstete mich ein bisschen, dass Tilly gewusst hätte, wann ihre Zeit gekommen war, wenn sie allein in der Wildnis gewesen wäre. Es war tröstend, dass sie, wenn sie eingeschläfert werden musste, nicht die Qualen erleiden würde wie Menschen. Wir wären es – ihre Familie –, die trauern würden.

Da sich Tilly dem Ende näherte – und um eine nahende Lücke zu schließen –, beschloss ich im Herbst 2016, mit Inka zu züchten. Ich hatte einen passenden Partner gefunden, und wir dachten, sie sei schwanger. Aber sie nahm nicht zu, also machten wir uns wieder auf den Weg zu Mark, wo eine Ultraschalluntersuchung ergab, dass die Paarung erfolglos gewesen war. So etwas kann passieren. Also beschloss ich, es später noch mal zu versuchen.

Dann verschwand Inka eines Abends. Ich suchte sie an all ihren Lieblingsplätzen, konnte sie jedoch nicht finden. Aber als ich verwirrt und besorgt zum Haus zurückging, stand sie an der Tür – mit einem Welpen, den sie vorsichtig im Maul hielt.

Sie war also doch schwanger gewesen und dieser winzige Welpe, der in ihrem Bauch versteckt gewesen war, hatte es geschafft, trotz Ultraschalluntersuchung unentdeckt zu bleiben. Es gab keine Anzeichen dafür, dass sie noch weitere Welpen zur Welt gebracht hatte. Ich fühlte mich schuldig und etwas panisch. Wie konnte es sein, dass ich es nicht mitbekommen hatte?

Ich fand einen alten Koffer und machte mich an die Arbeit, eine Wurfkiste zu bauen, die ich mit Streu für Inka und ihren Welpen füllte.

Wir gingen zu Mark, um Inka untersuchen zu lassen, und weil sie keine Milch produzierte, gab er ihr eine Spritze, um die Milchproduktion anzuregen.

Inkas Welpe war so winzig, dass ein Name mit Verkleinerungsform angemessen zu sein schien, also nannte ich die kleine Hündin Mini. Da ich beim Füttern helfen musste, stellte ich meinen Wecker so, dass er mich nachts alle drei Stunden weckte. Dann fütterte ich sie mit einer Pipette mit aufgewärmter Welpennahrung. Dieses verletzliche kleine Wesen passte in meine Handfläche, und ich wollte unbedingt, dass Mini überlebte.

Die nächsten vier Wochen teilten Inka und ich uns das Füttern und dann gewöhnten wir Mini an feste Nahrung. Sie war immer noch klein, aber schien gesund zu sein. Sie schlief eingekuschelt in dem Koffer, was praktisch war, denn so konnte ich sie überallhin mitnehmen. Der Koffer war die perfekte tragbare Wurfkiste.

Mini entwickelte sich auch weiterhin gut, also begann ich, darüber nachzudenken, ein neues Zuhause für sie zu finden. Ich hatte wunderbare Freunde in Schweden, die sehr daran interessiert waren, einen Welpen aus Ellas Linie zu bekommen, und ich erzählte ihnen von ihrer kleinen Enkelin.

Sie kamen, um Mini kennenzulernen, und sagten, wie sehr sie sich freuen würden, sie zu nehmen. Ich arrangierte alles bezüglich der Impfungen und ihres Passes, und in sechs Monaten wäre sie bereit, um zu ihrem neuen Zuhause zu reisen.

Aber sie nahm einfach nicht zu, und als sie vier Monate alt war, wusste ich, dass etwas nicht stimmte. Untersuchungen beim Tierarzt ergaben, dass ihr Herz nicht so schnell wuchs wie der Rest des Körpers. Mark sagte, dass sie es nur unter Schwierigkeiten bis zum Erwachsenenalter schaffen würde und es das Beste wäre, sie einschläfern zu lassen.

Mini war fünf Monate alt. Inka und ich hatten sie großgezogen und sie hatte sich auch schon gut mit Ella angefreundet. Ihr Charakter begann sich gerade zu entwickeln. Es war niederschmetternd, sie zu halten, als ihr kleines Herz aufhörte zu schlagen.

Inka war niedergeschlagen, und ich bin mir sicher, dass sie auch um ihren toten Welpen trauerte. Ihr Mutterinstinkt hatte sie nie verlassen. Immer wenn ich Mini gefüttert hatte, sprang Inka auf das Sofa neben mir, legte ihren Kopf in meinen Schoß, leckte meine Hand und ihren Welpen.

Diese sanfte, fürsorgliche Art hat sie bis zum heutigen Tag. Sie kann ein Küken dermaßen vorsichtig im Maul tragen, dass es weder zusammenzuckt noch Angst verspürt.

Ich begrub ihren Welpen im Garten in der Nähe der Stelle, an der ich drei Monate später auch unsere geliebte Tilly begraben würde.

Wir alle wussten, dass sich Tillys Gesundheitszustand verschlechterte, aber wie es der Zufall im Leben oft so will, keimte bald schon neue Hoffnung auf. Ich fuhr mit Ella aus Schottland zurück, als mein Telefon pingte. Ich hielt an einer Haltebucht, um nachzuschauen, ob es dringend war, und hörte eine Nachricht ab.

»Hi, James, du erinnerst dich wahrscheinlich nicht mehr an mich. Hier ist Jude. Ich habe gerade mit deiner Mutter gesprochen und wollte dir nur erzählen, dass Tillys Ururenkelin gerade elf Welpen bekommen hat. Ich musste diese frohe Botschaft einfach mit dir teilen!«

Dann kamen ein paar süße Welpenfotos.

Ich rief meine Mutter an. »Hast du mit Jude geredet?«

»Ja, ich wollte dir das auch noch erzählen.«

»Lass uns reden, wenn ich nach Hause komme.«

Während des ganzen Rückwegs hatte ich nur einen Gedanken im Kopf: Könnte ich es mir erlauben, mir noch einen fünften Hund anzuschaffen? Wäre das eine gute Idee? Als ich Bucklebury erreichte, hatte ich mich selbst davon überzeugt, dass es das definitiv war.

Mum war nicht so begeistert, wenn es zu viel Engagement von ihr verlangen würde, aber ich nahm die Sache in die Hand und rief am nächsten Tag Jude an.

»Wenn die Möglichkeit besteht, ein Weibchen zu bekommen, dann würde ich gerne mal vorbeikommen und die Welpen kennenlernen.«

Jude meinte, dass sie sich freuen würde, und wir vereinbarten, mit meinem Besuch noch zu warten, da die Welpen damals erst ein paar Tage alt waren. In der Zwischenzeit wurde Tilly langsamer und älter.

Ein paar Wochen später fuhr ich nach Southampton, um die Welpen zu sehen. In eine Hündin verliebte ich mich ganz besonders – ich kann nicht sagen, woran es lag – und Jude, die jeden einzeln identifizieren konnte, versprach, sie für mich zurückzubehalten.

Als ich wieder zu Hause war, sagte ich zu meiner Mutter: »Ich habe mich entschieden, ich hole mir definitiv einen Welpen.« Sie seufzte schwer. Aber da sie wusste, wie sehr ich Ella und meine anderen Hunde liebte – und sie mich –, war ihr auch klar, dass es keinen Sinn machte, es mir ausreden zu wollen.

Da ich wusste, dass Tilly nicht mehr lange zu leben hatte, wollte ich sie nicht allein lassen. Also beschloss ich, für die Zeit, die ihr noch blieb, in Bucklebury zu bleiben. Ich setzte mich zu ihr, streichelte ihr altes Köpfchen und erzählte ihr, dass ich eine ihrer Ururenkelinnen ausgewählt hatte, um bei mir zu leben.

Mir gefällt der Gedanke, dass sie wusste, dass ein neuer Golden Retriever kommen würde – einer aus ihrem Stammbaum – und dass sie den Welpen (den ich später Mabel nannte) an mir riechen konnte. Und da sie das wusste – so sagte ich mir –, würde Tilly zufrieden von uns gehen können, wenn ihre Zeit gekommen war.

Inzwischen reagierte sie weniger und wollte den ganzen Tag nur noch schlafen, also beschloss ich in dieser Nacht, unten auf dem Sofa neben ihrem Hundebett zu schlafen. Ich wachte früh auf, war angespannt, mir war unwohl zumute. Ich schaute zu Tilly, die neben mir lag. Wieder streichelte ich ihren Kopf, lauschte auf einen Atemzug oder ein Seufzen. Aber sie wachte nicht wieder auf.

Meine Eltern wollten gerade aufstehen, als ich ihr Schlafzimmer betrat. Ich konnte meine Trauer kaum in Worte fassen. »Tilly ist gestorben«, sagte ich unter Tränen.

Meine Eltern kamen nach unten, wir redeten darüber, wo und wie wir sie begraben würden, die geliebte Begleiterin meiner Kindheit. Unser lieber Familienhund – treu, sanft, zuverlässig.

Es gab eine Ecke im Garten, die Tilly sehr gemocht hatte. Es war der Platz, an dem sie sich immer aufgehalten hatte, weil sie von dort die Tür des Hauses und unser Kommen und Gehen sehen konnte, manchmal hatte sie stundenlang dort gesessen. Es war auch in der Nähe des Tennisplatzes, wo sie immer gerne Bälle holte, wenn wir spielten. Deshalb dachten wir, es wäre ein schöner Platz für ihr Grab.

Ich fing an zu graben, aber als mein Spaten den Boden berührte, überwältigten mich wieder die Gefühle. Alles brach zusammen: meine Trauer über den Verlust von Tilly und die Erkenntnis – die ich jetzt nicht mehr ignorieren kann –, dass, so perfekt mein Leben nach außen hin auch zu sein schien, in Wirklichkeit nichts in Ordnung war.

Sosehr ich es auch zu verdrängen versuchte – als ich ihr Grab aushob, hatte ich das Gefühl, als würde ich mich selbst in einem immer tieferen Loch begraben. Ich fragte mich: War all diese

Trauer wegen Tilly? Natürlich war ich verzweifelt, sie zu verlieren. Aber da gab es auch noch eine andere Traurigkeit, die ich nicht ausmachen konnte.

Generell bin ich schlecht auf das Ausmaß des Verlustes vorbereitet, auf die schiere Leere meiner Trauer.

Nichts bereitet mir mehr Freude.

Es ist das erste Mal, dass ich anerkenne, dass etwas mit mir nicht stimmt und dass möglicherweise Tillys Tod der Auslöser dafür ist.

Der letzte Abschied ist das Schwierigste. Als ich ihr ein letztes Mal über die seidenweichen Ohren streichle, bevor die kalte Erde sie bedeckt, laufen mir die Tränen über das Gesicht.

Wenn ich jetzt zurückblicke, denke ich, dass der Tod von Mini und danach von Tilly meiner ohnehin schon angeschlagenen psychischen Gesundheit den Rest gaben. Aber damals weiß ich noch nicht, was mit mir los ist.

Obwohl ich mir selbst gegenüber eingestehe, dass nicht alles in Ordnung ist, will ich es keinem anderen sagen. Besorgte Freunde fragen mich: »Alles okay bei dir?« Und ich versichere ihnen, dass es mir gut geht.

Dann beginnt mein ohnehin schon schlechter Schlaf, noch schlimmer zu werden. Die ganze Zeit schießen mir Gedanken durch den Kopf und ich kann sie nicht verarbeiten. Es gibt keine Atempause. Um zwei, drei, vier Uhr morgens. Ich bin hellwach und doch erschöpft und versuche, die Unruhe in meinem Kopf zu beruhigen.

Im Internet suche ich nach Rat. Aufschreiben, zu Papier bringen – das sollte helfen, zumindest sind die meisten dieser Meinung. Also versuche ich es. Und wenn ich das unzusammenhängende Durcheinander meiner Gedanken noch einmal lese, kommen sie mir noch unverständlicher und seltsamer vor.

Meine Beziehung zu Donna leidet ebenfalls darunter, und für eine Weile trennen wir uns.

Über Depression habe ich gelesen, aber ich gestehe mir nicht ein, dass ich selbst so etwas haben könnte. Warum könnte ich denn Depressionen haben? Der Gedanke, dass ich psychisch krank bin, kommt mir nicht mal in den Sinn.

Aber es ist, als würde ich durch einen Sumpf laufen: Je mehr ich versuche, mich zu befreien, desto tiefer werde ich in den Morast hineingezogen.

Ich kann nicht mehr denken. Habe keine Lust mehr zu denken. Ich weiß nicht, was mich glücklich macht. Meine Hunde, besonders Ella, sind mein einziger Trost.

In der Zwischenzeit ist unser neuer Golden-Retriever-Welpe Mabel bei uns eingezogen und meine Mutter liebt sie. Sie bringt neues Leben in unser Haus und wir beschließen, dass wir uns die Verantwortung für sie teilen werden. Mum freut sich über ihre neue Begleiterin, und wir hoffen, dass aus ihr ein Familienhund wird. Ich kümmere mich ebenfalls um sie.

Meine Eltern machen sich Sorgen um mich. Sie schicken mir viele flehende Textnachrichten mit der Frage: »Was ist los? Wenn du nichts sagst, können wir dir auch nicht helfen.«

Sie sagen mir, dass sie nicht wissen, was sie tun sollen, dass sie ratlos sind, wenn ich nicht mit ihnen rede und ihnen erkläre, warum ich mich von der Familie und von meinen Freunden zurückgezogen habe. Ich spüre ihre Frustration, ihre Verzweiflung. Aber Tatsache ist, dass ich selbst auch nicht erklären kann, was mit mir los ist.

Meine Eltern denken, dass ich wahrscheinlich immer noch um Tilly trauere. Tatsächlich ist es wohl eine Mischung aus mehreren Dingen, die in meinem Kopf zu einer ohrenbetäubenden Kakophonie dissonanter Klänge werden, die die Abwärtsspirale in Gang setzt.

In den letzten Monaten des Jahres 2017 endet meine Beziehung zu Donna. Wir sind seit fast fünf Jahren zusammen, mit Unterbrechungen, und wie der Rest meiner engen Freunde und meiner Familie versteht auch sie nicht, warum ich so distanziert und verschlossen geworden bin. Weil sie mich dazu ermutigt, stimme ich schließlich zu, mit ihr eine Reise nach Schweden zu unternehmen, die darüber entscheiden soll, ob wir zusammen bleiben oder nicht.

Unsere Beziehung ist ein Opfer der katastrophalen Verschlechterung meiner psychischen Gesundheit, das ist mir inzwischen klar. Allerdings glaube ich auch, dass sich Ella in ihren Gefühlen ihr gegenüber bestätigt fühlt. Ihre Zurückhaltung hält an und sie spürt – so liebenswert Donna auch ist –, dass wir nicht perfekt zusammenpassen.

Donnas Lhasa Apso, Molly, hätte wohl auch zu diesem Schluss kommen können. Die Beziehung zwischen unseren Hunden bleibt angespannt, sie tolerieren sich lediglich. Ella, die normalerweise voller Begeisterung in jedes neue Haus stürmt, bleibt immer zögernd vor Donnas Haustür stehen. Molly ist wiederum sehr besitzergreifend. Wenn Ella sich zu nahe an ihr Hundebett wagt, knurrt Molly sie an. Sie sind nie Freunde geworden.

Donna ist freundlich und verständnisvoll, aber wenn wir zusammen unterwegs sind, bin ich innerlich aufgewühlt. Ich bin gerade auch nicht in der Verfassung, eine lebensverändernde Entscheidung zu treffen, und wir kommen schließlich zu dem Entschluss, dass wir getrennte Wege gehen werden. Als wir nach England zurückkehren, verabschieden wir uns voneinander, auch wenn wir es bedauern. Wir beschließen, Freunde zu bleiben.

Zu Hause kann ich diesen schrecklichen Lärm in meinem Kopf nicht ausschalten. Ich habe das Gefühl, auf einer immerwährenden wilden Fahrt zu sein und nicht aussteigen zu können.

Ich bin wütend. Auf jeden und alles. Die Unruhe versetzt mich in einen ständigen Zustand der Aufregung und Angst. Die Schlaflosigkeit ist schwindelerregend. Es fühlt sich an, als würden zehn verschiedene Radiosender in meinem Kopf um Sendezeit konkurrieren, der Lärm ist unaufhörlich und erschöpfend.

Tagsüber raffe ich mich auf und schleppe mich zur Arbeit, dann starre ich mit glasigen Augen auf den Computerbildschirm und wünsche mir, dass die Stunden schnell vergehen, damit ich wieder nach Hause fahren kann.

Ich schaffe es nicht mal, auf die einfachste Nachricht zu antworten, deshalb öffne ich meine E-Mails erst gar nicht. Ich kann nicht mal mit denen reden, die ich am meisten liebe – meiner Familie und meinen engen Freunden.

Ihre besorgten Nachrichten werden von Tag zu Tag hartnäckiger, aber ich schaffe es nicht, die Energie aufzubringen, sie zu lesen. Ich weiß, wie sehr mich meine Eltern und Schwestern lieben und dass sie mir unbedingt helfen wollen. Aber ihre Nachrichten bleiben unbeantwortet, während ich in einem Sumpf der Verzweiflung versinke.

Ich glaube einfach nicht daran, dass mich jemand erreichen kann, so steil ist die Abwärtsspirale.

Besorgte Freunde klopfen an meine Tür, und ich spähe raus, schrecke zurück, reagiere nicht darauf.

Ich weiß, dass mein Verhalten für meine Eltern herausfordernd ist. Sie wissen nicht, was mit mir los ist. Sie können die Tiefe und Trostlosigkeit davon nicht begreifen. Sie fragen sich, warum ich mich nicht zusammenreißen und einfach damit aufhören kann.

Ich bin Catherine und William dankbar, deren Arbeit auf dem Gebiet der psychischen Gesundheit ihnen wertvolles Wissen und Verständnis gegeben hat. Meine Eltern verlassen sich diesbezüglich auf sie, und Pippa versucht, die undurchdringliche Mauer meines Schweigens zu durchbrechen.

Manchmal schaffen sie es. Meine Schwestern überreden mich hin und wieder, dass ich die Wohnung verlasse. Dann besuche ich sie, um ein bisschen Abwechslung zu haben, und für einen Moment fühle ich mich besser. Aber die Erleichterung ist nur von kurzer Dauer. Irgendwie machen diese kurzen Momente des Glücks die Tiefs noch erdrückender.

Alle Farben und Emotionen sind aus meinem Leben gewichen. Alles ist grau: monochron und monoton. Ich schreibe viel – Briefe an Ella, in denen ich ihr von dem Chaos in meinem Kopf berichte. Ich fühle mich irgendwie schuldig, weil ich weiß, wie reich gesegnet und privilegiert ich bin, dennoch kann ich diese schreckliche, kräftezehrende Trostlosigkeit nicht abschütteln. Aber ich weiß auch, dass kein Geld der Welt etwas daran ändern kann.

Es ist schwierig, den mentalen Zustand zu beschreiben. Es ist nicht nur Traurigkeit. Es ist eine Krankheit, ein Krebsgeschwür des Geistes. Es ist kein Gefühl, sondern die Abwesenheit von Gefühlen. Man existiert ohne Sinn oder Ziel.

Ich kann weder Vergnügen noch Aufregung empfinden, nichts begeistert mich oder gibt mir ein Gefühl der Vorfreude.

Nur herzzerreißende Angst – ein Gefühl, als würde mir jemand ins Gesicht schreien – treibt mich morgens aus dem Bett.

Ich fühle mich auch missverstanden, wie ein Totalversager. Selbst meinem schlimmsten Feind würde ich dieses Gefühl der Wertlosigkeit und Verzweiflung, der Isolation und Einsamkeit nicht wünschen. Ich glaube, ich werde noch verrückt.

Ein Jahr vergeht – das ganze Jahr 2017 – in diesem Nebel aus Angst und Trägheit. Ich funktioniere kaum noch, höre auf, mit meinen Freunden zu reden, lebe und arbeite wie auf Autopilot, schaffe aber überhaupt nichts. Ich stehe kurz davor, meine Firma zu schließen. Und mein Herz hämmert, als würde es aus meiner Brust springen wollen.

Meine Familienmitglieder, die alle sehr besorgt sind, können die Barriere meines Schweigens nicht durchbrechen.

Nachts gehe ich ins Bett, schließe die Augen und versuche, die Gedanken zu unterdrücken, die mich bedrängen, aber sie stürzen herbei und verscheuchen den Schlaf. Mein Kopf befindet sich in ständigem Aufruhr.

Die einzige Atempause, die ich von diesem Lärm in meinem Kopf habe, ist, wenn ich Auto fahre. Ich habe eine alte CD mit Stephen Fry, der *Harry Potter* vorliest. Es versetzt mich in alte Zeiten zurück, erinnert mich an meine Kindheit im Internat und ist eine kleine Quelle des Trostes.

Auch weiterhin schreibe ich meine Gedanken auf, als ob ich sie dadurch aus meinem Kopf vertreiben könnte. Das Schreiben wird zur Obsession. Ich trage eine Tasche mit meinem Laptop und einer roten Mappe voller Zettel mit mir herum, die ich gesammelt habe. All meine Notizen. Schreiben ist wie ein nervöser Tick, ich kann nicht damit aufhören.

Wenn ich es mal schaffe, zu beruflichen Besprechungen zu kommen, bin ich zwar körperlich anwesend, aber geistig abwesend. Oft verlasse ich den Raum – ohne Vorankündigung oder Vorwarnung – und fühle mich gezwungen aufzuschreiben, was ich gerade denke. Meine Gedanken wandern ständig. Ich beginne zu überlegen, wie ich meinem Leben ein Ende setzen kann. Vor einen Zug zu springen, könnte die schnellste Lösung sein. Oder in einen abgelegenen Wald verschwinden und mir die Pulsadern aufschneiden.

Diese Selbstmordgedanken beherrschen mich. In einem Raum voller Leute, die sich unterhalten, wandern meine Gedanken zu diesen Möglichkeiten, bis mich jemand ansieht und fragt: »James, geht's dir gut?«, woraufhin ich mich entschuldige und sage: »Ich muss jetzt gehen.«

Dann ertappe ich mich dabei, wie ich ziellos umherlaufe, ohne zu wissen, warum ich überhaupt gegangen bin oder wohin ich gehe. Alles, was ich weiß, ist, dass ich den Raum einfach verlassen musste.

Es passiert immer häufiger. Es kann überall passieren. Bei einer Geburtstagsfeier oder einer Vorstandssitzung von Boomf. Es gibt keinen Ort, wo ich dem Lärm in meinem Kopf entkommen kann.

Laufen hilft mir immer noch, und an manchen Wochenenden mache ich mich auf den Weg und stelle fest, dass ich unbeabsichtigt einen ganzen Marathon gelaufen bin. Ich renne vor mir selbst weg, vor meinen Problemen. Allmählich sehe ich dürr aus. Ich esse nicht richtig. Mum macht sich Sorgen, aber ich kann nicht zugeben, dass ich ein Problem habe, das mich kaputtmacht. Ich versuche, ihr zu versichern, dass ich nur gesund lebe.

Auch weiterhin halte ich meine wirren Gedanken fest und bewahre sie in der roten Mappe in meiner Tasche auf.

Eines Tages lasse ich dummerweise meinen Laptop und die Tasche auf dem Rücksitz meines Autos liegen, das ich in der Old Church Street parke. Als ich meinen Schlüssel ins Haustürschloss stecke, höre ich, wie sich ein Moped schnell nähert, und dann erklingt das schrille Heulen einer Autoalarmanlage.

Da ich ein ungutes Gefühl habe, öffne ich schnell die Haustür, lasse die Hunde in den kleinen gemeinsamen Flur und eile dann zurück zum Auto.

Als die Haustür hinter mir ins Schloss fällt, renne ich auf die Straße und sehe noch, wie der Mopedfahrer in Richtung der Embankment-U-Bahn-Haltestelle rast, die Heckscheibe meines Autos ist zerbrochen und mein Computer und meine Tasche sind weg.

Aber seltsamerweise mache ich mir gar nicht so viele Sorgen wegen des geklauten Laptops, sondern eher wegen meiner vielen Notizen. Ich bin verzweifelt. Was ist, wenn der Dieb herausfindet, dass sie von mir sind, und beschließt, meine dunkelsten Suizidgedanken zu veröffentlichen?

Ich rufe die Polizei an und versuche zu erklären, dass es für mich wirklich wichtig ist, die gestohlene Mappe zurückzubekommen. Der Telefonist teilt mir ruhig mit, dass sich ein Beamter um meinen Fall kümmern wird, und ich bekomme eine Referenznummer.

Es ist schwierig, diese unverhältnismäßige Verzweiflung zu beschreiben, die ich empfinde. Ich kämpfe mit den düstersten Gedanken, die man sich nur vorstellen kann, und selbst meine Familie kennt das Ausmaß nicht. Ich selbst habe noch nicht mal angefangen zu begreifen, was in meinem Kopf vor sich geht.

Und jetzt hat ein Dieb Zugang zu meinen geheimsten Gedanken. Mein fiebernder Verstand beschwört alle möglichen Schlagzeilen herauf, in denen es darum geht, dass Catherines Bruder sich das Leben nehmen will.

Aber es gibt jetzt dringendere, praktische Probleme, um die ich mich kümmern muss. Mir wird klar, dass ich in meiner Eile, den Dieb zu schnappen, meine Schlüssel in der Haustür stecken gelassen und mich ausgesperrt habe. Glücklicherweise kommt meine Nachbarin, die in der Etage unter mir wohnt, gerade vom Tennis zurück. Sie lässt mich in den Flur, wo die Hunde, verwirrt und beunruhigt durch meinen plötzlichen Aufbruch, auf mich warten.

Meine Nachbarin sieht, wie gestresst ich bin. Sie fordert mich dazu auf, mich hinzusetzen, macht mir eine Tasse Tee und fragt freundlich: »Ist alles in Ordnung, James?«

»Mir geht's gut«, lüge ich. »Mir wurde nur gerade meine ganze Arbeit gestohlen.«

In den nächsten Tagen kann ich nicht aufhören, über all die

unangenehmen, persönlichen Gedanken nachzudenken, die ich dokumentiert habe. Es wird zu einer irrationalen Besessenheit, sie zu reproduzieren. Ständig bin ich am herumkritzeln, und ich mache mir große Sorgen, in wessen Hände diese persönlichen Worte gefallen sind.

Dann bekomme ich einen Anruf. Unbekannter Anrufer. Normalerweise bin ich ziemlich paranoid, wenn ich Anrufe von Leuten entgegennehme, die ich nicht kenne, und ich mache mir Gedanken, dass es ein Journalist sein könnte, der etwas über Donna wissen will. Aber dieses Mal nehme ich das Telefonat an.

»Kensington-und-Chelsea-Polizei. Ihre Tasche wurde unter einer Hecke gefunden, aber Ihr Laptop ist weg.«

Wegen des gestohlenen Laptops mache ich mir keine Sorgen, ich bin nur an meinen Notizen interessiert. »Können Sie mir sagen, ob eine rote Mappe in der Tasche ist?«, frage ich in einem flehenden Tonfall und sehe einen Funken Hoffnung.

»Wir werden sie uns zuerst mal anschauen und prüfen, ob wir Fingerabdrücke darauf finden«, erwidert der Polizist mit monotoner Stimme.

Später am selben Tag bekomme ich noch einen weiteren Anruf von der Polizei: »In Ihrer Tasche befindet sich übrigens eine rote Mappe voller Papiere.«

Vor lauter Erleichterung fällt mir ein Riesenstein vom Herzen: Gott sei Dank bekomme ich meine Notizen zurück!

Und ich erkenne allmählich das Paradoxe meines Geisteszustands. Obwohl ich so viele Leute um mich herum habe, die mich lieben und unterstützen wollen, fühle ich mich völlig allein. Und ich verstehe nicht, warum das so ist.

Dann erreicht mein Zustand seinen Höhepunkt. Ich fahre zur Arbeit, komme auf dem Büroparkplatz an und stelle den Motor ab. Aber ich kann nicht aus dem Wagen steigen. Ich schaffe es nicht mal, die Tür aufzumachen. Ich öffne den Sicherheitsgurt.

Sitze nur da. Jemand schiebt eine Palette nach draußen und entdeckt mich. Das Letzte, was ich jetzt will, ist, dass mich jemand mit besorgter Stimme fragt, ob alles in Ordnung ist. Deshalb tue ich so, als ob ich telefonieren würde, und hebe die Hand in einer »Bitte warten Sie einen Moment«-Geste.

Aber werde ich es später schaffen, aus dem Auto zu steigen?

Ich schaffe es nicht.

Mir ist jetzt klar, dass ich keine andere Wahl habe. Ich muss unsere Hausärztin anrufen.

Ich habe sie schon mal um Rat gefragt. Ende 2016, als mein Herz anfing, so schnell zu schlagen, dass es sich anfühlte, als würde ein Motor auf Hochtouren laufen. Da wusste ich, dass etwas nicht stimmte. Also rief ich sie an und ließ Tests machen, die eine Arrhythmie – Probleme mit dem Herzrhythmus – aufdeckten, die durch Stress und Angst verursacht wurde.

Nachdem ich kurze Zeit Medikamente genommen hatte, klangen die Symptome ab. Aber gegen den Rat der Ärztin unternahm ich damals nichts, um die Grundursache des Problems zu behandeln.

Aber jetzt sehe ich ein, dass ich sie noch mal anrufen muss. Also wähle ich ihre Nummer, während ich immer noch im Auto sitze und mich nicht bewegen kann.

Sie geht nicht ran, aber ich bekomme eine Kurzmitteilung: »Alles in Ordnung bei Ihnen?«

»Nein, nicht wirklich«, texte ich zurück.

Es ist das erste Mal, dass ich die Wahrheit zugebe. Mir geht es nicht gut.

Einen Augenblick später klingelt mein Telefon. »James, wo sind Sie? Wollen Sie reden?«

Ich fühle mich, als würde ich versuchen, eine Welle an Emotionen zu unterdrücken. Mit Mühe spreche ich die Worte aus, bin den Tränen nahe.

»Ich bin auf der Arbeit. Sitze gerade im Auto. Mir geht's nicht gut. Ich brauche Hilfe.«

»Wollen Sie herkommen?«

Aber ich kann mich nicht bewegen, und das sage ich ihr auch.

»Es ist wirklich wichtig, dass Sie versuchen, mit jemandem zu reden. Ich rufe Sie in einer Stunde an. In der Zwischenzeit werde ich mal schauen, ob ich einen Termin für Sie bekommen kann.«

Ich wende den Wagen und fahre zurück nach London. Ella, die auf dem Beifahrersitz hockt, sieht verwirrt aus. Sie weiß, dass wir normalerweise ins Büro gehen, aber heute geht es stattdessen geradewegs zurück nach Hause.

Sie hat ihren Kopf immer in der Nähe des Schalthebels, sodass sie jedes Mal, wenn ich den Gang wechsle, eine Ohrmassage bekommt. Sie schmiegt sich näher an mich, denn sie spürt, dass bei mir nicht alles in Ordnung ist.

Als wir zurück in der Wohnung sind, laufe ich auf und ab. Sinnlos, ohne Zweck. Ella sitzt ruhig in der Mitte des Raumes und beobachtet mich. Ich gehe in die Küche, schalte den Wasserkocher an. Mehrere Male gehe ich wieder zurück, wiederhole die sinnlose Tätigkeit, denn ich mache mir nie eine Tasse Tee.

Das Telefon klingelt. Es ist wieder unsere Ärztin. »Ich habe mit einem Psychologen gesprochen, bei dem Sie morgen einen Termin haben können. Wäre das in Ordnung?«

Ich bestätige den Termin – morgen um zehn Uhr. Wimpole Street. Die Erleichterung zuzugeben, dass ich Hilfe brauche, verschafft mir eine kurze Verschnaufpause von der ständigen nächtlichen Schlaflosigkeit. In dieser Nacht schlafe ich. Und am nächsten Morgen gehe ich widerwillig zu dem Psychologen. Ella ist nicht bei mir. Ich weiß nicht, ob ich sie mitnehmen dürfte, und ihre Abwesenheit macht mich nervös.

In der Praxis murmle und nuschle ich, kann der Empfangsdame nicht in die Augen sehen. Ich schäme mich, zugeben zu müssen, dass ich Hilfe wegen meiner psychischen Gesundheit brauche.

Außerdem bin ich ungeduldig. Ich will, dass es mir besser geht, und erwarte eine sofortige Diagnose. Ein Wundermittel. Aber ich verlasse den Termin mit einem noch schlechteren Gefühl als zuvor, weil nichts geklärt wurde. Ich bin fast schon sauer. Warum hört der Schmerz nicht endlich auf? Warum habe ich kein Rezept bekommen, damit es mir wieder besser geht?

Ich rufe unsere Ärztin an. »Es hat nicht funktioniert«, sage ich emotionslos. »Ich hatte das Gefühl, dass es zwischen uns nicht passt.«

»Ich verstehe, James«, erwidert sie. »Ich glaube, ich kenne jemanden, der besser zu Ihnen passt.«

Kapitel sieben

Ein Funken Hoffnung in der Dunkelheit

Widerwillig stimme ich zu, den Rat meiner Ärztin zu befolgen und den Facharzt für Psychiatrie, Dr. Stephen Pereira, aufzusuchen.

Aber ich bin ungeduldig, was meine Behandlung angeht, und ärgere mich unvernünftigerweise, als seine Sekretärin sagt, dass ich vier Tage warten muss. Ich bin nahe am Rande des Abgrunds, es fühlt sich zu lange an.

Vier Tage und vier Nächte mache ich kein Auge zu. Unruhig gehe ich in der Wohnung auf und ab. Pippa kommt vorbei, aber ich habe die Haustür doppelt abgeschlossen und weigere mich, sie hereinzulassen. Ich will in meinem eigenen Raum sein, getrennt von allen anderen, bis ich wieder gesund bin.

In meinem Kopf fühlt es sich immer noch so an, als würden tausend Radiosender darum konkurrieren, sich einzuschalten. Der Lärm ist schwindelerregend. Ich bin total ausgelaugt, schlaflos, erschöpft.

Ich weine nicht. In den letzten Monaten habe ich so viele Tränen vergossen, dass ich keine mehr habe. Es sind keine mehr übrig. Ich habe die Fähigkeit verloren, Gefühle zu zeigen.

Nichts macht mehr einen Sinn. Ich gebe auf, habe jeglichen Willen zu kämpfen verloren. Düstere Stimmung macht sich breit. Ich will nur, dass sich diese Dunkelheit endlich lichtet. Sonst habe ich keine Lust mehr weiterzuleben.

Nur Ella gibt mir den Mut, gegen die dunklen Gedanken anzukämpfen, die ich als Dementoren betrachte. Sie sind das Produkt von J. K. Rowlings schöpferischer Fantasie: »Die widerlichsten Kreaturen, die auf dieser Erde wandeln … Wenn du einem Dementor zu nahe kommst, wird jedes gute Gefühl, jede glückliche Erinnerung aus dir herausgesaugt … Du wirst mit nichts zurückgelassen«, schreibt sie in *Harry Potter und der Gefangene von Askaban.*

Und genauso fühle ich mich: Als hätten Dementoren die Freude aus mir herausgesaugt und eine leere Hülle zurückgelassen. Um sie zu vertreiben, muss man an etwas Positives denken. Meine Hunde und besonders Ella sind meine einzige Quelle des Glücks und mein Grund weiterzumachen.

Sie geben mir Mut, um dem Leben ins Gesicht zu blicken, ihre bloße Existenz ist wie Balsam für meine geschundene Seele. Sie brauchen mich, ich muss mich um sie kümmern. Ella gegenüber empfinde ich eine besondere Empathie. Eigentlich glaube ich, dass sie sich eher um mich kümmert.

Allein das Füttern und Spazierengehen gibt mir eine kurze Atempause von dem Lärm in meinem Kopf. Diese einfachen täglichen Aufgaben bewahren mich davor, völlig zu verzweifeln. Durch den Nebel jener Tage wird mir klar, dass ich für sie am Leben bleiben muss.

Mein Termin mit Dr. Pereira ist am Borough Market, eine Bus- und zwei U-Bahn-Fahrten entfernt und dann noch ein kurzer Fußweg. Ella habe ich mitgenommen. Ich wünsche mir fast, dass der Arzt sagt, dass sie nicht zu dem Termin mitkommen kann, damit ich einen Grund habe, um einen Rückzieher zu machen.

Ich fühle mich zwiegespalten: Einerseits möchte ich zwar unbedingt gesund werden, aber andererseits glaube ich, dass ich nicht mehr zu retten bin. Ich weiß nicht, wie jemand überhaupt zu mir durchdringen kann.

Die Fahrt dorthin ist eine langsame Qual. Aber Ella, die immer an meiner Seite ist, spürt selbst die kleinste Veränderung meiner Stimmung. Sie weiß, wie wichtig ihre Rolle ist, und dass sie gebraucht wird, um mich zu unterstützen.

Sie hat die Angewohnheit, meine Hand anzustupsen und mich dadurch dazu zu bringen, ihr Köpfchen zu streicheln. Wenn ich meine Hand wegziehe, stupst sie mich erneut sanft an, bis ich sie wieder auf ihr Köpfchen lege. Ich denke, dass das ihre Art ist, mich zu trösten. Es ist so, als ob sie meine Hand halten würde.

Sie ist der Grund, warum ich mich traue, die Wohnung zu verlassen, und mich dem beunruhigenden Trubel Londons stelle. Als ich die Fahrt mache, fühle ich mich ängstlich, so als würden mich alle anstarren. Aber netterweise lenkt Ella die Aufmerksamkeit von mir weg und zieht sie auf sich. Sie ist ein lieber Hund. Sie läuft nicht rücksichtslos auf Fremde zu, sondern prüft zuerst in aller Ruhe, ob diese sich mit ihr anfreunden wollen.

Wenn sie Interesse an ihr zeigen, bittet sie mich zuerst um Erlaubnis, stupst sie sanft an und bietet ihr Köpfchen zum Streicheln an.

Sie geht mit mir über den Borough Market, schnuppert die ungewohnten Essensgerüche und sammelt Häppchen auf, die auf den Boden gefallen sind. Lächelnd denke ich: Zumindest hat einer von uns eine schöne Zeit.

Ich hoffe immer noch, dass Ella meine Ausrede sein wird, um nicht reingehen zu müssen. Ich klingle an der Tür und eine Empfangsdame begrüßt mich mit einem breiten Lächeln. »Oh, wer ist das denn?«, fragt sie und streichelt Ella. Sofort fühle ich mich getröstet, bin entwaffnet. Ich vergesse, warum ich hier bin und beginne, mit ihr über Hunde zu plaudern.

Zehn Minuten später hat die Empfangsdame, die so in unser Gespräch vertieft ist, vergessen, Dr. Pereira zu informieren, dass ich da bin. Schließlich kommt er aus seinem Zimmer, um nachzusehen, ob ich schon da bin. »Haben Sie etwas dagegen, wenn ich Ella mit reinnehme?«, frage ich ihn. Zu meiner Überraschung erwidert er: »Sie ist herzlich willkommen.«

Ella lockt mich durch die Tür. Irrationalerweise verspüre ich immer noch etwas Wut. Wird mir der Arzt überhaupt zuhören? Wie soll er mir denn helfen können, wenn er nichts über die komplexen Machenschaften meines Gehirns weiß? Mir ist noch nicht klar, dass der Genesungsprozess langsam und mühsam ist. Es wird Jahre dauern, bis mein gequälter Geist zu heilen beginnt.

Ich setze mich. Ella schnüffelt im Zimmer herum und legt dann ihren Kopf in meinen Schoß. Automatisch kraule ich sie ein bisschen hinter den Ohren, und als ich anfange zu reden, schließt sie zufrieden die Augen.

Dr. Pereira bittet mich, von vorne zu beginnen und zu meiner frühesten Erinnerung zurückzukehren. »Jetzt geht's los«, denke ich, sage es jedoch nicht laut. »Das Problem ist hier und jetzt. Lassen Sie es uns lösen und dann weitermachen.«

Aber Ella ist zufrieden, und es ist ein Trost für mich, sie bei mir zu haben. Wenn ich meine Hand auf sie lege, fühle ich mich ruhiger. Sie ist die Verbindung, die mir hilft, mit anderen zu kommunizieren. Ich spüre ein beruhigendes Gefühl, mein Widerstand zu reden, lässt nach.

Mein erstes Gespräch mit Dr. Pereira ist alles andere als angespannt, sondern fühlt sich wie eine Erleichterung an. Aber zwei Stunden später bin ich erschöpft, stolpere über meine Worte.

»Ich möchte wissen, was mit mir los ist. Was ist die Lösung?

Bitte geben Sie mir ein Rezept, dann kann ich auch schon wieder gehen.« Ich bin immer noch frustriert, verwirrt und leicht verärgert über seine scheinbar unwichtigen Fragen.

»Wir müssen versuchen herauszufinden, warum Sie sich so fühlen. Aber es wird keine schnelle Lösung geben«, sagt er zu mir.

Das ist nicht das, was ich hören will. Ich will die Gewissheit haben, dass alles in Ordnung ist und dass es mir in einigen Tagen wieder besser geht, wenn ich ein paar Tabletten nehme.

Aber diesen Trost gibt es nicht. Stattdessen bittet mich Dr. Pereira, einen weiteren Termin in einer Woche zu vereinbaren.

»Können Sie Ella zur nächsten Sitzung wieder mitbringen?«, fragt er, denn er erkennt, welch beruhigende Wirkung sie auf mich hat.

Und das ist ein Trost für mich. Ella ist willkommen, eigentlich ist sie sogar eingeladen. Ich weiß, dass es das nächste Mal einfacher sein wird.

Auf dem Heimweg hole ich eine kleine Leckerei für sie, kaufe einen Snack auf dem Borough Market. Für meine liebe Ella, meine Freundin in der Not, meine Rettung.

Es gibt, wie sich herausstellt, noch viel zu reden. Und das nächste Mal, als meine Worte zu fließen beginnen, sind sie konstruktiv und nachdenklich.

Ich beginne zu erkennen, dass meine Kindheit mich zu der Person gemacht hat, die ich heute bin, und dass Ereignisse, die ich anfangs als irrelevant abgetan habe, tatsächlich alle ihre eigene Bedeutung haben. Auf Dr. Pereiras Bitte hin bringe ich alte Schulzeugnisse mit.

Wir sprechen sogar darüber, dass ich Linkshänder bin. Als kleiner Junge hatte ich Schwierigkeiten, wollte wie meine Klassenkameraden sein und schrieb mit der rechten Hand, was es mir noch schwerer und mich noch langsamer machte.

Absichtlich schrieb ich unleserlich, um darüber hinwegzutäuschen, dass ich nicht richtig buchstabieren konnte. Auch wenn ich inzwischen akzeptiert habe, Linkshänder zu sein, ist meine Schrift immer noch ein unleserliches Gekritzel, um meine schlechte Rechtschreibung zu vertuschen.

Ich beginne, offen zu sprechen, und bin voller Hoffnung, dass ich mit Ellas Hilfe und der von Dr. Pereira, der das chaotische Durcheinander meiner Gedanken entwirrt, einige Fortschritte machen werde.

Aber es gibt auch einen physischen Aspekt an dieser Unruhe des Geistes. Nachts, wenn ich schlaflos und unruhig daliege, spüre ich, wie mein Herz in meiner Brust klopft, es ist ein rasendes Trommeln, das mir das Gefühl gibt, als würde es gleich aus meiner Brust springen.

Ich liege da und fürchte, dass meine Verzweiflung so greifbar ist, dass sie Ella wecken wird. Und dann werfe ich einen Blick zu ihr rüber, sie ist bereits wach und sieht mich aufmerksam an, als wolle sie fragen: »Was ist los?«

Ich habe eine App, die meinen Puls misst. Er klopft so schnell, als würde ich rennen. Er ist unregelmäßig und bleibt stehen. Ich prüfe Ellas Puls – höre einen gleichmäßigen rhythmischen Schlag – und weiß, dass mit meinem etwas nicht in Ordnung ist.

Ich erwähne Dr. Pereira gegenüber den schnellen, stotternden Puls, als ich ihn das nächste Mal sehe. Daraufhin werde ich an einen Kardiologen überwiesen, der meinen Puls überprüft und Vorhofflimmern diagnostiziert, das unbehandelt zum Schlaganfall führen kann.

Für weitere Tests und Scans gehe ich ins Krankenhaus. Meine Herzfrequenz wird durch ein EKG überwacht. Ich bekomme Medikamente wegen meines unregelmäßigen Herzschlags, die ich bis zum heutigen Tag nehmen muss.

Ich bin mir dessen bewusst, wie sich meine psychische Gesundheit auf die physische ausgewirkt hat: Meine seelische Qual spiegelt sich in dem Herzrasen wider.

Nach weiteren Sitzungen bei Dr. Pereira sagt er zu mir: »James, ich glaube, Sie leiden unter einer klinischen Depression. Es gibt viele verschiedene Ebenen, die wir entschlüsseln müssen. Wir können diese in Kategorien einordnen und dann mit der Arbeit beginnen.«

Wenn ich rede, wird es einfacher. Aber dann kommt die nächste Überraschung, mit der ich nicht gerechnet hätte. »Ich fange an zu glauben, dass Sie auch eine Aufmerksamkeitsdefizitstörung haben könnten.«

Ich muss lachen. Es ist das erste Mal seit langem, dass mir das passiert. Jahrelang habe ich mich missverstanden gefühlt. Glaubte, dass mich keiner wirklich versteht. Vielleicht ist das der Grund dafür.

Durch diese Treffen mit Dr. Pereira lerne ich, dass Depressionen nur ein kleiner Teil des komplexen Puzzles sind, das mich ausmacht.

Es gibt mehr Sitzungen, und ich finde, dass Reden wirklich hilft. Jedes Treffen gibt mir genug Mut, um zum nächsten zu gehen.

Und nachdem man bei mir ADS diagnostiziert hat, beginnen alle meine Macken und Schwächen einen Sinn zu ergeben.

ADS, die Erwachsenenvariante von ADHS, was sonst eher mit störenden Kindern in Verbindung gebracht wird, ruft eine Reihe von Symptomen hervor, von denen einige dem Autismus ähneln. Und als mir gesagt wird, dass ich es habe, ist das wie eine Offenbarung. Es erklärt so viel.

Das ist der Grund, warum ich Probleme habe, mich zu konzentrieren, warum meine Gedanken in Tagträume abschweifen, warum einfache Aufgaben wie das Bettenmachen so schwierig werden wie das Ausfüllen meiner Steuererklärung.

Es erklärt die komplizierte Reise, die mein Verstand unternimmt, wenn ich mit einer sehr einfachen Aufgabe wie dem Schreiben eines Dankesbriefs konfrontiert werde. Ich bin der festen Überzeugung, dass man sich immer bedanken sollte, und ich weiß, dass ich etwas schreiben will, aber ich kann es nicht in die Tat umsetzen.

Oder ich denke: »Ich möchte ein Glas Honig mit dem Brief verschicken, aber ich kann die Postleitzahl nicht finden.« Obwohl es nur 30 Sekunden dauern würde, eine SMS zu schreiben und danach zu fragen, denke ich: »Ich muss auch den Artikel finden, den er lesen wollte«, und »Ich möchte ihn zum Abendessen einladen, aber er hat gerade mit seiner Freundin Schluss gemacht, und ich weiß nicht, ob jetzt der richtige Zeitpunkt ist.« Aber anstatt zu schreiben, tue ich gar nichts.

Jetzt, wo ich das erzähle, kommt es mir lächerlich vor, nicht wahr? Ich muss sogar über mich selbst lachen.

ADS erklärt, warum ich unruhig, energiegeladen und impulsiv bin. Warum ich Aufgaben beginne, sie aber nicht zu Ende bringen kann. Warum ich manchmal ungeduldig zu sein scheine und nicht zuhöre, weil ich mit den Gedanken gerade ganz woanders bin.

Ich sehe es aber auch als Geschenk an: Es ist der Grund für meine Kreativität und meine emotionale Intensität. Es bedeutet, dass ich fantastische, originelle Ideen habe, aber es erklärt auch, warum ich Schwierigkeiten mit den Einzelheiten der Unternehmensführung hatte.

Aber trotzdem habe ich immer meine eigenen Geschäfte geführt, weil ich mit den Zwängen und der Routine einer Anstellung nicht zurechtgekommen wäre. Und es ist harte Arbeit. Auch ohne ADS und Legasthenie ist so etwas wirklich schwierig. Die Tatsache, dass ich an beidem leide – und jetzt auch noch unter diesen schweren Depressionen – erklärt, warum ich nicht damit zurechtkomme und warum Selbstzweifel mein Selbstvertrauen zerfressen.

ADS. Klinische Depression. Diese beiden Erkrankungen erklären so viel über mich.

Dr. Pereira will mich zu einem kognitiven Verhaltenstherapeuten schicken. Ich wehre mich dagegen, es kommt mir wie Zeitverschwendung vor. Wie kann mich Reden heilen? Ich sage meiner Hausärztin: »Es funktioniert nicht. Ich rede nur, aber keiner hört mir wirklich zu.«

»James, es ist ein Prozess«, entgegnet sie. »Wenn Sie sich den Arm gebrochen hätten, dann müsste das auch erstmal verheilen. Sie hätten eine Diagnose, Genesung und Reha. Versuchen Sie, es mal so zu sehen: Es ist eine Krankheit. Sie müssen sich selbst Zeit zum Heilen geben.«

Also mache ich weiter, weil alle sagen, dass ich das tun sollte. Und Ella kommt natürlich auch mit, weil das alles erträglich macht. Aber es fühlt sich immer noch wie eine entmutigend lange Aufgabe an. Drei, sechs, zwölf Monate, und meine Aufmerksamkeitsspanne ist kurz. Trotzdem kann ich meine Gedanken nicht wieder schweifen lassen, denn sie führen mich an dunkle Orte.

Ich rede weiter, bis zur Erschöpfung. Dr. Pereira sagt wenig, aber er hört mir aufmerksam zu und schätzt mich ein.

Er möchte, dass ich mehr über ADS erfahre und gibt mir ein Buch: *The Gift of Adult ADD: How to Transform Your Challenges and Build on Your Strengths* von Lara Honos-Webb.

»Markieren Sie die Stellen, die auf Sie zutreffen«, empfiehlt er mir, und das tue ich. Bis ich es zu Ende gelesen habe, ist das ganze Buch grün und orange markiert. Ich habe das Gefühl, als wäre es nur für mich geschrieben worden. Ein Fenster zu meinem komplexen Geist. Alles trifft auf mich zu.

Das Wissen, dass es anderen Menschen genauso geht wie

mir – dass dies eine anerkannte Erkrankung ist –, macht mir Mut. Ich fühle mich nicht mehr so isoliert, dadurch habe ich mehr Vertrauen in den Heilungsprozess. Tatsächlich beruhigt mich das Buch so sehr, dass ich auch noch weitere Exemplare für die ganze Familie kaufe: für Mum und Dad, Catherine und William, Pippa und James.

Es ist der erste Lichtblick, der Beginn, sie in das dunkle Chaos in meinem Kopf einzuweihen. Aber ich habe mich ihnen immer noch nicht ganz geöffnet. Ich habe Dr. Pereira noch nicht die Erlaubnis erteilt, mit ihnen über meinen mentalen Zustand zu sprechen.

Trotzdem hoffe ich, dass das Buch ihnen hilft, mich besser zu verstehen. Jedenfalls hilft es mir zu verstehen, warum ich jeden Job mit dem Gedanken beginne, dass ich zum Scheitern verurteilt bin; warum ich nie gelernt habe, Anweisungen zu befolgen; warum manche Leute mich für faul, dumm und chaotisch halten.

Ein Teil von mir fragt sich, ob das nicht diagnostizierte ADS vielleicht ein Auslöser für meine klinische Depression war. In allem – von Beziehungen bis hin zur Arbeit – fühlte ich mich stets fehl am Platz. Das ist auch der Grund, warum ich in eine Negativspirale geriet und ich immer alles mit einem tiefen Gefühl meiner eigenen Unzulänglichkeit anging.

Wenn ich heute auf meine Kindheit und Jugend zurückblicke, beginnt alles einen Sinn zu ergeben.

Ich erinnere mich an meine Zeugnisse: »James wäre sehr gut in Chemie, wenn er sich nur anstrengen würde.« Das stimmt. Ich liebte Chemie, fand es immer faszinierend. Aber mein Verstand musste sich erst auf diese umständliche Reise begeben, um zu der Antwort zu gelangen, die alle anderen sofort fanden.

Es war, als wäre mein Gehirn anders verdrahtet. Ich war immer begeisterungsfähig, aber – und es gab immer ein »aber« –

in allen Bereichen, von der Musik bis zum Sport, war ich nicht gut darin, Anweisungen zu befolgen. Ich war nicht rebellisch, ich musste nur meinen eigenen Weg finden, um die Dinge zu verstehen.

Und die ganze Zeit hatte ich versucht, meine Unkenntnis darüber, was vor sich ging, zu kaschieren. Es war anstrengend, ständig so zu tun, als würde ich es schaffen und verstehen. Und es hat mich durch die Schulzeit, die Universität und bis in mein Erwachsenenleben verfolgt.

Nach und nach, fast gegen meinen Willen, fange ich an, die KVT-Sitzungen zu genießen.

Sie sind nützlich, weil sie pragmatisch sind: Sie helfen mir, meine Probleme zu erkennen und zu lösen. Sie geben mir das nötige Rüstzeug, um damit besser fertigzuwerden. Ich habe Ziele zu erreichen und Lösungen für aktuelle Probleme. Ich kann es kaum erwarten, in die Welt hinauszugehen und diese neuen Hilfsmittel zu nutzen.

KVT (kognitive Verhaltenstherapie) stärkt mein Selbstvertrauen und meine mentale Stärke. Ich blicke auf die Dinge zurück, die ich nicht zu erreichen glaubte – weil ich Angst vor meiner Unfähigkeit hatte –, und ich spüre neue Kraft, um diese Aufgaben anzugehen.

Sie lehrt mich eine wertvolle Lektion: dass Verletzlichkeit keine Schwäche ist. Verletzlichkeit erlaubt uns, Fragen zu stellen. Sie erlaubt uns auch zuzugeben, dass es Dinge gibt, die wir nicht tun können.

Wichtig ist auch, dass sie mich lehrt, die vielen Aufgaben zu erledigen, die früher halb erledigt blieben.

Bewaffnet mit einem riesigen DIN-A2-Notizblock – ich weiß, dass ich einen so großen Gegenstand nur schwer verlieren kann –, schreibe ich mit einem Filzstift in großen Buchstaben die Aufgaben auf, die ich erledigen möchte. Ich blättere die Seite nicht um, bis die Aufgaben erledigt sind. Und wenn sie es sind, empfinde ich eine enorme Befriedigung, wenn ich sie abhake – eine nach der anderen.

Bevor ich mit der kognitiven Verhaltenstherapie begann, sammelte ich stapelweise Weihnachts- und Geburtstagskarten für Freunde und Verwandte, die jahrelang in Schubladen vor sich hin vegetieren würden. Ich schrieb zwar den Gruß und auch die Adresse auf den Umschlag, kaufte Briefmarken und klebte sie auf, aber an der letzten Hürde scheiterte ich und brachte sie nicht zum Briefkasten.

Jetzt erreichen Briefe und Karten die Empfänger und ich verspüre ein großes Erfolgserlebnis.

Jetzt erkenne ich, wie mein Mangel an Selbstvertrauen unweigerlich zu meinen Depressionen führte. Und alle bekamen Lektionen, als später meine Familie miteinbezogen wurde und sie erkannte, dass meine psychischen Probleme ihre Wurzeln in meiner Kindheit hatten.

Oft ist es so, dass deine Familie, die dich liebt und am besten kennt, auch am kritischsten ist. Das war auch der Grund dafür, dass es meinen Eltern so schwerfiel, mit mir über meine psychische Gesundheit zu sprechen – weil sie das Gefühl hatten, mich besser zu kennen als ich mich selbst. Und ich wehrte mich auch gegen ihre Hilfe.

Ihre Absichten waren gut, sie unterstützten mich sehr. Aber einige ihrer Vorschläge waren nicht besonders konstruktiv. Sie hielten nichts von einer Therapie, und ihre größte Sorge war, dass ich von Antidepressiva abhängig werden könnte.

Ich war wiederum defensiv und ärgerte mich. Ich hatte mich bereits entschieden, keine verschreibungspflichtigen Medikamente gegen meine Depression zu nehmen. Ich hatte das Gefühl, dass das Problem dadurch unter den Teppich gekehrt und die Gefühle nur unterdrückt werden würden, die ich jedoch ansprechen sollte. Und das Einmischen meiner Eltern erschien mir wie ein unnötiger Eingriff.

Obwohl ich Fortschritte in die richtige Richtung machte – und endlich begann, das Thema meiner Krankheit zaghaft bei Mum und Dad anzusprechen –, war meine psychische Gesundheit immer noch angeschlagen.

Weihnachten 2017 rückte immer näher, und die ganze Familie wollte nach Glen Affric fahren, zu dem Anwesen in den schottischen Highlands, das der Familie von Pippas Ehemann gehörte. Ehrlich gesagt wollte ich zuerst nicht mit. Ich schlief immer noch schlecht, meine Genesung befand sich noch im Anfangsstadium.

Man hatte mir Schlaftabletten verschrieben, eine vorübergehende Maßnahme gegen meine Schlaflosigkeit, damit ich mich ausruhen konnte, und meine Eltern machten sich deswegen Sorgen, genauso wie auch schon bei dem Gedanken an Antidepressiva. Es half mir auch nicht, dass sie keine Ahnung von dem langsamen Prozess meiner Genesung hatten. Für sie war ich immer noch wie ein Buch mit sieben Siegeln.

Obwohl ich kleine Fortschritte machte, dachten meine Eltern, dass es mir schlechter gehen würde. Weil ich alles im Stillen verarbeitete, worüber ich mit Dr. Pereira gesprochen hatte, dachten sie, dass ich noch introvertierter geworden wäre. Für die Außenwelt sah es wahrscheinlich so aus, und für sie war es, wie ich jetzt erkennen kann, sehr beunruhigend.

Sie fühlten sich unwohl mit der Tatsache, dass bei mir eine klinische Depression diagnostiziert worden war. Bei Menschen ihrer Generation kann ich verstehen, warum es für sie besorgniserregend war. Die Gesellschaft fing gerade erst an, das Stigma zu durchbrechen.

Catherine und Pippa verstanden es jedoch, weil sie durch Freunde, die ebenfalls an Depressionen litten, bereits ähnliche Erfahrungen gemacht hatten, und sie halfen mir dabei, unseren Eltern zu vermitteln, was mit mir los war.

Aber als unsere Familie ihr Weihnachtsfest in den Highlands plante, war ich immer noch fest entschlossen: Ich würde lieber allein mit Ella zu Hause bleiben und mich verkriechen.

Meine Mutter war so besorgt, dass sie die ganze Familie dazu brachte, mir fröhliche Einladungen zu schicken. Da tauchten eine meiner Tanten und einer meiner Onkel auf. »Hier ist immer ein Bett für dich frei«, boten sie mir hoffnungsvoll an. Mein Cousin schickte mir ähnliche Nachrichten.

Das war genau das, was ich nicht wollte. Erzwungene Fröhlichkeit, Lärm, Gelächter. Ich fühlte mich mental und körperlich erschöpft, hatte keine Lust mehr, zu reden und nachzudenken. Das Letzte, was ich wollte, war, so zu tun, als würde es mir gut gehen.

In der Zwischenzeit hatte ich eine Vorstandssitzung mit dem neu ernannten CEO von Boomf und anderen Vorstandskollegen. Sie wussten über meinen labilen Zustand Bescheid, wie hätten sie das auch nicht wissen können? Der Beweis dafür war meine Distanziertheit, die unkonzentrierte Trägheit, die Unfähigkeit, selbst die banalsten Aufgaben durchzuführen.

Aber ich spürte immer noch die Last meiner Verantwortung. Nur ungern wollte ich mir eine Auszeit nehmen. Während dieses Meetings waren sie jedoch hartnäckig: »Wir wollen, dass du wieder arbeitest, aber nicht so!«

Ich hatte Angst gehabt, ihnen zu erzählen, dass ich unter einer klinischen Depression leide. Ich dachte, dass sie mich dann ablehnen und Geschäfte platzen würden, und dass ich das Unternehmen dadurch behindern würde. Ich sah mich selbst als Risiko.

Aber sie versicherten mir, dass das nicht der Fall sei. Ich hatte das Glück, dass sie mich ermutigten und unterstützten, was bedeutete, dass ich für längere Zeit von der Arbeit beurlaubt wurde. Aber letztendlich kehrte ich nie wieder zu der Firma zurück.

Nachdem ich also zurückgetreten war, wachte ich am Montagmorgen auf und dachte: »Was soll ich nur mit dieser ganzen Zeit anfangen?« Ich stellte mir vor, wie ich zur Arbeit fuhr, an meinem Schreibtisch saß und zusah, wie die Uhr schleppend durch den Tag tickte, bis es Zeit war, wieder nach Hause zu fahren.

Unruhig und verunsichert, lief ich in der Wohnung herum und wollte eigentlich etwas kochen. Aber ich hatte keinen Appetit mehr. Ich wollte nichts essen, hatte keinen Hunger. In dieser Zeit verlor ich fast zehn Kilo.

Jedes Mal, wenn ich versuchte, etwas zu essen, wurde mir schlecht. Die Angst schnürte mir förmlich die Kehle zu. Wenn ich es schaffte, einen Bissen hinunterzuschlucken, musste ich kurz darauf würgen.

In diesen endlos langen Tagen, die ich allein verbrachte, bedrängten mich wieder die dunkelsten Gedanken … bis mir Ella eines Morgens wieder mal zu Hilfe kam.

Oft begrüßt sie mich mit einem Schuh im Maul, ermutigt mich, mit ihr spazieren zu gehen, aber ihre Begrüßung ist heute etwas anders als sonst. Sie trägt einen meiner Wanderstiefel, die stabilen Schuhe, die ich bei anspruchsvollen Wanderungen in den Bergen trage.

Sie hat ihn geholt, aber er ist zu schwer, und sie schafft es nicht ganz, ihn bis zu meinen Füßen zu schleppen. Also lässt sie ihn mitten im Raum fallen. Ich kann mir das Lachen nicht verkneifen. Und ich sehe ihre süße Geste der Unterstützung als ein Zeichen. Wir brauchen eine gemeinsame Auszeit, nur die Hunde und ich.

Also stehe ich am nächsten Morgen um vier Uhr auf, wenn ich normalerweise schlaflos daliege, und mache mich auf den Weg zu meinem geliebten Lake District. Ich genieße die viereinhalbstündige Fahrt in Begleitung meiner Hunde und mit dem magischen *Harry Potter*-Hörbuch als Soundtrack.

Ich denke an meine Kindheit zurück, an die erste Ausgabe, die mir damals meine Großmutter schenkte; dann an diese Tortur mit den Schulhausaufgaben, als mir gesagt wurde, ich solle sechs Kapitel lesen, was eine unüberwindbare Hürde zu sein schien. Wie schön wäre es doch gewesen, wenn ich mir damals das Audiobuch hätte anhören können!

Während ich durch die graue Dezemberdämmerung nach Norden fahre, können mich auch die Warnungen vor einem aufziehenden Sturm nicht abschrecken. Eigentlich halte ich es sogar für ein gutes Omen: Dann ist es unwahrscheinlicher, dass ich bei meinem Ausflug jemandem begegne. Eigentlich bin ich sogar erleichtert.

Ich erreiche das einfache Cottage, das für die nächsten Tage unser Zuhause sein wird. Es gibt keinen Strom, keinen Handyempfang. Ich bin dort vollkommen ungestört von der Außenwelt.

Ich verspüre dieses elementare Bedürfnis, zu den Grundlagen zurückzukehren, alles Unwesentliche aus meinem Leben zu verbannen, und hier ist der Ort, um das zu tun – in einem kleinen Häuschen ohne fließendes Wasser, wo die einzige Wärmequelle ein Boiler ist, der von einem offenen Feuer versorgt wird.

Meine täglichen Herausforderungen werden also ganz einfach sein: Wasser aus dem Bach holen, das Häuschen warm halten, die Hunde an ein gemütliches Feuer setzen, uns alle mit Essen versorgen. Ich habe ein paar Vorräte mitgenommen:

Steak- und Nierenpastete aus der Dose, Tütensuppen. Nichts für Feinschmecker. Aber für mich ist es das Essen der Liebe, und nach und nach kehrt auch mein Appetit zurück.

Draußen ziehen Gewitterwolken über das Tal, auf den Berggipfeln liegt Schnee. Ich richte mich ein. Gehe mit den Hunden spazieren, hacke Holz, zünde ein Feuer an; setze Ella und ihre Töchter Luna und Inka neben die prasselnden Flammen und schaue zu, wie Dampf aus ihrem feuchten Fell aufsteigt. Und dort, in dem wohligen Wärmedunst, in diesem winzigen, einfachen Raum, spüre ich ein paar kurze Sekunden lang das, was ich nur als Glück bezeichnen kann.

Die Pause von dem Chaos in meinem Kopf dauert vielleicht 20 Sekunden lang. Weniger als eine halbe Minute. Aber es macht mir Hoffnung, dass es das nächste Mal vielleicht ein bisschen länger dauern wird. Vielleicht habe ich dann eine Minute lang eine Pause von der Dunkelheit. Darauf kann ich bauen, ein kleiner Schritt nach dem anderen.

Es war ein langer Tag. Auf einem Stuhl am Feuer schlafe ich ein, um zwei Uhr nachts werde ich von der Kälte geweckt. Das Feuer ist bis auf die Glut niedergebrannt. Inka springt auf meinen Schoß, um gekrault zu werden. Halb schlafwandelnd taumle ich die Treppe hinauf, rolle mich in meinem kalten Schlafsack zusammen und falle zum ersten Mal seit Jahren in einen tiefen, traumlosen Schlaf.

Als ich am nächsten Tag aufwache, ist der Himmel klar – der Sturm ist über Nacht weitergezogen – und die schneebedeckten Berge locken mich.

Ich bereite mich auf den Tag vor: zünde das Feuer an, erwärme Hühnersuppe, fülle sie in eine Thermoskanne und packe sie zusammen mit Käseleckereien für die Hunde und Pfannkuchen in meinen Rucksack. Ich habe eine Wanderung im Sinn und zwar eine der alten Wainwright-Routen, die ich aus seinen

Taschenführern über die Lakeland Fells kenne. »Okay«, sage ich zu den Hunden. »Los geht's.«

Eine dünne Schneeschicht bedeckt den Old Man of Coniston, die Luft ist frisch und eisig, die Wintersonne ist wie ein Vorbote der Hoffnung. Während ich diesen Gipfel im Lakeland erklimme, den ich bereits seit meiner Kindheit kenne, spüre ich, wie neue Lebensenergie durch meine Adern fließt.

Erst gestern war ich noch in London und mein Leben zerbröckelte um mich herum. Jetzt fühlt sich mein Geist freier an, so als würden die Fesseln langsam zerreißen.

Ella ist an meiner Seite, Luna und Inka springen vor mir her, an ihren Spanielohren hängen kleine Eiszäpfchen. Ella ist mir immer am nächsten. Sie hat in meinem Bett geschlafen, ist meine ständige Begleiterin, seit sie ein Welpe war. Sie registriert jede kleinste Regung meiner Stimmung und heute spürt sie, wie sich die dunklen Wolken lichten. Sie genießt meine neue Lebenskraft. Alles wird gut.

Zum ersten Mal seit Jahren, habe ich das Gefühl, wieder zum Leben zu erwachen. Ich springe den Weg entlang, Ella huscht an meiner Seite vorbei, schießt dann zwischen Steinhaufen und Felsvorsprünge, bevor sie stehen bleibt, um auf mich zu warten.

Der weite Himmel ist azurblau, Schnee knirscht unter meinen Schuhen. Ein Lächeln huscht langsam über mein Gesicht. Es ist das Gefühl von Freiheit, das mich aufmuntert, und ich weiß nicht, wer es mehr genießt – Ella oder ich. Meine Sinne kribbeln vor Aufregung, die Farbe kehrt in meine Welt zurück. Ich bin mir wieder der Schönheit der mit Kiefern bewachsenen Hänge bewusst, die zum glasklaren Coniston Water hinabführen, des offenen Himmels, der majestätischen Berge.

Die Stille ist heilsam. Ich bin froh, mit meiner treuesten Begleiterin hier zu sein und den Ausblick auf den Lake District genießen zu können, der mir so vertraut ist.

Ella kennt den Ort, seitdem ich sie vor fast 13 Jahren als Welpe hierhergebracht und sie in meinem Rucksack diesen Weg hinaufgetragen habe, genauso wie es mein Vater früher bei mir gemacht hat. Es ist kaum zu glauben, dass sie bereits so viele Jahre an meiner Seite verbracht hat. Sie ist wie mein allgegenwärtiger Schatten, eine Erweiterung von mir.

Die ganze Zeit rede ich mit ihr, so wie ich es oft tue. »Was für ein Glück haben wir eigentlich?« Es ist eine Frage, die ich mir vor einem Jahr nicht hätte vorstellen können. Ihre braunen Augen scheinen zu mir zu sprechen. Sie stimmt mir zu. Wir haben beide unheimlich viel Glück.

Was mir zu dem damaligen Zeitpunkt nicht klar ist, ist, dass meine unerklärte Abwesenheit aufgrund meines labilen psychischen Zustands große Sorgen ausgelöst hat. Mein stummes Telefon pingt vor lauter Nachrichten, ein Bombardement meiner besorgten Familie und Freunde. »Wo bist du, James?«, »Was ist los?«, »Geht's dir gut?« Ich bin außer Reichweite, bekomme davon überhaupt nichts mit.

Ich bin in die Wanderung vertieft, frage mich, ob ich den tückischen vereisten Pfad vor mir weitergehen sollte. Der gesunde Menschenverstand rät mir, dass ich lieber umkehren sollte, aber mein Kopf befindet sich gerade in einer kämpferischen Phase und sagt mir, dass ich etwas erreichen muss.

Und obwohl es nicht vernünftig ist, gehe ich weiter. Der Weg wird gefährlicher. Die Hunde haben Mühe, mit den Pfoten Halt zu finden. Vor uns taucht eine rutschige Eisfläche auf. Einen Hund nach dem anderen hebe ich hoch und bringe sie auf meinen Schultern in Sicherheit.

Ich sage ihnen, dass es Käse als Belohnung gibt, sobald wir den Gipfel erreichen. Leise ermahne ich mich sogar selbst: »James, kehr lieber um. Das ist gefährlich.« Meine größte Angst gilt jedoch nicht mir selbst, sondern dass ich die Hunde in Gefahr bringe. Ich will nicht leichtsinnig mit ihren kostbaren Leben umgehen. Ich bin der Anführer ihres Rudels, der Kopf des Teams, der sie auf einen Berg führt. Sollte ich solche Risiken wirklich eingehen?

Und dann, bevor ich michs versehe, haben wir die Bergspitze erreicht. Der Blick reicht bis zum höheren Gipfel des Helvellyn. Ich halte inne, um diese unvergleichliche Schönheit auf mich wirken zu lassen.

Diese Berge kenne ich schon seit meiner Kindheit, bin aber selten im Schnee auf sie gestiegen, und jetzt packt mich die pure Freude am Leben. Ich fühle mich, als stünde ich auf dem Gipfel der Welt, und der Nervenkitzel ist so schwindelerregend, dass ich anfange zu schreien.

»Aaah!«, schreie ich. »Hallo!« (Nichts kommt zurück, außer einem entfernten Blöken eines Herdwick-Schafs.) Der Lärm, den ich mache, ist mir etwas peinlich, aber es ist befreiend. Ich rufe den Bergen »Danke!« zu, so als wäre diese Wanderung nur für mich gemacht worden.

Es fühlt sich so an, als würde ich all die Toxine ausspülen, die meinen Geist vergiftet haben. Ich habe Tränen in den Augen und alle Emotionen der letzten trostlosen Jahre – Wut, Angst, Entsetzen, Furcht – strömen förmlich aus mir heraus. Es ist eine Reinigung.

Ich fülle Hühnersuppe in einen Behälter, nippe daran und denke, dass es die beste Suppe ist, die ich jemals gegessen habe. Die Hunde verschlingen ihre Käse-Leckerlis, wir teilen uns den Pfannkuchen. Es ist wie eine Offenbarung, so als ob die Welt zu mir sagen würde: »Willkommen zurück, James.«

Und hier ist er wieder: dieser Lichtstrahl in der Dunkelheit meines Geistes, der unerbittlich durch die Finsternis dringt. Und in diesem wunderbaren Moment auf dem Gipfel des Berges – während dieses Hoffnungsschimmers – denke ich: »Allein dafür lohnt es sich, am Leben zu bleiben. Das ist pures Glück.«

Glück. Es ist nichts Kompliziertes oder Teures, einfach nur ein Spaziergang an einem kalten, klaren Wintertag an der frischen Luft und in der Stille, in Gesellschaft meiner Hunde. Aber auch dort muss ich manchmal mit mir ringen, was ich aber auch schaffe. All dies trägt zu dem Gefühl der Erfüllung bei, das ich gerade spüre.

Ich mag Analogien: Es war ein harter Kampf, aber ich habe den Gipfel erreicht und bin jetzt auf dem Heimweg. Ich bin so gut gelaunt, dass ich fast Luftsprünge mache. Und auch die Hunde springen den schneebedeckten Abhang hinunter, trittsicher wie Bergziegen.

Unterwegs kommen wir an einem Felstümpel an einem Fluss vorbei, der die Seen speist. Seine Ränder sind bis zum Ufer gefroren. Normalerweise warte ich bis August, bevor ich in diesem Bach schwimme. Es ist ein lang gehegtes Ritual. Aber heute sage ich zu Ella, fast im Scherz: »Sollen wir?«

Und dann beantworte ich mir selbst die Frage: »Warum eigentlich nicht?!« Also ziehe ich mich aus, breche die Eisschicht auf und springe hinein, gefolgt von Ella, dann Inka und Luna, die offensichtlich denken, dass ich verrückt geworden bin.

Die Kälte ist betäubend, raubt mir buchstäblich den Atem. Jedes Nervenende und jede Sehne erwacht durch die überraschende Kälte kribbelnd zum Leben. Und als ich meinen Kopf unter Wasser tauche, zittere und lache ich. Der Klang ist mir unbekannt, es fühlt sich so an, als ob er von jemand anders käme. Den Endorphinrausch eines solchen Hochgefühls habe ich schon lange nicht mehr gespürt. Die Begeisterung darüber habe ich vorher nicht wirklich wahrgenommen.

Aber es ist, so scheint es, ein weiterer Teil des Rituals, meinen Geist von den Giftstoffen zu reinigen.

Die Hunde paddeln mit der Nase über der Wasseroberfläche, und ich schwimme nur ein paar Meter in die eisige Tiefe, bevor ich wieder zum Ufer zurückkehre.

Ich habe kein Handtuch eingepackt, und da ich weiß, dass kein anderer Mensch hier ist, laufe ich nackt im Kreis herum, mache Hampelmann und schüttle mich trocken, so wie es die Hunde tun.

Wir schütteln uns alle am Ufer, kalte Tropfen fliegen dabei in alle Himmelsrichtungen. Ich habe mich noch nie so glücklich gefühlt. Es ist merkwürdig, aber ich habe das Gefühl, dass ich am liebsten auch ein Hund wäre und im Hier und Jetzt leben möchte, um dem Druck und den Verpflichtungen des Lebens zu entfliehen.

Meine Zähne klappern, meine Finger sind taub, und ich kann meine Schnürsenkel kaum binden, die in der frostigen Luft ganz starr geworden sind. Aber ich bin glücklich über die Wärme, die langsam durch meinen eiskalten Körper strömt.

Mein Blut pulsiert, als ich den Hügel hinauf zu unserer alten, steinernen Hütte laufe. Und ich fühle mich wieder wie ein Kind: frei, wild, grenzenlos.

Zurück im Cottage – diesem unberührten Platz, der sich in seinem langsamen, beständigen Tempo seit vielen Jahren nicht verändert hat –, kribbelt es in meinem Körper immer noch vor Kälte. Die Hunde zittern, sehnen sich nach der Wärme eines Kaminfeuers.

Da wir keinen Strom haben, zünde ich die Öllampen an, sammle Wasser in Pfannen aus dem Bach und mache Feuer, um es auf dem Boiler am Ofen zu erhitzen.

Ein wachsendes Gefühl der Freude an dieser einfachen Tätigkeit erfasst mich. Das langsame Tempo des Sammelns von Anzündholz und des Holzhackens hat etwas an sich, das hilft, einen aufgewühlten Geist zu heilen. Man kann diese Aufgaben nicht schnell erledigen. Man arbeitet in einem Tempo, an dem sich seit Jahrtausenden nichts geändert hat.

Wenn der Boiler angeheizt ist, erhitze ich Wasser in Pfannen für die Sitzwanne und seife mich in der dampfenden Hitze ein.

Danach lege ich noch mehr Holzscheite ins Feuer. Und während ein wärmendes Licht den Raum erhellt, schenke ich mir einen Whisky Mac ein und denke: »Dieser perfekte Tag wurde nur für mich erschaffen.«

Aus Cheddar-, Stilton- und Babybelresten bereite ich ein Käsefondue zu, dicke es mit Mehl an, gebe einen Schuss Weißwein dazu. Es ist das Beste, was ich je gegessen habe.

Ich schaue auf meine kleine Hundefamilie, die sich in der flackernden Wärme auf ihren Lagern zusammengerollt hat, Dampf steigt aus ihrem glänzenden, weichen Fell auf.

Zufriedenheit. Das ist das Wort für meinen aktuellen Gemütszustand. Und ich weiß, dass Ella, diese weise, alte Dame meiner kleinen Rasselbande, mein neu gefundenes Glück mehr als alle meine anderen Hunde spürt, und zwar so intensiv, wie es sonst nur ein Mensch spüren kann.

Kapitel acht

Eine weihnachtliche Offenbarung

Den Großteil des nächsten Tages schlafe ich: Seine erholsame Kraft kann gar nicht überschätzt werden.

Zweieinhalb Tage bin ich weg gewesen, muss nun aber wieder zurück nach London, weil ich bei Dr. Pereira einen Termin habe, den ich nicht verpassen will. Ich weiß, dass ich noch nicht gesund bin, und die Therapie tut mir gut.

Die Hunde und ich brechen auf, machen uns auf den Weg in Richtung Süden. Ich kenne die genaue Stelle, an der ich wieder ein Handysignal haben werde. Als wir sie erreichen, überschlagen sich die Mitteilungen, sie werden immer verzweifelter. »Wo bist du, James?«, »Wir müssen dich unbedingt erreichen«, »Okay, wir machen uns jetzt wirklich Sorgen.«

Meine Familie dachte, ich wäre weggegangen, um meinem Leben ein Ende zu setzen. Das wird mir jetzt erst klar. Ich bin zerknirscht, bedauere es, nicht erkannt zu haben, wie sehr ich sie in Panik versetzt habe.

Zu dieser Zeit bin ich jedoch unvernünftigerweise – und ungerechtfertigterweise – auch etwas genervt und fühle mich von den anderen kontrolliert. Schließlich bin ich ein erwachsener Mann! Ich war ein paar Tage weg und es war die prägendste Reise meines Lebens. Ich bin nicht gegangen, um meinem

Leben ein Ende zu setzen. Stattdessen wollte ich einen Grund zum Leben finden. Und das habe ich geschafft.

Also warum mischt sich eigentlich jeder in meine Entscheidungen ein?

Ich tanke und beschließe, niemanden zurückzurufen, da sie sowieso die blauen Häkchen gesehen haben, die signalisieren, dass ich ihre Nachrichten gelesen habe und somit am Leben bin. Dann höre ich eine Sprachnachricht von Pippa: »James, wir machen uns alle große Sorgen um dich. Wo um alles in der Welt steckst du?« Ihre Stimme klingt besorgt, mit einem Hauch von Tadel.

Ich schreibe ihr zurück und versuche, meine Verärgerung zu unterdrücken: »Ich war nur für ein paar Tage im Lake District. Muss ich dich dafür jetzt um Erlaubnis bitten?«

Den Rest der Rückfahrt verbringe ich mit einer Mischung aus Gewissensbissen wegen meines verantwortungslosen Verhaltens und Trotzes. Ich weiß, dass die Reise ihren Zweck nicht erfüllt hätte, wenn ich meiner Familie erzählt hätte, dass ich wegfahre.

Sie hätten sich dann gezwungen gefühlt, vorbeizukommen und nach mir zu sehen, und ich hätte mich aufgrund ihrer Sorgen nicht frei entfalten können. Ich hätte dieses wunderbare Gefühl der Freiheit von den Sorgen nicht gehabt, die mich zu ersticken drohten. Dann hätte ich wahrscheinlich den Grund zu leben nicht wiedergefunden.

Ich hatte Fortschritte gemacht, aber weil ich meine Eltern von dem Prozess ausgeschlossen hatte, bestand meine nächste Herausforderung darin, ihnen zu erklären, dass mir die Therapie wirklich half, auch wenn sie das vielleicht noch nicht erkannten.

Doch als ich wieder in London ankam, schwand die Euphorie, die ich noch im Lake District verspürt hatte. Dunkelheit brach über mich herein, ich spürte, wie die Schwermut wieder auf mir lastete. Und wieder einmal begann ich, Einladungen auszuschlagen, gesellschaftliche Veranstaltungen abrupt zu verlassen und ziellos umherzulaufen.

Autofahren wurde zu einem Trost – sogar zu einer Art Therapie, bei der ich meinen Kopf frei bekam –, und manchmal sprang ich mit Ella in den Wagen, fuhr zum Strand und wir machten dort dann einen langen Spaziergang. Einmal fuhren wir nach Cornwall, nur für einen Tag.

An Dezembersonntagen ging ich zum Weihnachtsgottesdienst in die Chelsea Old Church. Ich liebte das Gemeinschaftsgefühl, das Singen vertrauter Melodien, die Geborgenheit der Tradition und diese Aura des Friedens. Während der Zeit, in der ich dort war, war ich niemandem Rechenschaft schuldig.

Der Vikar, den ich seit der Hochzeit von Catherine und William nicht mehr getroffen hatte, schien sich zu freuen, als er mich sah.

Nachdem der letzte Ton des letzten Weihnachtsliedes verklungen war, warf ich eine Handvoll Münzen in die Sammelbüchse und verließ schnell die Kirche. Nach dem Gottesdienst wollte ich mit niemandem mehr sprechen.

Mir schwirrten immer noch Gedanken an das Familienweihnachtsfest in Schottland durch den Kopf. Bis zum letzten Moment war ich mir sicher gewesen, dass ich nicht hinfahren würde. Ich sagte mir selbst, dass es sich klaustrophobisch anfühlen würde, dort mit so vielen Familienmitgliedern zu sein. Aus dem Staub machen könnte ich mich dann auch nicht so einfach. Ich würde mich eingeengt fühlen, so als würde ich nicht genug Luft bekommen.

Aber dann änderte ich in letzter Minute doch noch meine Meinung. Ich beschloss hinzufahren, die Hunde würde ich natürlich mitnehmen. Sie würden mir die Entschuldigung für lange Spaziergänge liefern, wenn ich mal in die Einsamkeit flüchten musste.

Normalerweise warteten wir immer ungeduldig auf das Ende einer langen Autofahrt, aber da ich allein reiste, hatte ich es nicht eilig, in Glen Affric anzukommen, wo Mum und Dad, Pippa und ihr Mann James Matthews, seine Eltern Jane und David und sein Bruder Spencer und dessen Ehefrau Vogue bereits eingetroffen waren.

Ich machte sogar einen Umweg, fuhr langsam und versuchte mit allen Mitteln, meine Ankunft hinauszuzögern. Eigentlich hatte ich Angst. Ich fürchtete mich davor, überfordert zu sein, sodass ich dichtmachen würde.

Affric Lodge ist eines dieser herrlichen viktorianischen Häuser – genau richtig für Weihnachten. Ein massives Herrenhaus aus Stein mit Türmchen am Rande eines ruhigen Sees mit Blick auf die Highland Hills, mit willkommen heißenden Kaminfeuern, bequemen Sofas und Gemälden von Sir Edwin Landseer, die den Salon schmücken. Aber obwohl ich wusste, dass es ein großes Privileg war, dorthin eingeladen zu werden, konnte ich mich in der prächtigen Umgebung nicht wirklich entspannen.

Am 23. Dezember kam ich spätabends an, als sich gerade alle zum Abendessen hinsetzten, und fühlte mich deshalb unwohl. Sie hießen mich herzlich willkommen, meine Eltern waren erleichtert und froh, dass ich mich doch noch dazu entschieden hatte zu kommen. Aber ihre Bemühungen um Geselligkeit führten nur dazu, dass ich mich noch unwohler fühlte. Alle waren vorsichtig, verhielten sich so, als würden sie auf Eierschalen laufen, um mich nicht zu beunruhigen. Ich spürte, wie diese vertraute schwarze Wolke auf mir lastete. Mich überkam das Bedürfnis nach draußen zu gehen.

Als ich zuvor Dr. Pereira gegenüber meine Zweifel geäußert

hatte, mit meiner Familie wegzufahren, hatte er zu mir gesagt: »Fahren Sie, es wird Ihnen guttun. Dort gibt es alles, was Sie lieben: Berge, frische Luft, und Sie werden Ihre Hunde bei sich haben. Wenn es Ihnen zu viel wird, dann gehen Sie einfach mit ihnen spazieren.«

Also flüchtete ich am nächsten Tag mit den Hunden in die Berge. Ich beschäftigte mich mit Aufgaben im Freien, wie Holz zu sammeln und Holzscheite hereinzubringen. Ich half den Wildhütern, und ich stürzte mich in den eisigen See, wappnete mich für die betäubende Kälte, die mir dann den Atem raubte. Als ich meinen Kopf unter Wasser tauchte, zitterte ich und lachte.

Diese kurzen Bäder halfen mir auch weiterhin dabei, meine psychische Gesundheit wiederherzustellen. Es war, als ob sie meine abgestumpften Sinne zum Leben erweckten.

Und nach und nach begann sich meine Stimmung aufzuhellen. Ich begann zu begreifen – die Offenbarung kam langsam –, wie viel mir meine liebevolle und mich unterstützende Familie bedeutete. Diese lächelnden Menschen, die mir unbedingt helfen wollten, hier bei mir zu haben, gab mir das Gefühl, gesegnet und nicht eingeengt zu sein.

Mir wurde klar, wie mies ich sie behandelt hatte. Ich hatte ein schlechtes Gewissen, weil ich nicht erkannt hatte, wie sehr sie mir helfen wollten.

Nach dieser Offenbarung wurden aus einsamen Wanderungen Familienspaziergänge – obwohl ich diese oft fortsetzte und allein noch weiterging, wenn sich die anderen bereits auf den Heimweg machten.

Als wir am Weihnachtsmorgen aufwachten, war der dunkle Wald ganz weiß, die Bäume waren mit Schnee bedeckt. Über Nacht hatte es geschneit. Es war eine weiße Weihnacht, und wir stapften durch den kaledonischen Kiefernwald – einen der ältesten Wälder Schottlands – und staunten, wie jeder Baum seinen eigenen Charakter hatte, geformt von den dort herrschenden Winden.

Später an dem Tag wanderten Spencer und ich drei Stunden lang auf dem Affric Trail um den See herum und hatten einen majestätischen Ausblick auf eines der schönsten Täler Schottlands. Ella war bei uns, nie zu weit von mir entfernt, sie lief voraus und drehte sich dann mit wachsamen Blick zu mir um.

Wir hielten an einer kleinen Fischerhütte – einem winzigen Häuschen, das nur aus einem einzigen Raum bestand und von einem Holzofen beheizt wurde –, um Mince Pies zu essen und um uns einen Schluck aus der Whiskyflasche zu genehmigen.

Um 16 Uhr waren wir wieder in der Affric Lodge und bereit für das Truthahnessen, das wir bei Kerzenschein vor einem lodernden Feuer aßen. Abends probierten wir dann, ermutigt durch den Whisky und mehr Enthusiasmus als Können, schottische Tänze aus. Trotz allem genoss ich es und musste lächeln.

Während der Festtage war meine Freude aufrichtig. An einem Tag mit Frost und fahlem Sonnenlicht nahm ich Ella mit zum Stand-up-Paddling – auf einem spiegelglatten See. Die Farbe schlich sich wieder in mein Leben zurück, und mein geliebter Hund war an meiner Seite.

Diese seltenen Momente des Glücks begannen sich zu Stunden der Zufriedenheit auszuweiten. Ich fand wieder den Sinn im Leben.

Im Januar habe ich meine erste Sitzung des neuen Jahres mit Dr. Pereira. Ich kann es kaum erwarten, ihn wiederzusehen, um mit meinen Fortschritten weiterzumachen.

»Wäre es sinnvoll, meine Familie bald dazuzuholen?«, frage ich ihn. Er entgegnet, dass er gerade genau das Gleiche vorschlagen wollte.

Also beginnen wir mit meinen Eltern. Ich fange an, mich ihnen gegenüber zu öffnen, erzähle ihnen von der Therapie und den Problemen, die bereits in meiner frühen Kindheit anfingen. Sie nehmen an zwei Sitzungen mit mir teil, sind aber auch weiterhin verunsichert und haben viele Fragen, die ich nicht beantworten kann. Ihre vorherrschende Stimmung ist Reue. »Wenn wir doch nur gewusst hätten, wie du dich fühlst …«

Ich sage ihnen, dass sie sich keine Vorwürfe machen sollen. Als ich zur Schule ging, gab es noch niemanden, der ADS diagnostizieren konnte, es gab keine Quellen, kaum ein Bewusstsein dafür. Wie hätten sie denn etwas darüber wissen können?

Es dauert eine Weile, bis sie die komplexen Machenschaften meines Geistes begreifen.

Dann kommen Catherine und Pippa mit an Bord und sie verstehen es sofort. Sie kommen zu einer Sitzung mit, und die Tatsache, dass sie hier sind und mir so sehr helfen wollen, führt dazu, dass mir die Tränen kommen.

Ich hatte nicht mal Dr. Pereira erzählt, wie oft ich schon an Selbstmord gedacht hatte. Er ist derjenige, der jetzt mit meinem Einverständnis mit meinen Schwestern spricht, weil es mir so schwerfällt, darüber zu reden, was in meinem Kopf vor sich geht. Es ist das erste Mal, dass ihnen das ganze Ausmaß bewusst wird.

Sie hören zu und lernen. Catherine hat mit ihrer Initiative für psychische Gesundheit »Heads Together« bereits viel getan und stellt Dr. Pereira einige sachbezogene Fragen. Sie versteht so viel, ich bin überwältigt. Ich empfinde große Dankbarkeit und Bewunderung für sie, für ihr Wissen und ihr Mitgefühl.

Und mein Selbstvertrauen wächst.

Pippa, die mir genauso viel bedeutet, möchte mir auf praktische Weise helfen und schlägt vor, dass ich bei ihr und James einziehe. Sie haben ein Haus in Chelsea, in der Nähe der Old

Church Street. James ist ebenfalls fest entschlossen, mir zu helfen.

Wir reden über diese Idee und ich gebe zu, dass das Alleinleben nicht gerade das Beste für mich oder meine Genesung ist. »Kein Druck«, sagt sie. »Du musst nicht darüber reden. Du sollst nur kommen und bleiben. Es wird immer ein Bett und einen Teller Essen für dich geben.«

Ich bin dankbar, aber zurückhaltend. »Okay. Das ist ein nettes Angebot. Und vielleicht …«

In meinem Hinterkopf hege ich Zweifel. Diese nagende Angst – hartnäckig und unnachgiebig –, die mir zuflüstert, dass ich dann nirgendwo hinflüchten kann, wenn ich mich mal gefangen fühlen sollte.

Doch Pippa bleibt hartnäckig. »Heute Abend gibt's Lasagne zum Abendessen. Komm vorbei, wenn du Lust auf etwas zu essen hast«, sagt sie ganz ungezwungen.

Später ertappe ich mich dabei, wie ich Ella anschaue und zu ihr sage: »Vielleicht sollten wir hingehen. Wir müssen sowieso noch einen Spaziergang machen.« Also gehen wir rüber, alle Hunde und ich, und verbringen dort einen so schönen Abend, dass wir sogar über Nacht bleiben.

Am nächsten Morgen wache ich mit dem Gefühl auf, dass der Heilungsprozess mit meiner Familie begonnen hat, weiß aber auch, dass meine Eltern immer noch damit zu kämpfen haben zu verstehen, was mit mir passiert ist.

In der Zwischenzeit verändert die kognitive Verhaltenstherapie meine Denkmuster, und mein Therapeut heißt Ella freundlicherweise in den Sitzungen willkommen, trotz der Hausregeln, die eigentlich keine Hunde im Gebäude erlauben. Wir schmuggeln sie über die Kellertreppe ins Haus, sodass die Rezeptionistin nichts davon mitbekommt.

Mein Therapeut weiß, wie wichtig meine Hunde für mein

seelisches Wohlbefinden sind, welche wichtige Rolle Ella bei meiner Genesung spielt, und viele der Übungen, die ich mache, drehen sich um Hunde. Mir gefällt die kognitive Verhaltenstherapie. Sie ist konstruktiv und effektiv, nicht zuletzt, weil Hunde im Mittelpunkt stehen.

Mir ist klar, dass die Arbeit mit Boomf meine Ängste noch schlimmer gemacht hat. Tatsächlich hat es meine Depression noch verstärkt. Vorübergehend bin ich von der Arbeit beurlaubt, habe aber nicht das Gefühl, dass ich irgendwann wieder zurückkehren kann. Ich spreche mit einem der Leute vom Vorstand; er unterstützt meine Entscheidung, dauerhaft zurückzutreten, und ich bin dankbar für das Verständnis. In der Firma geht es also ohne mich weiter.

Gleichzeitig löst es allerdings auch Panik in mir aus, nicht zu arbeiten. Schließlich muss ich meinen Lebensunterhalt verdienen. Da erzählt mir zufällig ein Freund, dass eine Firma für Heimtierbedarf, die er kennt, einen Berater sucht, der sich mit Tieren auskennt. Mir wird ein Vorstellungsgespräch angeboten.

Sofort schleicht sich die alte Unsicherheit wieder ein. »So viel weiß ich doch eigentlich gar nicht«, denke ich mir. »Ich bin mir nicht sicher, ob ich dazu in der Lage bin«, sage ich zu Dr. Pereira. Er weist mich jedoch darauf hin, dass das mein Fachgebiet ist und außerdem genau das ist, was ich gerne tun würde. Also bereite ich mich mental darauf vor, diesen Weg einzuschlagen.

Bei meiner nächsten Therapiesitzung gehe ich den Bewerbungsprozess für die Stelle durch. Ich denke darüber nach, was alles passieren kann und welche Fragen mir gestellt werden könnten. Und mit dem neu gewonnenen Selbstvertrauen und Wissen mache ich mich dann auf den Weg zum Vorstellungsgespräch. Es ist in Farringdon, anderthalb Stunden zu Fuß – circa sechs Meilen – von unserer Wohnung entfernt.

Ella nehme ich natürlich mit. Wir gehen schnell, und auf dem ganzen Weg dorthin erzähle ich ihr, was ich beim Vorstellungsgespräch sagen werde.

Als wir das Gebäude nördlich des Flusses und etwas außerhalb der Grenzen der City of London erreichen, herrscht dort reges Treiben. Die Rezeptionistin verlässt ihren Schreibtisch, um Ella zu streicheln, und das bricht das Eis. Und schon bin ich weniger nervös.

Das Jobinterview verläuft eigentlich eher wie eine Unterhaltung. Ich rede die ganze Zeit über meine Hunde. Zuerst denke ich noch, dass dieser Monolog nur so etwas wie eine Einleitung ist, aber dann wird mir klar, dass ich ohne Pause darüber geredet habe, und plötzlich ist die Zeit um, und ich werde gefragt, wann ich anfangen kann.

Ich bin erleichtert, dass mir der Job, der eigentlich meine Leidenschaft ist, angeboten wurde – einfach weil ich ich selbst war. Mein Vertrag gilt erst einmal für acht Monate und ich werde ein paar Tage in der Woche arbeiten. Ich kann gar nicht sagen, wie glücklich ich bin.

Dies ist das erste Vorstellungsgespräch, das ich jemals gehabt habe – abgesehen von einem zum Erdbeerpflücken –, weil ich immer selbstständig gewesen bin. Diese Stärkung meines Selbstwertgefühls macht mich fröhlich. Und zu meiner großen Freude wurde mir gesagt, dass ich meine Hunde zur Arbeit mitbringen kann, in der Nähe habe ich auch einen kleinen Park entdeckt, wo ich mit ihnen in den Pausen Gassi gehen kann.

Ella und ich gehen nach Hause, sie spürt meine gute Laune, und als sie einen Hauch von Essen von einem kleinen Markt in Farringdon wahrnimmt, auf dem es allerlei Lebensmittel gibt, machen wir einen Umweg, und ich kaufe zwei mexikanische Wraps zur Feier des Tages.

Meiner ist mit gewürztem Hackfleisch, Bohnen und Reis. Der

Koch lacht, als ich nach einer Hundeportion für Ella mit einfacher Hühnchenfüllung bitte.

Unsere gute Laune hält an, während wir die Leckerei verputzen. Ich freue mich zwar schon auf diese neue Herausforderung, aber es gibt auch Zweifel, denn meine Ängste sitzen tief. Nachdem ich den Job bekommen habe, muss ich mich jetzt wirklich beweisen.

Doch die Sorgen erweisen sich als unbegründet. Es zeigt sich, dass ich nicht nur Spaß an meiner neuen Aufgabe habe, sondern anscheinend auch ein paar wertvolle Beiträge leiste. Ich spüre, wie mein Selbstvertrauen langsam zurückkehrt.

Allerdings gibt es keine Abkürzung zur Genesung. Mir wurde Methylphenidat (Ritalin) für mein ADS verschrieben, von dem mir gesagt wurde, dass es ein Stimulans enthält. Das kommt mir unlogisch vor, aber man hat mir versichert, dass das Medikament mir dabei helfen wird, Aufgaben zu erledigen, anstatt eine Spur unvollendeter Projekte zu hinterlassen. Es hat eine positive Wirkung, auch wenn ich die Vorteile erst schrittweise spüre. Ich merke, wie ich meine To-do-Liste allmählich abarbeite, die von Tag zu Tag kürzer wird, und mich kontinuierlich durch Aufgaben arbeite, die ich früher als einschüchternd oder unüberwindbar empfunden hätte. Noch heute nehme ich Ritalin, wenn ich das Gefühl habe, es zu brauchen.

Ich freue mich auf jeden neuen Tag, schlafe die Nächte durch, anstatt nach ein paar Stunden schweißgebadet und panisch aufzuwachen. Ich freue mich auf meinen neuen Job, anstatt mich vor der tiefen, brennenden Angst zu fürchten, mit meinen Gedanken allein zu sein.

Pippa und Catherine, die inzwischen wissen, welches seelische Chaos ich im dunkelsten Jahr meines Lebens durchgemacht habe, ermutigen mich, Urlaub zu machen. Unerwartet ist eine Villa auf Mustique frei geworden und beide finden, dass eine Woche unter der karibischen Sonne perfekt zur Erholung für mich ist.

Mustique ist so schwer zu erreichen wie jede andere karibische Insel auch. Man kommt nur mit dem Boot oder dem Propellerflugzeug von einer der größeren Inseln dorthin. Ich fliege von St. Lucia aus – die Sandstrände und kleinen Buchten sind versteckt und ruhig, die Luxusvillen diskret. Prinzessin Margaret ließ dort ein Haus auf einem Grundstück bauen, das ein Hochzeitsgeschenk ihres Freundes Colin Tennant war, der die Insel 1958 für 45 000 Pfund kaufte, als sie noch verwildert war. Es ist der perfekte Ort für eine erholsame Pause.

Ich bin allein, was mir ganz recht ist, aber beim Essen scherze ich mit dem Personal: »Können Sie aufhören, meinen Tisch für nur eine Person zu decken? Das sieht so traurig aus.« Also decken sie von nun an für zwei Personen und necken mich: »Hat Ihr Date Sie schon wieder versetzt?«

Dann bekomme ich die Möglichkeit, mich der Crew einer Segelyacht, die nach Antigua will, anzuschließen. Es zeigt, welche Fortschritte ich bereits gemacht habe, dass ich zuversichtlich bin, mit meinen Segelkenntnissen ein nützliches Crewmitglied zu sein.

Aber die See ist rau und der Wind ist stark. Ein paar Stunden nachdem wir unseren Ankerplatz verlassen haben, muss ich mich auf der Leeseite übergeben. Ich bereue es, der freigeistige James zu sein und wünsche mir, ich wäre, wie ursprünglich geplant, nach Hause geflogen.

Sobald ich mich jedoch an die See gewöhnt habe, fange ich an, die Gischt und den Wellengang zu genießen. Sogar die tosenden Wellen sind berauschend. Und wenn es ruhig ist, angle ich vom Boot aus.

Bei karibischem Sonnenschein kommen wir in Antigua an und ich buche meinen Rückflug für den nächsten Tag. Meine

Familie, die immer über alles Bescheid weiß, hat für mich ein Zimmer in einem Hotel gefunden, in dem gerade zufällig auch ein Freund der Familie logiert. Sie sagen mir, ich solle nach ihm Ausschau halten.

In der Zwischenzeit ist im Hotel, wie es der Zufall will, »Weiße Nacht«, was bedeutet, dass sich alle Frauen wie Bräute gekleidet haben und die Männer sich wie Travolta in dem Film *Saturday Night Fever* herausputzen.

Was tun? Ich durchwühle die zerknüllten Klamotten in meinem Rucksack und finde ein rosa Leinenhemd und eine helle Hose. Weil das Outfit nicht ganz richtig ist, bitte ich um einen Tisch in einer dunklen Ecke, sitze dort und versuche, klein und unauffällig auszusehen, als ich eine selbstbewusste Stimme rufen höre: »Hallo, James!«

Es ist der Freund der Familie.

Am liebsten würde ich früh ins Bett gehen, weil ich auf dem Boot kaum geschlafen habe und auch schon geplant hatte, nach dem Abendessen gleich ins Bett zu gehen. Doch stattdessen finde ich mich plötzlich in einem angeregten Gespräch mit diesem freundlichen Fremden wieder – es stellt sich heraus, dass es John ist, der Freund meiner Eltern, der im Nachbardorf wohnt –, und zwar aus dem guten Grund, dass wir beide Hunde lieben.

Das Gespräch dreht sich um Spaniels und besonders um Ella. John fragt mich, ob ich ihm helfen könnte, seine Spaniels zu trainieren. Erfreut willige ich ein.

Der Abend vergeht wie im Flug, während wir über unsere Leidenschaft für Hunde sprechen, und ich ertappe mich dabei, dass ich ihm sogar Einzelheiten über meine Depression erzähle. John ist die erste Person, der ich mich, von meinem Therapeuten und der Familie abgesehen, anvertraut habe, aber er lädt zu solchen Vertraulichkeiten geradezu ein, weil er so freundlich und dazu ein guter Zuhörer ist.

Ich frage mich, ob er sich jetzt wohl entschuldigen und verschwinden wird, wenn ich über psychische Gesundheit spreche, allerdings sagt er, dass es interessant sei, was mich dazu ermutigt weiterzureden.

Dann bekomme ich aber doch Bedenken, fühle mich verletzlich, weil ich ihm so viel preisgegeben habe, und ich frage mich, ob er wohl meiner Familie etwas davon erzählen wird. Doch bevor ich noch betonen kann, dass unser Gespräch vertraulich ist, versichert er mir: »Es ist toll, dass du so offen über deine Depression sprechen kannst. Und mach dir keine Sorgen, ich werde nichts weitererzählen.«

Es ist zwei Uhr nachts, der Barkeeper ist längst verschwunden (er hat eine Flasche Rum auf dem Tisch stehen lassen, die wir uns teilen können), als wir uns endlich mit einer herzlichen Umarmung voneinander verabschieden und uns gegenseitig eine gute Nacht wünschen. Zu diesem Zeitpunkt weiß ich es natürlich noch nicht, aber als ich später meine eigene Firma für Hundefutter gründe, wird John mein Partner. Aus dieser zufälligen Begegnung entsteht eine lange Freundschaft.

Wenn ich danach doch einfach in mein Zimmer hätte gehen können, um zu schlafen. Allerdings gibt es ein Problem. Ich kann mich nicht mehr an meine Zimmernummer erinnern, alle Mitarbeiter haben bereits Feierabend, und auf meiner Schlüsselkarte steht keine Nummer.

Das Hotel besteht aus einer Reihe von Apartments, die sich über ein riesiges Gelände erstrecken, und ich habe ein Fahrrad bekommen, um mich fortzubewegen. Aber in meiner Eile, rechtzeitig zum Abendessen zu kommen, bin ich nicht dazu gekommen, mich zu orientieren. Die Wohnungen sehen alle gleich aus. Eine Stunde lang fahre ich in der Dunkelheit herum und versuche, nicht verdächtig auszusehen, bis ich endlich mein Zimmer finde, das ich an meinen Turnschuhen vor der Tür erkenne. Kurz vor Sonnenaufgang falle ich ins Bett und schlafe sofort ein.

Zurück in London, bekomme ich die Idee, dass mein nächstes geschäftliches Vorhaben idealerweise etwas mit Hunden zu tun haben sollte.

Ich war immer der Meinung, dass das Beste, was man für seinen Hund tun kann, ist, ihm die bestmögliche Ernährung zu geben.

Also beginne ich damit zu experimentieren, meinen Hunden Rohkost zu geben. Der kleine Gefrierschrank in unserer Wohnung ist von nun an immer vollgestopft mit Fleisch. Ich vermische es mit Gemüse und die Hunde lieben es. Ich bin begeistert, und meine Vierbeiner zeigen mir ihre Zustimmung, indem sie ihre Näpfe immer komplett sauber lecken.

Ich denke auch wieder an die unschätzbare Hilfe, die Ella und meine anderen Hunde mir gegeben haben – nicht nur bei der Genesung von meinen psychischen Erkrankungen, sondern auch, indem sie mich generell beruhigt, getröstet und mich bei so vielen Ereignissen unterstützt haben – von alltäglichen Dingen bis hin zu bedeutenden.

Ich hatte über Tiere zur emotionalen Unterstützung in Amerika gelesen und dachte, dass die Idee – obwohl sie bei ihrer Entstehung gut gemeint war – außer Kontrolle geraten war. Anscheinend hatte mal jemand darauf bestanden, sein Begleittier zur emotionalen Unterstützung – einen waschechten Pfau – mit an Bord eines Flugzeugs zu nehmen.

In Großbritannien haben wir eine wunderbare Wohltätigkeitsorganisation – *Pets As Therapy (PAT)* –, die die Fähigkeit von Tieren anerkennt, unser Leben zu bereichern und unsere Gesundheit und unser Wohlbefinden zu fördern, und die sich bemüht, Erwachsenen und Kindern in Krankenhäusern, Pflegeheimen, Gefängnissen und einer Vielzahl anderer Plätze Zugang zu freundlichen und gut erzogenen Hunden und Katzen zu ermöglichen.

Wäre meine geliebte Ella nicht eine ideale Kandidatin, um die Menschen aufzumuntern, die kein eigenes Haustier haben? Also biete ich unsere Dienste an, und schon bald machen wir uns auf den Weg zum Manchester Children's Hospital.

Dort zeigt mir eine Krankenschwester, die selbst ebenfalls einen Therapiehund besitzt, wie alles funktioniert. Auf die Station zu gehen, macht mich nervös, aber das gilt nicht für Ella. Nichts bringt sie aus der Ruhe, weder die ungewohnte Umgebung noch die seltsamen Gerüche. Ich klopfe an Türen.

»Ich hab einen Hund dabei, möchtest du ihn mal sehen?«

Die Antwort ist immer ein lautstarkes »Ja!« Manchmal ist es selbstbewusst, manchmal schüchtern und unsicher.

Wir sehen Kinder, die zu krank sind, um aus dem Bett aufzustehen, und die Krankenschwester breitet dann eine Schutzplane aus, damit Ella neben sie aufs Bett springen kann. Es muss kein Eis gebrochen werden, sondern es geht sofort los mit den Fragen.

»Wie heißt sie?«, »Wie alt ist sie?«, »Kann sie irgendwelche Kunststücke?«

Die Freude und Neugier ist überwältigend. Ella trägt ein kleines *Pets As Therapy*-Tuch um den Hals. Dadurch wird sie bei den Kindern noch beliebter, die davon begeistert sind. Sie genießt die Aufmerksamkeit und hält ihnen ihr Köpfchen zum Streicheln hin.

Wir gehen von Bett zu Bett. Ein Mädchen ist besonders durcheinander. Es möchte nicht zum Röntgen, aber da hat die Krankenschwester eine Idee. »Wie wäre es, wenn Ella dich begleiten würde?«

Als ich daraufhin ein Daumen-hoch-Zeichen mache, verwandelt sich das traurige Gesicht des Mädchens in ein lächelndes. »Echt? Darf sie wirklich mit?«

»Natürlich«, antworte ich, und wir machen etwas Platz auf dem Bett frei, wo Ella sitzen kann, und dann wird die junge Patientin den Gang entlanggeschoben.

Als wir beim Röntgenraum ankommen, sagt die Krankenschwester zu ihr: »Wenn du rauskommst, wird Ella auf dich warten.« Und das kleine Mädchen geht beruhigt und glücklich in den Raum.

Zwanzig Minuten später ist sie zurück und lächelt, als sie Ella sieht, die mit ihr zur Station zurückfährt und dabei die ganze Zeit gestreichelt wird.

Dies sind ganz einfache Momente, aber der Lohn ist überwältigend. Zu sehen, wie sich ein Kind beruhigt, seine Ängste schwinden, es abgelenkt wird und sich auf seinem Gesicht ein breites Lächeln ausbreitet – und das alles wegen eines freundlichen, gutmütigen Hundes –, ist herzerwärmend. Für mich ist es genauso therapeutisch wie für die kleinen Patienten.

Wir gehen auf die Intensivstation, ich hole tief Luft. Dort gibt es Kinder, die an Kabel, an den Tropf oder an Herzmonitore angeschlossen sind und deren besorgte Eltern mit ernster Miene und gedankenverloren an ihren Betten sitzen.

Dann kommt Ella an ihrer Leine hereingetappst. Wir nähern uns einem Bett, und ich sehe, wie der Herzschlag des Kindes vor Aufregung schneller wird: »Ein Hund!«

»Und sie sieht genauso aus wie Omas Polly, oder?«, wirft ihre Mutter ein, ihr Gesicht ist jetzt aufmerksam und sie lächelt. »Aber Polly dürfte hier nicht rein, weil sie zu unartig ist.«

Eine Krankenschwester eilt herein, ist in sich gekehrt, angetrieben von der Dringlichkeit ihrer Aufgabe. Dann entdeckt sie Ella. Sie kniet sich hin und streichelt sie, ohne mich zu beachten.

»Das habe ich jetzt gebraucht«, sagt sie und steht wieder auf, streckt den Rücken durch und lächelt. Mir wird klar, dass es nicht nur die Patienten sind, sondern auch das Personal, das bei den tierischen Besuchern Trost findet und dadurch eine kurze Atempause von der stressigen Arbeit bekommt.

Als ich mit dem Zug nach London zurückfahre, spüre ich, wie mir die Tränen in die Augen schießen. Ich bin kein Vater, aber ich denke an diese Kinder im Krankenhaus, und mir wird klar, wie viel Glück ich habe.

Ella schaut mich an, spürt meine nachdenkliche Stimmung. Sie hat ein kleines Wunder vollbracht. Sie hat, wenn auch nur für ein paar Minuten, die Sorgen der Eltern verscheucht und die Stimmung kranker Kinder aufgehellt, indem sie einfach nur sie selbst war.

Ich denke an den dreifachen Nutzen von PAT. Ella, die Kinder und ich spürten alle den Nutzen dieses Krankenhausbesuchs. Und ich beschließe, mehr Tierbesitzer zu ermutigen, sich bei der Wohltätigkeitsorganisation anzumelden. Ich glaube auch, dass gerade ein neues Kapitel in Ellas Leben begonnen hat.

Ohne sie gäbe es mich vielleicht gar nicht mehr. Sie hat mich gerettet, als ich meinen Tiefpunkt erreicht hatte, und jetzt gibt sie ihre Liebe auch an andere weiter.

Kapitel neun

Ella spielt Amor

Wenn man mir in meinen dunkelsten Momenten gesagt hätte, dass ich innerhalb eines Jahres, nachdem ich darüber nachgedacht hatte, meinem Leben ein Ende zu setzen, meine zukünftige Frau kennenlernen würde, dann wäre ich genervt gewesen. Ich wäre wütend geworden, dass jemand behauptete, dass sich das Schicksal so plötzlich ändern konnte und es letztendlich auch passierte.

Meine Psyche begann zu heilen, zaghaft atmeten meine Eltern auf. Das Letzte, woran ich damals dachte, war, eine Freundin zu finden.

Eine der selten diskutierten Herausforderungen bei klinischer Depression und Angstzuständen ist, dass sie die Libido dämpfen. Man hat keine Lust mehr auf Sex, wenn das Leben von einer dunklen Wolke überschattet wird.

Die verschreibungspflichtigen Antidepressiva, die ich damals nahm (obwohl ich anfangs dagegen war, musste ich schließlich zugeben, dass ich sie brauchte, aber nur als vorübergehende Maßnahme, um die düstere Anfangszeit meiner Krankheit zu überbrücken), trugen ebenfalls zu dem Problem bei. Nicht gerade der beste Start, wenn man datet.

Anfang 2018 hatte ich angefangen, mich halbherzig mit

jemandem zu treffen. Wir waren ins Restaurant gegangen, und ich musste meine Medikamente mit dem Essen einnehmen, was ich versuchte, unauffällig zu machen. Mein Date sah, wie ich verstohlen meine Pillen nahm, und fragte mich, was ich nehmen würde und warum.

»Etwas für meine psychische Gesundheit«, antwortete ich, um sie vorab schon mal etwas abzuschätzen.

Ihre Reaktion verschlug mir dann allerdings die Sprache: »Oh, ich hoffe, du bist nicht so wie mein Ex. Der hatte alle möglichen Probleme. Er war einer von diesen komplizierten Typen.«

Ich war sprachlos. »Oh nein, nein. Es soll mir nur dabei helfen, alles im Griff zu behalten«, stammelte ich.

Ich sah sie nie wieder. Letztendlich war das wohl auch gut so, denn ich glaube nicht, dass sie auch nur im Entferntesten Verständnis für das Libidoproblem gehabt hätte. Außerdem hatte ich mich bereits entschieden, dass sie sowieso nicht die Richtige für mich war.

Also beschloss ich, dass es jetzt noch viel zu früh war, um auf ein Date zu gehen. Ich müsste mich erstmal auf mich selbst konzentrieren und gesund werden.

Aber dann, im Sommer 2018, änderte sich alles.

Am frühen Abend hatte ich ein Meeting im South Kensington Club, um meine mögliche Hundefutter-Idee zu besprechen. Alles ist super gelaufen, ich bin gut gelaunt.

Ella ist bei mir, wir kennen beide die Umgebung – der Club ist ganz in der Nähe unserer Wohnung, deshalb kommen wir oft zusammen her. An diesem milden Abend sitzen wir draußen auf dem Balkon und genießen die Wärme.

Es ist schon fast 18 Uhr. Am nächsten Tag reise ich nach Stockholm, um Freunde zu besuchen, die einen meiner Welpen genommen haben – Pickle. (Eigentlich sollten sie die arme

Mini bekommen. Sie entschieden sich nach deren Tod für einen anderen Welpen aus einem späteren Wurf.)

Da ich weiß, dass ein geschäftiges Wochenende vor mir liegt, spiele ich bereits mit dem Gedanken, nach Hause zu gehen, beschließe dann aber, noch kurz auf ein Bier zu bleiben und mir auf dem Heimweg noch etwas zum Essen zu holen.

Ich warte auf den Kellner. Zehn Minuten verstreichen, dann fünfzehn. Er kommt nicht. Dann eilt eine junge, schlanke Frau mit wallendem goldblondem Haar herein und läuft zu einer Freundin, die an einem Ecktisch gewartet hat.

Mir fällt die Zuspätkommende besonders auf, weil Ella in der Zwischenzeit über den Balkon gelaufen ist und sich dann hingesetzt hat. Sie versperrt der Frau den Weg, sodass diese um Ella herumgehen muss. Die Blondine begrüßt ihre Freundin mit einer Umarmung und sie fangen an, sich zu unterhalten.

Weitere zehn Minuten verstreichen, ich warte immer noch vergebens auf den Kellner. In der Zwischenzeit werfen die Freundinnen einen Blick auf die Getränkekarte und sehen sich dann nach dem Kellner um.

Und da sehe ich, dass Ella zu der schlanken Blondine gelaufen ist und nicht mehr von ihrer Seite weicht, die ihr jetzt ihre ganze Aufmerksamkeit schenkt.

Ich hoffe, dass sie von meinem hartnäckigen und freundlichen Hund nicht genervt ist, deshalb springe ich auf und gehe rüber, um mich zu entschuldigen. Zu diesem Zeitpunkt liegt Ella bereits glückselig auf dem Rücken und lässt sich den Bauch kraulen.

»Es tut mir wirklich sehr leid. Ich hoffe, Ella belästigt Sie nicht.«

Die blonde Frau schaut auf. Sie hat wunderschöne Augen und ein warmes Lächeln. Mit einem faszinierenden französischen Akzent sagt sie: »Nein, nein, überhaupt nicht! Aber wir warten noch auf unsere Getränke. Wir hätten gerne einen Pinot noir und einen Sauvignon blanc.«

Da wird mir klar, dass ich in meiner Eile, Ella zu holen, über den Balkon gelaufen bin und immer noch die Getränkekarte in der Hand halte. Die charmante Französin denkt, ich sei der Kellner.

Allerdings kläre ich sie auch nicht auf, sondern gehe stattdessen an die Bar und bestelle die Getränke für sie und ihre Freundin sowie ein Bier für mich.

Irgendwie hat sie mich aus dem Gleichgewicht gebracht, ich bin wie gefesselt, weiß nicht genau, was mit mir passiert ist. Ich gehe wieder nach draußen und setze mich, nippe an meinem Bier. Dann merke ich, wie die Zeit vergeht, und ich erinnere mich daran, dass ich wirklich nach Hause muss, um für meinen Stockholm-Besuch zu packen.

Zurück an der Bar, sage ich dem Kellner, dass ich die Getränke für die beiden Frauen, die draußen sitzen, bezahlen möchte. Er sieht mich an, als wäre ich etwas verrückt. »Nun, davon bin ich ausgegangen, schließlich haben Sie sie bestellt«, antwortet er freundlich, aber verwirrt.

Dann fragt er: »Wessen Namen soll ich nennen, wenn sie wissen wollen, wer für sie bezahlt hat?«

»Einen Moment, ich muss mal darüber nachdenken.«

Dann bitte ich ihn um ein Blatt Papier, schnappe mir einen Stift und schreibe eine kurze Notiz, während ich nach den richtigen Worten suchte.

Hi, also normalerweise mache ich sowas nicht, beginne ich. *Es ist das erste Mal, dass ich so etwas mache, und ich merke gerade, dass es schwieriger ist, als ich dachte. Aber egal, ich leg jetzt einfach mal los. Ich hab keine Ahnung, ob ich auf dem Holzweg bin, und verzeih mir, wenn dem so sein sollte, aber ich habe mich gefragt, ob du vielleicht irgendwann mal oder in nächster*

Zukunft etwas mit mir trinken gehen möchtest. Hier ist meine Nummer.

Es wäre schön, von dir zu hören, aber fühl dich bitte nicht gezwungen zu antworten. Ich wünsche dir noch einen schönen Abend.

Und ich unterschreibe mit *James und Ella* und füge – der Klarheit halber – noch *(Hund)* hinzu.

Als ich es noch mal lese, zucke ich zusammen. Für einen Moment gerät mein Mut ins Wanken. Soll ich ihr den Brief wirklich zukommen lassen oder lieber doch nicht? Ich schaue Ella zur Bestätigung an und frage sie: »Was habe ich schon zu verlieren?«

Und dann sage ich zu dem Kellner, bevor ich meine Meinung noch ändern kann: »Wenn sie nach der Rechnung fragen, könnten Sie ihnen bitte diesen Zettel geben?«

Plötzlich gerate ich in Panik, und mir wird klar, dass es auch in die falschen Hände geraten könnte, also betone ich noch: »Es ist für die auf der linken Seite.«

Ich falte den Zettel, reiche ihn dem Kellner. Er lächelt und ich lächle zurück.

»Ich muss jetzt gehen, sonst ändere ich noch meine Meinung«, sage ich laut – halb zu Ella, halb zu mir selbst.

Und dann gehe ich nach Hause und denke mir: »Was um alles in der Welt habe ich nur getan?«

Als ich zurück bin, mache ich mir etwas zu essen und beruhige mich ein bisschen. Dann kommen die Zweifel wieder.

Oh mein Gott, James. Was bist du eigentlich für ein Idiot? Sie hat dich kaum zur Kenntnis genommen und liest jetzt die Nachricht von einem Wildfremden, den sie für den Kellner gehalten hat.

Um 22.30 Uhr, als ich gerade dabei bin, mein Handgepäck für den Flug nach Schweden zu packen, bekomme ich eine Mitteilung. Unbekannte Nummer. Oh, okay. Ich öffne sie:

»Hi, James, vielen Dank für deine Nachricht. Sehr lieb von dir. Ich würde gerne mit dir und Ella etwas trinken gehen, bin am Wochenende da.«

Unterschrieben hat sie mit »Alizée«.

Ich bin völlig aus dem Häuschen.

Dann denke ich: »Oh nein!« Eigentlich hatte ich nicht wirklich mit der wunderbaren Möglichkeit gerechnet, dass sie sofort zusagen und schon das nächste Wochenende vorschlagen würde. Nervös gehe ich im Raum auf und ab.

Was soll ich jetzt nur tun? Gleich steige ich in ein Flugzeug nach Stockholm und danach geht es für eine Woche beruflich nach New York. Und dieses wunderschöne Mädchen mit diesem faszinierenden französischen Akzent hat meine Einladung zu einem Drink tatsächlich angenommen! Aber ausgerechnet kurz bevor ich London verlasse.

Die einzige freie Zeit, die ich habe, sind ein paar kurze Stunden am Sonntagabend, nachdem ich aus Schweden zurückgekehrt bin und bevor ich am frühen Montagmorgen in die USA aufbrechen werde.

Sonntagabend. Normalerweise wäre ich um 20 Uhr im Pyjama und bettfertig. Aber ich kann mir die Gelegenheit nicht entgehen lassen, Alizée wiederzusehen.

»Schön, von dir zu hören!«, antworte ich. »Wie wär's mit Sonntagabend?« Ich drücke auf »Senden«, bevor ich es mir noch anders überlegen kann.

Ich schließe die Augen, lege das Telefon beiseite. Versuche, weiter zu packen. Ich bin total aufgeregt. An dem Abend bekomme ich keine Antwort mehr, und ich versuche herauszufinden, wie man den Namen »Alizée« ausspricht. Wie Elise, aber mit einem A? Oder vielleicht Al-easy? Ich probiere ein paar Möglichkeiten aus.

Dann gehe ich ins Bett und lasse mein Handy neben meinem

Kissen liegen, es ist nicht auf stumm geschaltet, nur für den Fall, dass sie antworten sollte.

Als der Wecker klingelt, wache ich auf. Keine neuen Nachrichten. Verdammt!

Ich bringe Ella zu Pippa, bei der sie während meiner Abwesenheit bleiben wird. Während der Taxifahrt zum Flughafen schießen mir tausend Fragen durch den Kopf. War ich zu direkt? Habe ich es vermasselt? Den falschen Tag vorgeschlagen? Wer geht denn schon an einem Sonntagabend aus?

Gerade bin ich dabei, ins Flugzeug zu steigen, als ich eine Nachricht erhalte. »Sonntag ist perfekt. Wie wäre es mit 18 Uhr? Lass mich wissen, wo du dich treffen willst.«

Halleluja!

Bis ich lande, habe ich meine Antwort vorbereitet.

»Was hältst du von einem Treffen in diesem kleinen Hotel Blakes für einen Drink am Sonntagabend um 18.30 Uhr? Ich wünsche dir noch ein schönes Wochenende und freue mich schon.«

In Schweden habe ich eine fantastische Zeit mit meinen Freunden, gehe schwimmen, fahre Boot und freue mich, wie gut sich Pickle in ihrem Zuhause eingelebt hat. Meine Freunde wissen von meinen Depressionen und sind froh, dass es mir so viel besser geht.

Am Sonntag mache ich mich voller Elan auf den Weg zurück zum Flughafen. Ich werde Alizée wiedersehen!

Aber als ich in den Abflugbereich eile, werde ich mit der Nachricht konfrontiert, vor der sich jeder Reisende fürchtet: »Der Flug hat Verspätung.« Meine Stimmung sinkt in den Keller. Anderthalb Stunden Verspätung. Vielleicht schaffe ich es nicht rechtzeitig zu meinem Date.

Ich überlege: Wenn nichts anderes mehr schiefgeht, sollte es gerade so gehen.

Ich gehe durch die Sicherheitskontrolle, warte darauf, an Bord zu gehen, und hoffe, dass alles glattläuft.

Dann kommt eine weitere Durchsage: »Der Flug hat zwei Stunden Verspätung.«

Was soll ich nur tun? Wenn ich Alizée eine Entschuldigungs-SMS schicke, sieht es dann nicht so aus, als würde ich einen Rückzieher machen, bevor zwischen uns überhaupt etwas angefangen hat?

Die Schlange beim Boarding bewegt sich nur schleppend. Gedanklich treibe ich die anderen Leute fast schon an, endlich weiterzugehen. »Los geht's, lasst uns endlich ins Flugzeug steigen.«

Schließlich setzen wir uns, und der Pilot verkündet ruhig, dass wir etwas Zeit gutmachen können und uns nicht mehr als eineinviertel Stunden verspäten werden. Hurra!

In Heathrow renne ich durch die Halle, meine Lunge brennt. Ich springe in eine U-Bahn nach London und tippe währenddessen eine Nachricht an Alizée: »Es tut mir so leid. Können wir unser Treffen auf 19 Uhr verschieben? Der Flug hatte Verspätung.«

Zurück kommt ihre Antwort: »Gott sei Dank! Ich wollte auch schon 19 Uhr vorschlagen.«

Ich bin unheimlich erleichtert.

Aber als ich aus der U-Bahn steige, wird mir klar, dass ich keine Zeit mehr haben werde, um Ella bei Pippa abzuholen, sondern ich muss direkt zum Blakes. Die letzten 30 Minuten laufe ich zum Hotel, wische mir dabei den Schweiß von der Stirn und stopfe mein Hemd in die Hose, um dann lässig durch die Eingangstür zu schlendern. Zu meiner großen Erleichterung ist Alizée noch nicht da.

Ich bitte um einen diskreten Ecktisch, gehe aufs WC und versuche dort, mein wirres Haar mit den Händen zu bändigen, und spritze mir etwas Wasser ins Gesicht.

Ich kehre zum Tisch zurück, versuche, mein klopfendes Herz zu beruhigen, setze mich und gebe mir Mühe, gelassen auszusehen.

Dann kommt Alizée herein, mit ihren blonden Haaren sieht sie aus wie ein Sonnenschein. Oh Scheiße! Ich winde mich innerlich, denn ich habe noch nicht herausgefunden, wie man ihren Namen richtig ausspricht.

»Hi! Wie schön, dich wiederzusehen!«, begrüße ich sie und gebe ihr ein Küsschen auf jede Wange. Dann versuche ich sofort, das Eis zu brechen, indem ich sie frage, wie man ihren Namen richtig ausspricht.

»Al-i-zay«, erklärt sie. (Ihr Akzent ist genauso charmant, wie ich ihn in Erinnerung hatte.) »Eigentlich ist es das französische Wort für ›Passatwind‹. Mein Vater liebt Segeln und Windsurfen und wollte mich deshalb so nennen.«

»Okay«, denke ich. »Segeln und Windsurfen. Das ist schon mal ein guter Anfang.«

Dann fragt sie: »Wo ist denn Ella?«

Sie hat es nicht vergessen!

»Der einzige Grund, warum ich dem Treffen zugestimmt habe, war, weil ich sie wiedersehen wollte«, sagt sie lächelnd. »Die Einladung lautete: mit James und Ella etwas trinken gehen.«

Also erzähle ich ihr, dass ich keine Zeit mehr hatte, um Ella noch bei meiner Schwester abzuholen, und sie lächelt, ist scheinbar besänftigt, als sie die Entschuldigung hört.

Und dann machen wir es uns mit unseren Getränken gemütlich und hören nicht mehr auf zu plaudern. Es gibt kaum eine Pause. Es ist etwas geschehen, das fast einem Wunder gleicht.

Alizée geht zum WC und ich denke: »Das ist zu gut, um wahr zu sein. Alles, was sie sagt, ihre Interessen, ihre Werte. Wir sind auf einer Wellenlänge. Gibt es da einen Haken? Ist das nur ein Traum?«

Stunden später teilt uns das Barpersonal höflich mit, dass sie schließen müssen. Sie wollen uns zwar nicht rauswerfen, dürfen uns aber auch nichts mehr bringen.

Zu unserer Überraschung ist der Abend im Nu vergangen und es ist schon Mitternacht. Alizée muss am Montag arbeiten – sie arbeitet bei der Stadt, im Bereich Finanztechnologie – und ich muss morgen auch früh los, um meinen Flug zu erwischen. Es wird also Zeit, um gute Nacht zu sagen.

Allzu begeistert will ich nicht wirken, möchte aber auch nicht ohne das Versprechen gehen, dass wir uns noch mal wiedersehen werden. Ich begleite sie zu ihrer Wohnung in Kensington und gebe ihr noch einen kleinen Abschiedskuss auf beide Wangen. »Lass uns in Verbindung bleiben und noch ein Date ausmachen«, sage ich so lässig wie möglich. Sie lächelt und stimmt zu.

Euphorisch gehe ich nach Hause, als mir einfällt, dass ich mal einen Blick auf mein Telefon, das am Abend auf lautlos gestellt war, werfen sollte, um zu sehen, ob ich Nachrichten bekommen habe.

Achtundzwanzig verpasste Anrufe. Alle von Pippa.

»Wann kommst du, um Ella zu holen?«

Und dann: »James, wo bist du? Es wird schon spät und ich will ins Bett. Kommst du noch, um Ella abzuholen?«

Und so geht es mit den Nachrichten immer weiter, deren Tonfall sich von besorgt bis hin zu verärgert steigert.

Oh, mein Gott! Ich habe Ella total vergessen! Das ist mir noch nie passiert. Nur Alizée konnte so eine vorübergehende Amnesie bei mir hervorrufen.

Pippa und James leben zehn Minuten zu Fuß von meiner Wohnung entfernt. Ich laufe zu ihnen, komme atemlos und reumütig an. James öffnet die Tür. Ella steht neben ihm, sieht mich etwas vorwurfsvoll an. James, der neugierig aussieht, lächelt.

»Es tut mir so leid«, stammle ich, sehe zerknirscht aus und streichle Ella. »Ich mach mich mal lieber auf den Heimweg, damit du endlich ins Bett kannst.« James stellt zwar keine Fragen, aber sein Blick deutet darauf hin, dass er etwas ahnt.

Zurück in der Wohnung, schmeiße ich meine Klamotten in eine Reisetasche, packe so schnell ich kann, weil ich schon wieder um vier Uhr morgens aufstehen muss, um Ella nach Bucklebury zu fahren, wo meine Eltern, die bereits auf meine anderen Hunde aufpassen, sich dann auch noch um Ella kümmern werden.

Ich mache kaum ein Auge zu. Die ganze Nacht gehe ich jede Kleinigkeit meines Gesprächs mit Alizée durch. Habe ich etwas Dummes gesagt? War ich zu eifrig?

Ella scheint verwirrt zu sein. Es ist ungewöhnlich für mich, so schnell nach meiner Ankunft zu Hause auch schon wieder zu gehen. Ich schließe sie in die Arme, sage ihr, dass es mir unendlich leid tut, und verspreche ihr, dass ich in einer Woche wieder zurück sein werde. »Und dann gehöre ich wieder nur dir und du bekommst ganz viel Aufmerksamkeit von mir«, versichere ich ihr.

Ich entschuldige mich auch, dass ich sie nicht mit zu meinem Date mit Alizée mitgenommen habe. Schließlich hatte ich es versprochen und Ella spielte bei unserem Kennenlernen immerhin eine wichtige Rolle. »Aber nächstes Mal«, verspreche ich.

Ich glaube, sie spürt, dass an mir etwas anders ist. Vielleicht ist es nur der Hauch eines neuen Duftes – der von Alizée –, der ihr etwas verrät, oder meine gute Laune. Sie merkt natürlich, dass ich glücklich bin.

Als am nächsten Tag die Morgendämmerung anbricht, setze ich Ella in Bucklebury ab. Ich weiß, dass sie in meiner Abwesenheit gut versorgt sein wird, und fahre zum Flughafen. Bevor ich in den Flieger steige, schreibe ich Alizée noch eine Nachricht:

»Ich hoffe, du hast es gut zur Arbeit geschafft. Es war toll, dich zu treffen. Bin am Wochenende wieder zurück. Sag Bescheid, wenn du dann da bist. Vielleicht könnten wir abends zusammen essen gehen?«

Ich klicke auf »Senden« und hoffe, dass ich eine Balance zwischen ungezwungen und übereifrig gefunden habe.

In der Woche schreiben wir uns gegenseitig Nachrichten, alles scheint gut zu laufen. Gegen Ende meiner Reise erzähle ich ihr vom Lake District.

»Wir sollten mal zusammen hinfahren.«

»Ja, das wäre toll.«

»Wie wär's mit dem nächsten Wochenende?«

Eine Weile kommt keine Antwort. Verdammt! War ich zu aufdringlich? Vielleicht dachte Alizée, dass es nur eine vage Einladung sei: »Wir sollten irgendwann hingehen.« Ich zerbreche mir den Kopf, denke über jede Silbe unseres Gesprächs nach.

Dann kommt eine Antwort.

»Lass uns noch mal ein richtiges Date haben, bevor wir übers Wochenende wegfahren«, schreibt sie.

Also treffen wir uns, sobald ich aus New York zurück bin, auf einen Drink in meinem Londoner Stammlokal The Cross Keys, und dieses Mal kommt Ella auch mit. Es ist sogar noch besser als das erste Date, außer dass ich ziemlich nervös bin und Angst habe, dass uns die Paparazzi entdecken und Alizée verscheuchen, bevor ich überhaupt die Chance hatte, ihr zu erklären, warum sie in der Nähe herumschleichen könnten.

Aber das Kneipenpersonal ist diskret, niemand sieht uns, und Ella genießt die Aufmerksamkeit, mit der Alizée sie überschüttet. Wir gehen zurück zu meiner Wohnung, und ich koche Abendessen – wie durch ein Wunder ohne Panne – und dann zeige ich Alizée ein paar Bilder vom Lake District.

Ich möchte Pläne mit ihr machen und erzähle ihr von der

Wanderung, zu der Ella und ich sie mitnehmen wollen. Unsere Lieblingsbergwanderung. Diejenige, die ich schon hundertmal gemacht habe.

Wir entscheiden uns für ein Wochenende, an dem wir beide Zeit haben, und der Termin steht fest. Bis dahin zähle ich die Tage.

An dem Freitagabend, für den wir uns entschieden haben, im September 2018, will ich auf keinen Fall zu spät kommen, sodass ich mit den Hunden schon bei ihr ankomme, um sie abzuholen, als sie gerade erst von der Arbeit nach Hause zurückkehrt. »Lass mich noch schnell duschen, ich hab auch schon fast alles gepackt«, sagt sie lächelnd und ich warte im Auto auf sie.

Fünfzehn Minuten später kommt sie mit einer Tasche heraus, ihr Haar ist noch feucht, sie hat ein Paar Wanderschuhe an den Schnürsenkeln zusammengebunden und sich über die Schulter gehängt. In ihrem Gesicht kann ich ein breites Grinsen erkennen.

»Ich hoffe, du hast eine gute Playlist«, sagt sie, als wir uns ins Auto setzen, um uns auf den Weg zu machen. Wir fahren während der Nacht zu der Hütte, in der so viele meiner glücklichen Kindheitserinnerungen entstanden sind.

Als wir ankommen, ist es noch Nacht – stockfinster, sternenlos und herbstlich kühl. Ich mache mich daran, das Feuer und die Lampen anzuzünden, öffne eine Flasche Wein und lege etwas Käse auf einen Teller. Es ist gemütlich und warm, als wir die Trittleiter zum Bett hinaufsteigen und uns in unsere Schlafsäcke kuscheln.

An einem wolkenverhangenen Tag wache ich früh auf, entfache das Feuer, lasse die Hunde raus und bereite ein herzhaftes Frühstück vor. Als wir uns auf den Weg machen – wir haben Käse- und Tomatensandwiches eingepackt und etwas

Rotwein in eine leere Wasserflasche gefüllt –, haben sich die Wolken verzogen. Da ist das Versprechen von Sonnenschein. Die Luft ist klar und die Bäume erstrahlen in rostfarbener und roter Pracht.

Wir unterhalten uns, während wir gehen, und als wir zu einem »Kissing Gate« kommen, das mir wie alle Orientierungspunkte auf meiner Lieblingswanderung vertraut ist, halte ich inne und beschließe, mein Glück zu versuchen.

»Man muss sich küssen, wenn man durch dieses Tor geht.«

Ein tiefer Blick von Alizée, ein zweifelndes Lächeln. Keine Einladung.

»Okay, nur ein Küsschen auf die Wange, wenn du willst«, sage ich.

Wir stehen auf beiden Seiten des Tores und ich bekomme dann auch genau das. Und ein Lachen von Alizée, die anscheinend denkt, ich hätte mir diese Tradition nur ausgedacht.

Wir gehen weiter, und ich merke bei jedem Schritt, wie gut wir aufeinander eingespielt sind. Ich spüre ein vertrautes, aber ein seit langem unterdrücktes Gefühl. Ich glaube, ich bin gerade dabei, mich in sie zu verlieben. Alizée hat etwas ganz Besonderes an sich: die Art, wie sie mit meinen Hunden umgeht, und scheinbar mögen sie sie auch; ihre Liebe für lange Wanderungen in der wilden Natur an kalten, hellen Herbsttagen; und die Art, wie sie sich so schnell in dem winzigen Häuschen eingelebt hat, in dem wir gerade wohnen, und die Einfachheit davon akzeptiert. Ich kneife mich und denke, dass ich es kaum glauben kann. Ich weiß – hoffe – bereits, dass sie für immer ein Teil meines Lebens sein wird. Für mich ist das klar, als sie direkt nach mir in ein Felsbecken mit eiskaltem Wasser springt und lacht.

Ich weiß nicht, ob die kribbelnde Freude, die ich spüre, als ich ins Wasser hüpfe, von meinem klopfenden Herzen oder dem Schock durch die Kälte kommt. Aber ja, ich denke, es muss Liebe sein.

An dem Wochenende erzähle ich ihr von meinen psychischen Problemen. Bei einem Spaziergang spreche ich das Thema an, als sie über den Stress bei der Arbeit erzählt und dabei einen Selbstmord erwähnt.

Wir reden über die hohe Zahl insbesondere junger Männer, die sich das Leben nehmen. Dann erzähle ich ihr, dass ich eine klinische Depression hatte, und sie fragt, ob ich wieder gesund bin.

»Eigentlich ist es nichts, wovon man sich jemals vollständig erholt«, sage ich. »Wir müssen alle auf unsere geistige Gesundheit achten, genau wie auf unseren Körper, indem wir genug schlafen, Sport treiben und uns richtig ernähren.«

Sie ermutigt mich, darüber zu reden, und freut sich über meine Ehrlichkeit. Sie sieht die Sache nicht als »kompliziert« an, und ich fühle mich wohl, mit ihr darüber zu sprechen. Sie ist weder abweisend noch abgeschreckt, sondern wirklich interessiert und wissbegierig.

Das beruhigt mich und ist ein weiterer Grund, warum ich das Gefühl habe, dass sie genau die Richtige für mich ist.

Auf der Heimfahrt schläft sie neben mir ein, und ich schaue zu ihr rüber. »Kann ich jetzt schon verliebt sein?«, frage ich mich. »Kann das wirklich so schnell passieren?«

Ich schalte *Harry Potter* an, aber ganz leise, um sie nicht zu wecken. Ich nähere mich dem letzten Kapitel dieser epischen Buchreihe, die ich so sehr liebe, und der letzte Satz ertönt: »Alles war gut.«

»Alles *ist* gut«, denke ich mir. »Eigentlich ist alles sogar sehr gut.« Meine Hunde atmen schwer, während sie ein Nickerchen halten. Alizée schläft friedlich neben mir. Der erhöhte Serotoninspiegel, den ich verspüre, hat, wie ich weiß, etwas damit zu tun, dass man richtig verliebt ist.

Eine weitere beruhigende Sache bei Alizée ist, dass sie nichts von meiner Verbindung zur Monarchie wusste, bis ich es zögernd erwähnte. Das hat nichts mit Respektlosigkeit gegenüber der Institution zu tun, sondern weil sie ein Nomadenleben auf mehreren verschiedenen Kontinenten führte und das tägliche Geschehen unserer königlichen Familie nicht verfolgt hat.

Ihr Vater, ein Diplomat der französischen Botschaft, hat auf der ganzen Welt gearbeitet. Während ihrer Kindheit lebte Alizée in Deutschland, Chile, Indonesien und Belgien. Sie spricht fünf Sprachen fließend.

Und obwohl sie sich an die Hochzeit von Catherine und William erinnert, weiß sie nichts mehr von einem kleinen Bruder, der während des Gottesdienstes etwas aus der Bibel vorlas. Und nun, da sie es weiß, ist sie nicht beunruhigt, besorgt oder auch nur im Geringsten eingeschüchtert.

Wir verbringen einen herrlichen goldenen Herbst miteinander. Zwischen Alizée und Mabel entwickelt sich eine besondere Beziehung, und manchmal, wenn ich die beiden beobachte, wie sie bei einem Spaziergang auf dem Land gemeinsam durch die knisternden Blätter stapfen – Alizée in einem Trenchcoat, ihr blondes Haar hat die gleiche Farbe wie Mabels Fell –, denke ich, dass ich meinen eigenen Sonnenstrahl eingefangen habe.

Meine schwärzeste Zeit ist vorbei. Ich bewege mich von der Dunkelheit ins Licht.

Es vergehen vier glückliche gemeinsame Monate. Wir gehen zusammen essen, spazieren und einkaufen und besuchen einen Weihnachtsgottesdienst. In unserer glückseligen Blase scheint uns keiner zu bemerken.

Meine treue Beschützerin Ella hat Alizée bereits akzeptiert, noch bevor von einer festen Beziehung überhaupt die Rede ist. Früher schlief Ella in meinem Bett. Jetzt weiß sie, dass Alizée es mit mir teilt, und hat sich daran gewöhnt, in ihrem eigenen Hundebett auf dem Boden direkt neben uns zu schlafen.

Sie hat nichts gegen diese neue Regelung einzuwenden. Sie weiß, dass sie jemandem Platz macht, der mich sehr glücklich macht.

Kapitel zehn

Die heilende Kraft von Hunden

Alizée lebt jetzt bei mir, und ich kann es immer noch nicht fassen, dass dieser Traum real ist, dass sie wirklich mit mir zusammen sein will.

Wir passen so gut zusammen, unsere Gedanken und Hoffnungen sind perfekt im Einklang. Und im Herbst, wenn die ganze Welt voller Farben zu sein scheint und das Glück durch meine Adern fließt, beschließen wir, dass es nun an der Zeit ist, uns gegenseitig unseren Familien vorzustellen.

Alizées Familie, die in Frankreich lebt, kommt nicht in Scharen, aber es gibt dennoch eine Reihe von Besuchern: ihr Bruder, ein Onkel und eine Tante, ihre Großeltern und natürlich ihre Eltern. Wenn ich es nicht besser wüsste, dann würde ich denken, sie hätten sich alle miteinander verschworen, um *l'homme anglais* zu inspizieren und um sich gegenseitig Bericht zu erstatten!

Da Alizée von ihrem Büro aus arbeitet und ich meine Arbeit als Berater oft von zu Hause aus erledige, biete ich an, ihre Großeltern – unsere ersten Besucher – am Flughafen in Empfang zu nehmen und nach London zu fahren.

Aus diesem Grund bin ich jetzt hier in Heathrow, wo ich den Flug aus Lyon mit einem Foto von Grandmère und Grandpère in der Hand erwarte und alle älteren Leute, die durch die Ankunftshalle schlurfen, konzentriert überfliege, um zu sehen, ob einer von ihnen mit dem Bild übereinstimmt.

Endlich entdecke ich sie, aber die Herausforderung fängt jetzt erst an. Ich hole ein paar Grüße aus meinem (sehr begrenzten) Repertoire an Schulfranzösisch aus der Versenkung. (Alizées Großeltern sind in ihren Achtzigern und sprechen kein Englisch.)

»Bonjour!«, rufe ich und füge (glaube ich) noch hinzu, dass ich hoffe, dass sie eine angenehme Reise hatten. Aber aus Versehen mische ich ein paar spanische Wörter in den Satz. Die Großmutter, die keine Ahnung hat, was ich sage, wird etwas munter, als sie das Spanische erkennt. Sie geht davon aus, dass ich die Sprache spreche und sagt etwas auf Spanisch zu mir.

Aber ich habe noch weniger Ahnung von Spanisch als von Französisch, und als wir das Auto erreichen, kichern wir alle hilflos. Zum Glück wird während der ganzen Rückfahrt gelacht.

Keiner von uns hat die geringste Ahnung, was der andere sagt, aber unser gemeinsames allgemeingültiges Vokabular aus Lachen und Gestikulieren sorgt für eine ausgelassene Stimmung, und als wir das Cross Keys erreichen, wo Alizée gerade zum Glück durch die Tür kommt, sind wir alle bester Stimmung.

Es ist der Auftakt zu einem fröhlichen Abend. Ich bin erleichtert, dass wir uns so gut verstehen, und zuversichtlich, als ich zu einem späteren Zeitpunkt Alizées Onkel treffe, der glücklicherweise fließend Englisch spricht. Wir verstehen uns ebenfalls sehr gut. Das nächste Mal sind es ihre Eltern – ihr Vater Jean Gabriel, der inzwischen aus dem diplomatischen Dienst ausgeschieden ist, und ihre Mutter Laurence –, die mit dem Flugzeug nach England kommen. Sie kommen selbst mit der U-Bahn nach London und ich hole sie von der Haltestelle ab.

Alizée telefoniert gerade mit ihrer Mutter, als ich in Sicht komme. »James kommt, um euch zu suchen«, sagt sie.

»Wie erkenne ich ihn?«, fragt ihre Mutter.

»Ganz einfach, er ist mit vier Hunden unterwegs.«

Und dann höre ich ein Lachen. Es ist Laurence. Sie hat gerade die Person entdeckt, die unverkennbar ich bin, und winkt mir zu. Es gibt nicht viele Menschen, die mit so vielen Hunden durch London laufen.

Inzwischen habe ich den Großteil der Familie kennengelernt – und fand sie alle sehr nett –, und als das Gespräch auf Weihnachten kommt und Alizée mich fragt, ob ich sie in die französischen Alpen zum Skifahren begleiten möchte, bin ich begeistert. Alizée, Berge, Skifahren: eine unschlagbare Kombination. »Das wäre wunderbar!«, sage ich.

Ich kann es kaum erwarten, noch mehr über sie zu erfahren und das Chalet ihrer Großeltern zu besuchen, von dem Alizée so viele glückliche Kindheitserinnerungen hat.

Ich rede mit meiner Mutter über die Idee, während Weihnachten wegzufahren. Sie schaut mich an und für einen Moment denke ich, dass sie etwas dagegen haben wird. Aber dann fängt sie an zu lächeln. Sie freut sich, dass ich nach so vielen schwierigen Jahren endlich mein Glück gefunden habe, und gibt mir ihren Segen.

Aber Alizée hat meine Familie noch nicht kennengelernt, ihre erste Begegnung mit ihnen geschieht eher zufällig.

Wir waren auf einer Hochzeit in der Nähe von Bucklebury. Es ist ein warmes Septemberwochenende. Wir haben zwar keine Reisetasche mitgenommen, aber denken, dass wir am Sonntag gerne auf dem Land aufwachen würden, also beschließen wir ganz spontan, nach der Feier kein Taxi zurück nach London zu nehmen, sondern bei meinen Eltern zu übernachten. Es liegt auf halbem Weg zwischen dem Hochzeitsort und unserer Wohnung.

Spät und unangemeldet kommen wir an, lassen uns selbst herein und schleichen auf Zehenspitzen im Dunkeln durchs Haus, um niemanden zu wecken. Dann schlafen wir ein paar Stunden, bevor ich um 7.30 Uhr durch Kichern an der Zimmertür geweckt werde. Es sind George und Charlotte, mein Neffe und meine Nichte. Ich wusste gar nicht, dass die Kinder das Wochenende mit meiner Schwester und William hier sein würden.

Alizée schläft noch tief und fest, also gebe ich den Kindern ein Zeichen, leise zu sein, und wir gehen zusammen nach unten, wo Catherine und William bereits sitzen und ihren Morgentee trinken. Gerade will ich eine Tasse zu Alizée hochbringen, als sie an der Küchentür auftaucht. Sie ist gerade aufgestanden, ihr Haar ist noch ganz verwuschelt, und sie trägt eines meiner T-Shirts.

In Situationen wie diesen ist Alizée auf wunderbare Weise französisch. Sie gerät nicht in Panik oder eilt nach oben, um sich schnell anzuziehen. Stattdessen begrüßt sie alle herzlich, als wäre es überhaupt nicht ungewöhnlich, beim ersten Treffen mit der Schwester und dem Schwager des Freundes nur ein übergroßes Herren-T-Shirt zu tragen.

»Hallo«, begrüßt sie sie und gibt ihnen die Hand, und schon bald unterhalten wir uns alle ganz entspannt, und die Kinder stellen blitzschnell alle möglichen frechen Fragen.

Wie kommt's, dass wir noch nicht da waren, als sie ins Bett gegangen sind? Warum wussten sie nichts davon, dass wir kommen? Und wer ist diese Frau? Ist sie deine Freundin? (Beide kichern.)

Also sage ich zu Charlotte und George, dass sie meine Freundin ist, und stelle sie ihnen richtig vor. Dann reden und lachen wir alle so, als ob sie schon seit Jahren zur Familie gehören würde.

Später an dem Nachmittag kommen auch meine Eltern nach Hause, die übers Wochenende weggefahren waren. Am nächsten Tag gehen wir alle zusammen spazieren, und der Herbstnebel fühlt sich nicht melancholisch, sondern wie ein Dunst des Glücks an, der sich um uns alle legt und uns einhüllt.

Es ist wunderbar, Dad und Alizée auf Französisch miteinander plaudern zu hören. Er lebte ein Jahr lang in Genf, während er Metallurgie studierte (die wissenschaftliche Untersuchung der Struktur und Verwendung von Metallen). Um etwas dazuzuverdienen, arbeitete er damals nebenbei als Fahrradkurier und lernte dabei fließend Französisch. Er ergreift immer gerne die Gelegenheit, seine Kenntnisse in einer Sprache, die er liebt, aufzufrischen.

Wir sind eine frankophile Familie: Meine Großmutter väterlicherseits lernte während des Krieges ebenfalls Französisch, als sie in Bletchley Park arbeitete, dem Hauptzentrum der Alliierten für das Knacken der Verschlüsselungscodes der Deutschen.

Meinen Großvater lernte sie während des Krieges kennen, und auch da gibt es eine Verbindung zur königlichen Familie, denn mein Opa, der Pilot war, flog Prinz Philip während einer Reise nach Kanada.

Nun gibt es eine neue Verbindung zu einem Land, das wir alle lieben, in Form von Alizée. Sie und Dad unterhalten sich über den Lake District, und sie erzählt ihm, wie sehr ihr der Besuch dort gefallen hat. Dad lächelt. Alles fühlt sich richtig an.

Ich wusste, dass meine Familie Alizée willkommen heißen würde, ich befürchtete nur, dass sie sie überfordern könnte. Aber sie scheint von unserer Verbindung zum Königshaus überhaupt nicht eingeschüchtert zu sein. Catherine und William sind für sie nur meine Schwester und mein Schwager, und sie freut sich, einen Tag mit ihnen zu verbringen.

Als wir uns später alle zum Abschied umarmen, drückt mich Catherine besonders fest und flüstert mir ins Ohr: »Sie ist einfach großartig.« Und Mums warmes Lächeln zeigt mir, dass sie dem zustimmt. Alle Zeichen stehen günstig: Alizée ist perfekt für mich und meine Familie liebt sie auch.

Alizée und ich leben in unserer eigenen glückseligen kleinen Welt, ungestört von der Presse. Bis wir zum jährlichen Gedenkgottesdienst für Henry van Straubenzee gehen.

Henry, dessen Bruder Tom Charlottes Patenonkel ist, starb auf tragische Weise in jungen Jahren bei einem Autounfall. Der Gottesdienst dient nicht nur dazu, seiner zu gedenken, sondern auch um Geld für Schulprojekte im ländlichen Uganda zu sammeln, die er zu Lebzeiten unterstützte.

Das Singen eines Weihnachtsliedes signalisiert für mich den Beginn von Weihnachten; der Gottesdienst dient einem guten Zweck, und obwohl Alizée sich bislang gegen einen öffentlichen Auftritt gewehrt hat und wir wissen, dass dort Fotografen lauern könnten, beschließen wir, zusammen hinzugehen.

»Wir gehen aus den richtigen Gründen«, sagen wir beide einvernehmlich. Keiner von uns buhlt um öffentliche Aufmerksamkeit oder will sich selbst inszenieren. Wir verabscheuen beide die Promi-Kultur. Aber dieses besondere jährliche Ereignis scheint der richtige Anlass zu sein, um gemeinsam gesehen zu werden, denn wir wissen, dass es früher oder später sowieso passieren wird.

Als wir ankommen, sind die Fotografen bereits da, und Alizée, die von ihren Blitzlichtern geblendet wird, ist für einen Moment überfordert. Ich bin nervös und habe Angst, dass der plötzliche Publicity-Schock sie davon abhalten könnte, mit mir zusammensein zu wollen.

Am nächsten Tag veröffentlicht eine der nationalen Zeitungen ein Foto von uns beiden mit einer Story. Aber sie verwechseln Alizée mit einer anderen Person, die ich noch nie getroffen habe. Alizée bleibt jedoch gelassen und lacht nur darüber.

Da wir wissen, dass es ein gewisses Interesse daran geben

wird herauszufinden, wer sie genau ist, tauchen wir für ein paar Tage unter und bleiben für uns. Es gibt viele Spekulationen, aber Anfragen werden von uns nicht beantwortet.

Eigentlich war ich beruhigt, als Alizée mir zu Beginn unserer Beziehung sagte, dass meine Verbindung zur Königsfamilie sie eher davon abhalten würde, sich mit mir treffen zu wollen, als dass sie es gut gefunden hätte. Aber jetzt mache ich mir ernsthaft Sorgen, dass der Wirbel, der durch meine enge Verbindung zum Thronfolger einhergeht, sie verscheuchen könnte.

Allerdings sagt sie zu mir, dass es für sie mittlerweile überhaupt keinen Unterschied mehr macht. Sie hatte genug Zeit, um mich kennenzulernen, und möchte mit mir zusammen sein. Sie liebt mich um meiner selbst willen und aus keinem anderen Grund. Diese Tatsache allein gibt mir das Gefühl, als würde ich auf Wolken schweben.

Wenn ich jetzt zurückblicke, dann bin ich unheimlich froh, dass ich nicht etwas so Perfektes kaputt gemacht habe, indem ich Alizée zu früh von Catherines Beziehung erzählt habe. Und ich bin auch froh, dass die erste Nachricht von mir an sie offiziell von Ella und mir war; dass sie uns beiden antwortete, ohne durch irgendwelche Vorurteile über mich vorbelastet zu sein.

Und dann konnten wir uns, weil wir um Unauffälligkeit bemüht waren, besser kennenlernen. Wir gingen nicht in Restaurants, sondern aßen zu Hause (was uns die Möglichkeit gab, viele verschiedene Rezepte auszuprobieren). Wir mieden auffällige Orte, gingen Klatsch und Tratsch aus dem Weg. Diese ersten Monate waren einfach himmlisch.

Weihnachten mit ihrer Familie in den Alpen ist ebenfalls wunderschön. Die Hunde nehmen wir nicht mit – sie bleiben beim Haussitter meiner Eltern in Bucklebury –, aber wir haben viel Spaß und lachen viel; und ich freue mich, als Alizée mit meiner Familie zu Silvester mit nach St. Barts kommt.

Es gibt nur einen einzigen Wermutstropfen: Heimlich werden wir dort fotografiert, wie wir uns auf einem Ponton küssen, und ein Artikel erscheint in den britischen Zeitungen. Inzwischen hat die Presse auch herausgefunden, wer Alizée ist, und sie spürt diesen Eingriff in ihre Privatsphäre sehr deutlich – eine unnötige Störung während eines privaten Familienurlaubs.

Aber jetzt, da alle von uns wissen, wird das Interesse an ihr nachlassen, versichere ich ihr. Und natürlich ist das auch so.

Es gibt jedoch Zeiten, in denen es für das Allgemeinwohl wichtig ist, dass wir unsere Geschichten erzählen, und im Januar 2019 fühle ich mich psychisch stark genug, um öffentlich darüber zu sprechen.

Ich wappne mich, um über mein dunkelstes Jahr zu reden, als ich keinen Sinn mehr im Leben sah. Und ich tue das, weil ich dazu beitragen möchte, das Stigma zu zerstören, das Depressionen umgibt, und weil ich anderen Menschen Hoffnung geben möchte, die mit der gleichen trostlosen Verzweiflung zu kämpfen haben, die mich an den Rand des Abgrunds gedrängt hat.

Selbstmord ist in Großbritannien die häufigste Todesursache bei jungen Männern unter 45. Es ist eine erschreckende Tatsache, dass sich hier jede Woche 84 Männer dieser Altersgruppe das Leben nehmen. Und ich verstehe die blanke Verzweiflung, die oft dazu führt.

Die Selbstmordrate bei Männern ist überproportional hoch: 15,8 pro 100 000 im Vergleich zu 5,5 pro 100 000 bei Frauen.

Das sind erschreckende Statistiken, aber indem wir darüber sprechen, helfen wir, den Mantel der Scham zu lüften, der psychische Gesundheitsprobleme so lange umhüllt hat.

Aber als es dann so weit ist, an die Öffentlichkeit zu gehen, bin ich unheimlich nervös. Wie werden die Medien meine Geschichte auslegen? Wie werden die Leser darauf reagieren? Ich mache mir Sorgen, dass die Leute denken werden, ich sei ein verwöhnter ehemaliger Privatschüler, der sich nicht über sein privilegiertes Leben beschweren sollte. Woher nehme ich, der ich mit so viel Glück gesegnet bin, mir das Recht heraus zu sagen, dass ich unter schrecklichen Depressionen leide?

Tatsache ist jedoch, dass psychische Gesundheitsprobleme jeden treffen können – sowohl Benachteiligte als auch Begünstigte.

Da ich weiß, dass ich den Sprung wagen werde, beschließe ich, meinen Instagram-Account, den ich bislang immer privat gehalten habe, jetzt öffentlich zu machen. »Wenn ich meine Geschichte mit anderen teile, dann will ich, dass so viele Menschen wie möglich davon erfahren«, sage ich zu Alizée.

Mit Frances Hardy von der *Daily Mail*, die dieses Buch mit mir zusammen geschrieben hat, spreche ich sehr offen über den Zusammenbruch meiner psychischen Gesundheit und meinen Abstieg in die Verzweiflung. Es fühlt sich befreiend und beängstigend zugleich an, meine dunkelsten Gedanken preisgegeben zu haben.

In der Nacht vor der Veröffentlichung meines Artikels kann ich nicht schlafen, weil ich so nervös bin. Alizée kennt den Text, der in der ersten Person geschrieben ist, in- und auswendig und hat meine Entscheidung unterstützt, diesen sehr persönlichen Bericht zu veröffentlichen. Aber wie werden meine Eltern, die in einer anderen Zeit geboren wurden, als es noch als beschämend und schwach galt, einen mentalen Zusammenbruch zuzugeben, darauf reagieren?

Alizée will am Samstag, an dem auch der Artikel erscheint, nach Paris fahren, um eine Freundin zu besuchen. Mir graut es davor, bei der Veröffentlichung allein zu sein, und ich mache mir Sorgen über die Reaktionen. Also frage ich Alizée in letzter Minute, ob ich sie begleiten kann.

»Natürlich!«, ruft sie.

Also buche ich einen Platz im Eurostar um sechs Uhr morgens, und um acht Uhr erreichen wir den Gare du Nord in Paris.

Mit einem Kaffee in der Hand, gehe ich gerade die Straße entlang, als ich spüre, wie das Telefon in meiner Tasche vibriert. Mir graut davor draufzuschauen und ich ignoriere es einfach.

Um elf Uhr unterhält sich Alizée mit ihrer Freundin, ich kann es nicht länger aufschieben und werfe einen Blick auf mein Handy. Ich scrolle durch meine Nachrichten, es gibt Hunderte E-Mails, SMS und verpasste Anrufe und noch mehr Mitteilungen in den sozialen Medien.

Nervös lese ich die erste: »Danke, dass du deine Geschichte erzählt hast«, heißt es dort. »Du hast meinem selbstmordgefährdeten Bruder damit wirklich geholfen.« Es gibt noch viele andere, die sagen: »Du hast genau zusammengefasst, wie ich mich fühle.« Und so geht es weiter: Die Nachrichten sind unterstützend, freundlich, einfühlsam, manchmal dankbar.

Die Reaktionen sind außergewöhnlich, der Ausbruch dieser starken Gefühle macht mich demütig. Es gibt keinen einzigen kritischen Kommentar, und ich bin überwältigt vor lauter Erleichterung und Dankbarkeit, dass sich so viele Leute die Mühe gemacht haben, um mir zu sagen, dass ich ihnen geholfen habe.

Dann rufe ich meine Mutter an, mache mir bereits Gedanken wegen ihrer Reaktion. Wie wird sie mit der schonungslosen Ehrlichkeit des Artikels fertig? Aber bevor ich noch etwas sagen kann, sagt sie: »Ich bin ja so stolz auf dich.« Dann berichtet sie von den Anrufen, die sie von Freunden bekommen hat, die ihr erzählt haben, dass sie oder Familienmitglieder Ähnliches durchgemacht haben, manchmal im Stillen.

Ich schaue zu Alizée, die weiß, wie nervös ich war, und strahle sie an. Dann gehe ich zu ihr und nehme sie in die Arme. »Alles okay bei dir?«, fragt sie, und als ich sage, dass es mir großartig geht, seufzt sie erleichtert. »Super!«

Es ist, als ob mir eine Riesenlast von den Schultern genommen worden wäre, und unbeschwert genießen wir den Rest des Wochenendes.

Als ich zurück in London bin, geht es mit den herzlichen Reaktionen weiter. Wenn ich im Park oder im Supermarkt bin, werde ich von Fremden angesprochen, die sich bei mir bedanken, dass ich meine Geschichte mit anderen geteilt habe. Ich bekomme unterstützende Briefe von Menschen aus aller Welt.

Und ich bin froh, dass ich so offen über das gesprochen habe, was ich durchgemacht habe. Mir ist jetzt klar, dass das Reden tatsächlich dabei geholfen hat, dass es mir wieder besser geht. Es freut mich, anderen helfen zu können.

Der beste Teil meines Lebens findet jetzt statt, weil ich meine Depression anerkannt habe. Wenn ich nicht geredet hätte, dann hätte wer weiß was passieren können. Wahrscheinlich wäre ich heute dann nicht mehr am Leben.

Und dann gibt es da Ella. Ich denke über die wichtige Rolle nach, die sie gespielt hat. Sie ist nie von meiner Seite gewichen, ich habe mit ihr geredet, ihr meine tiefsten Geheimnisse anvertraut, und sie hat mich immer bedingungslos geliebt.

Dr. Pereira gab mir den Rat: »Wenn es Ihnen schwerfällt, über Dinge zu sprechen, dann versuchen Sie, es Ella zu erzählen.« Also habe ich das getan. Und wenn man etwas laut sagt – zu einem geliebten Hund, der einen nicht verurteilt – fühlt es sich seltsamerweise sofort viel beruhigender an, als wenn man es nur denkt.

Ella reagierte nie negativ und gab mir nie das Gefühl, dumm oder unwichtig zu sein. Eigentlich war es eine Erleichterung, mit ihr zu reden, denn meine Gedanken hörten daraufhin auf, meinen Kopf zu verstopfen, und ich fing an, über meine Probleme zu sprechen.

Ella hörte also wirklich alles, sogar noch mehr als Dr. Pereira.

Mir ist auch klar, dass dieser einfache Akt des Um-sie-Kümmerns – mit ihr spazieren zu gehen, sie zu füttern – entscheidend für meine Genesung war. Sie brauchte mich und ich brauchte sie. Dieses wechselseitige Geben und Nehmen rettete mir das Leben.

Es gibt aber noch mehr, für das ich Ella danken muss. Meine Arbeit als Berater in der Heimtierbranche hat mir gezeigt, dass viele der Marken, die Hundefutter verkaufen, von Leuten geführt werden, die sich überhaupt nicht für Hunde interessieren. Einige von ihnen verabscheuen sie sogar.

Das Wohlergehen meiner Tiere ist mir unheimlich wichtig. Meine eigenen Rezepte habe ich oft gemischt mit Lebensmitteln, die sie lieben, und dann habe ich das Futter eingefroren. Schnell kam ich zu dem Schluss, dass die beste Art, seinen Vierbeiner zu versorgen, darin besteht, ihm das hochwertigste Futter zu geben.

Hunde in kleine Kaschmirmäntelchen zu stecken, ihnen teure Lederleinen zu kaufen – all das ist nicht nötig. So ein Firlefanz ist deinem Tier vollkommen egal. Aber was wirklich wichtig für ihre Gesundheit und ihr Wohlbefinden ist, ist das, was sie fressen.

Als ich anfing, meinen Hunden das Futter zu geben, das ich speziell für sie zubereitet hatte, bemerkte ich, wie sie plötzlich mehr Energie bekamen, ihr Fell glänzte und ihre Augen leuchteten. Die ganze Familie fing an, mich zu fragen: »Können wir auch etwas von deinem Futter für unsere Hunde bekomen?«

Anfang Januar 2019 fiel der Startschuss für meine Hundefutterfirma, die inzwischen James & Ella heißt.

Und von Alizée ermutigt, geben Ella und ich auch unser Bestes, um anderen mit psychischen Problemen zu helfen. Wir besuchen das Mosaic Clubhouse in Brixton, eine Wohltätigkeitsorganisation, die Erwachsene mit anhaltenden psychischen

Erkrankungen unterstützt und ihnen hilft, das Selbstvertrauen und die Fähigkeiten wiederzuerlangen, um ein produktives, glückliches Leben zu führen.

Ich denke daran zurück, wie es mir vor einem Jahr ging, – denke an die von mir selbst auferlegte Isolation; an diese tiefe Angst, die mich daran hinderte, die Wohnung zu verlassen – und fühle mit all denen mit, für die es eine große Tortur ist, diesen ersten zaghaften Schritt aus ihrem Zuhause zu wagen.

Bei unserem ersten Besuch werde auf dem Schwarzen Brett im Clubhaus nicht ich begrüßt, sondern »unsere besonderen Besucher Ella und Doug«. (Doug, so stellt sich später heraus, ist ein lieber Mops.)

Mir wird gezeigt, wie ich Ella vorstellen soll. Niemand soll zum Reden gedrängt werden. Wenn jemand möchte, ist das gut. Wenn nicht, ist das auch okay.

Ella und ich sitzen im Aufenthaltsraum, ein junger Mann erscheint in der Tür. Ich lächle ihn an. Er schaut weg. Andere kommen und gehen, schenken Ella ihre Aufmerksamkeit, die sich darüber freut.

Ich schaue zur Tür. Derselbe junge Mann steht immer noch da – schüchtern, zurückhaltend. Schließlich kommt er in den Raum, wird dabei jedoch von den anderen kaum zur Kenntnis genommen, während ich mich mit jemandem über den Hund unterhalte, den er während seiner Kindheit hatte.

Während ich rede, merke ich nicht, dass sich Ella verstohlen davongemacht hat, und als ich mich umdrehe, um nach ihr zu suchen, sehe ich sie neben dem ruhigen jungen Mann, der von ihr ganz hingerissen ist, ihren Kopf hat sie aufs Sofa gelegt.

Zögernd streckt er seine Hand aus, um ihr Köpfchen zu streicheln, und ein Lächeln breitet sich langsam auf seinem Gesicht aus.

Fünf Minuten später liegen er und Ella auf dem Boden und

er streichelt ihren Bauch. Zehn Minuten später unterhält er sich mit mir. Eigentlich wollten wir schon gehen, aber ich bleibe noch eine Stunde, und er erzählt mir von seinem Leben.

Als wir uns voneinander verabschieden, sind wir Freunde geworden, und Ella hatte eine wundervolle Zeit. Ich merke, dass sie zufrieden ist, wenn sie jemandem helfen kann, dessen Zustand ich so gut verstehen kann.

Auf dem Heimweg denke ich darüber nach, dass man einen Therapiehund auf Rezept bekommen sollte. Dadurch könnte man eine Menge Geld sparen. Hunde helfen, traumatisierte Seelen zu heilen. Sie spenden den Einsamen Trost. Sie ermutigen Kinder, die keinen Ton rausbringen – so wie den kleinen Jungen, der ich einmal war –, weil sie nicht urteilen. Sie hören einfach nur zu.

Es gibt sogar ein Programm – Read2Dogs – und es ist eine wunderbare Möglichkeit, um Kinder zu ermutigen und ihnen zu helfen, um ihnen ihre Ängste vor dem lauten Vorlesen zu nehmen, sodass ich ganz fasziniert davon bin. Also biete ich Ellas Dienste an. Sie besteht die Prüfung mit Bravour und hört gerne zu, wenn Kinder ihre ersten zaghaften Leseversuche machen.

Für weitere Besuche gehen Ella und ich wieder nach Brixton und sehen auch unseren Freund wieder. Er schreibt mir, und ich bleibe mit ihm in Kontakt, indem ich Briefe von Ella und mir zurückschicke. Er erzählt mir von seinem Wunsch, eines Tages selbst einen Hund zu haben, und ich antworte, dass ich an diesem Tag für ihn da sein und ihm helfen werde.

Ich erzähle immer gerne davon, wie viel Freude Hunde bereiten, und freue mich, sagen zu können, dass ich auch einen der größten Tennisspieler der Welt bekehren konnte.

Alizée und ich besuchen nun häufiger zusammen öffentliche Veranstaltungen. Wimbledon ist ein Favorit von uns, da wir beide Tennis lieben, und im Laufe der Jahre habe ich Roger Federer und seine Frau Mirka persönlich kennengelernt. Roger ist natürlich ein Spieler mit einem überragenden Talent und Charisma, aber er ist auch ein wirklich netter Kerl.

Sie sind eine entzückende Familie mit vier Kindern – Zwillingsmädchen und Zwillingsjungen –, und wenn sie für Wimbledon herkommen, mieten sie stets ein Haus in der Nähe und bleiben dort mit den Kindern für die Dauer des Turniers.

Die Mädchen sind circa neun, die Jungen fünf Jahre jünger, und Mirka ist es wichtig, dass sie sich während ihres längeren Aufenthalts in London wie zu Hause fühlen, also gehen wir alle zusammen mit meinen Hunden spazieren.

Die Kinder sind von den Hunden ganz begeistert und fragen, ob einer von ihnen mal einen kleinen Urlaub bei ihnen machen darf. Als ich daraufhin sage, dass das in Ordnung sei, sofern ihre Eltern einverstanden sind, sind sie überglücklich.

Ich bin mir nicht sicher, wie Mirka darauf reagieren wird – vielleicht hätte ich vorher mit ihr sprechen sollen, aber innerhalb weniger Tage schreibt sie mir: »Meinst du das ernst, dass uns einer deiner Hunde besuchen soll?«

Ich bestätige das, und sie erwidert, dass die Kinder vor Freude platzen werden, dass sie sich schon immer einen Hund gewünscht haben und dies ein erster Schritt sein wird, um zu sehen, ob das funktionieren würde.

Ich überlege, wer sich aus dem Rudel wohl am besten als Hausgast eignen würde. Da ich Ella nie hergeben würde, kommt sie natürlich nicht in Frage. Schließlich komme ich zu dem Entschluss, dass Zulu ideal wäre. Er ist ein großer Softie und liebt es zu kuscheln, aber er ist auch ein kleiner Schlawiner, woran die Kinder bestimmt Freude haben werden: Er wedelt so schnell mit seinem Schwanz, dass er sich im Kreis dreht, und beansprucht immer den besten Platz auf dem Sofa.

Es ist also entschieden. Zulu wird für ungefähr eine Woche bei den Federers bleiben. Ich packe eine kleine Tasche für ihn, hole sein Hundebett und Fressen und schon kann es losgehen. Wie ein Kind, das zum ersten Mal bei einem Freund übernachtet, ist er anfangs etwas ängstlich, aber als er die Kinder wiedersieht, geht er ab wie eine Rakete und schaut nicht mehr zurück.

Ich habe alles Wichtige aufgeschrieben – seine Fütterungszeiten, wann er spazieren geht – und gebe Mirka den Zettel, in dem Wissen, dass Zulu in guten Händen ist.

Während der Woche, in der er weg ist, erhalte ich regelmäßig Updates darüber, was er gerade so macht, mit Fotos von seinen Spaziergängen auf Wimbledon Common. Während Roger Tennis spielt, bauen die Kinder eine Bindung zu Zulu auf, und ich bin mir sicher, dass sie ihre Mutter um einen eigenen Hund bitten werden.

Es ist nicht machbar, wenn Roger auf Reisen ist, aber ein paar Monate, bevor er 2022 in den Ruhestand geht, erzählt er, dass sie Willow in ihrer Familie willkommen geheißen haben – einen eigenen Hund, und ich freue mich, dass sie sich einer weltweiten Gemeinschaft von Hundeliebhabern angeschlossen haben.

Es gibt auch viele Gelegenheiten, bei denen ich gebeten werde, Menschen mit Ratschlägen bei den Verhaltensproblemen ihrer Hunde zu helfen, und ich tue das sehr gerne, wenn ich kann.

Alizée und ich sind auf einer Cocktailparty in London und sie ist in ein Gespräch mit Jimmy Carr vertieft, aber als ich sie frage: »Weißt du eigentlich, wer er ist?«, hat sie keine Ahnung.

»Er ist ein Comedian«, kläre ich sie auf.

»Na ja, so lustig ist er nicht«, antwortet sie daraufhin.

Ich erkläre ihr, dass es Jimmys Stil ist, vernichtende Einzeiler auf die ausdrucksloseste Art und Weise rüberzubringen (ich glaube nicht, dass Alizées französische Nationalität dazu beiträgt, seinen Humor zu verstehen) und gehe dann rüber, um mich mit Jimmy zu unterhalten, dessen Gesellschaft ich immer als sehr angenehm empfinde.

Und schon bald – unvermeidlich – beginnen wir, über Hunde zu reden. Jimmy hat uns mit unserem Rudel gesehen, und es stellt sich heraus, dass er bei seinen beiden Hunden Hilfe braucht.

Es bereitet mir immer viel Freude, mein Wissen mit anderen zu teilen und ein paar nützliche Tipps geben zu können, was ich auch in den sozialen Medien mache, da ich mehr Fragen zum Verhalten von Hunden bekomme, als zu allem anderen.

In der Zwischenzeit entdecken Alizée und ich viele Gemeinsamkeiten. Wir gehen beide gerne spazieren, also machen wir uns in zügigem Tempo zusammen auf den Weg zur Arbeit, wann immer das möglich ist.

Die Hunde können es kaum erwarten, zum Battersea Park zu kommen, wo sie ein bisschen herumlaufen können, bevor sie wieder an der Leine, auf dem Bürgersteig laufen und die Albert Bridge überqueren, wenn wir uns auf den Weg in die Stadt machen.

Es ist eine wunderbare Art, den Tag zu beginnen – sechs anregende Meilen Bewegung, der Kälte des Winters zu trotzen, und dann die ersten Strahlen der blassen Frühlingssonne genießen –, bevor man sich ins Büro setzt.

Aber manchmal haben wir wenig Zeit, deshalb schlägt Alizée vor, mit dem Fahrrad zu fahren und die Hunde in einer Box vorne auf dem Rad zu transportieren. Lastenfahrräder. Einige ihrer Freunde bringen ihre Kinder damit zur Schule. Sie zeigt mir Fotos. Es scheint eine gute Idee zu sein, es mal auszuprobieren.

Wir bekommen eins geliefert, und ich mache daraufhin mit Ella eine Spritztour, um es mal auszuprobieren. Sie liebt es. Sie springt hinein und dann geht's los. Ihre Ohren wehen im Wind, als die Geschwindigkeit zunimmt. Für uns beide ist es wie ein Rausch.

Es macht dermaßen viel Spaß, dass ich mich frage, warum wir nicht schon früher darauf gekommen sind. Alle Hunde drängen sich hinein, ihre Köpfe schauen oben heraus, und anstatt in einem Wirrwarr von Leinen zum Park zu stapfen, sind wir in drei Minuten da, und Alizée radelt neben mir. Dadurch haben wir uns etwas Extrazeit verschafft, damit die Hunde noch länger auf dem Rasen herumtollen können.

Alizée benutzt zunächst noch ein Londoner Leihfahrrad, aber ich denke, es ist an der Zeit, dass sie ihr eigenes bekommt. Mum hat mir ein altes Peugeot-Fahrrad geschenkt, das eines ihrer Hochzeitsgeschenke war. Es wurde seit ungefähr zehn Jahren nicht mehr benutzt und benötigt einige Reparaturen, die ich gerne erledige.

Nachdem ich es gereinigt und gewartet habe, präsentiere ich es Alizée. Sie ist begeistert. Ihr erstes Auto war ein Peugeot, deshalb scheint es passend zu sein, dass sie jetzt auf einem Peugeot-Fahrrad herumradelt. Ich kann sie damit die Straße entlangfahren hören – es hat ein unverwechselbares Scheppern und Rasseln –, aber das, erklärt sie, verleiht ihm Charakter. Mit ihrem restaurierten Vintage-Fahrrad mit seiner langen Familiengeschichte ist sie viel glücklicher, als sie es mit einem brandneuen Drahtesel gewesen wäre.

Die Fahrräder werden zu unserem wichtigsten Verkehrsmittel. So pendeln wir zur Arbeit, gehen einkaufen oder mit Freunden ins Restaurant. Manchmal beschließt Alizée, selbst nicht zu fahren, sondern springt stattdessen mit den Hunden in meinen Fahrradwagen, und wir schlängeln uns dann mit wehenden Haaren durch den Verkehr.

Ich weiß, dass wir eigentlich ziemlich auffällig sein müssten, Alizée und ich, mit unserer kleinen Hundetruppe in der Transportbox, aber in dem hektischen Treiben Londons scheint keiner unsere Exzentrik zu bemerken.

Im April fangen wir an, darüber nachzudenken, uns eine gemeinsame Wohnung zu suchen. Meine Wohnung ist wunderbar, aber nicht ideal für ein Paar, das vier Hunde besitzt, weil es keinen Garten gibt. Wir mögen beide Battersea und suchen über Immobilienmakler nach einem passenden Zuhause.

Eine Wohnung sieht perfekt aus, aber es sind keine Hunde erlaubt, also fällt das raus. Schließlich finden wir eine andere, die alle Kriterien erfüllt, allerdings wird nicht angegeben, ob Haustiere erlaubt sind. Ich frage den Makler: »Wie steht der Vermieter zu Hunden?«

»Ich muss ihn mal fragen.«

Eine halbe Stunde später bekomme ich einen Anruf: »Jemand im Büro fragt, um wie viele Hunde es geht?« (Wie sich herausstellt, folgt mir dieser Jemand in den sozialen Medien und weiß, dass ich vier, manchmal sogar fünf Hunde habe – der fünfte ist Zulu, der immer noch hin und wieder etwas Zeit bei meinem Vater in Bucklebury verbringt.)

Ich muss gestehen, dass ich es nicht sofort zugeben wollte, sondern lieber behutsam und schrittweise: Wenn er generell nichts gegen Hunde hat, wie wäre es dann, wenn es sich um mehr als einen handelt? Vielleicht sogar mehrere sehr gut erzogene Hunde?

Aber so wie es aussieht, muss ich wohl sofort gestehen, dass ich vier habe. Und nach einigen langwierigen Verhandlungen – und dem Versprechen, dass ich eine höhere Kaution als üblich hinterlegen werde – gehört das Haus uns. Ich wohne bereits seit elf Jahren in meiner Wohnung. Aber jetzt, nur acht Monate nachdem Alizée und ich uns kennengelernt haben, sind wir uns bereits sicher, dass wir zusammenziehen wollen.

Wenn ich über dieses Jahr nachdenke, kann ich nicht glauben, wie sehr sich mein Leben verändert hat. Es ist wie eine Wiedergeburt: Ich habe jemanden kennengelernt, in den ich unsterblich verliebt bin, bin mit ihm in ein neues Haus gezogen und habe ein neues Unternehmen gegründet, in dem ich etwas mache, das mich wirklich begeistert.

Da ich meinen Hunden etwas zurückgeben wollte, die mir auch so viel gegeben haben, und da ich immer der Meinung war, dass die Ernährung der Schlüssel zu ihrem Wohlbefinden ist, entstand Ella & Co. (wie es damals hieß). Mein Versprechen an Hundebesitzer ist, den Menschen mit meinem Futter die Gewissheit zu geben, dass sie ihren Vierbeinern die beste Ernährung bieten und sich nicht durch cleveres Marketing hereinlegen lassen.

Wenn es um die Genesung der psychischen Gesundheit geht, gibt es keine festen Regeln für das Tempo. Es gibt auch keine Garantie, dass die Behandlung funktionieren wird. Jeder reagiert anders. Aber ich weiß, dass alles, was ich durchgemacht habe, sich gelohnt hat, um diese Zufriedenheit zu erreichen.

Ich verstehe jetzt so viel mehr über meine psychische Gesundheit und achte auf Anzeichen, dass sie gefährdet sein könnte. Und wenn das mal der Fall ist, versuche ich, meinen Kopf frei zu bekommen. Ich betreibe keinen Raubbau an meiner Gesundheit, konzentriere mich auf die Dinge, die mir wirklich wichtig sind. Ich gehe sicher, dass ich im Hier und Jetzt lebe, so ähnlich wie es auch Hunde tun.

Hunde verfolgen keine illusorischen Ziele und machen sich auch keine Sorgen darüber, was morgen passieren wird. Sie leben im Hier und Jetzt.

Ich habe damit angefangen, von meinen Hunden zu lernen. Jetzt gelingt es mir auch besser, mal einen Moment innezuhalten und zu denken: »Wow, ich habe es ganz schön weit gebracht.« Allein das anzuerkennen, ist schon eine große Sache.

Ich denke an den Tag auf dem Dach zurück, als Ella mich davon abhielt zu springen. Kann diese Veränderung in mir wirklich innerhalb von zwölf Monaten passiert sein?

Kapitel elf

Der Segen eines Vaters ... und ein Heiratsantrag

Pippa und ihr Mann James wissen, wie sehr ich die Wildheit und Herrlichkeit von Glen Affric liebe. Es hat sich einen besonderen Platz in meinem Herzen verdient, besonders weil es eine wichtige Rolle bei meiner Genesung spielte.

Sie schlagen mir einen Teilzeitjob vor – das Bewirten von Wochenendgästen auf dem Anwesen –, was ich auch neben meinem Hundefuttergeschäft tun kann. Ich mache das gerne, obwohl ich weiß, wie sehr ich Alizée vermissen werde, und ich hoffe, dass ich sie überzeugen kann, mich so oft wie möglich zu besuchen.

Aber sosehr ich diese wunderschöne Landschaft mit den uralten Kiefernwäldern und den von hohen Bergen umgebenen See liebe, so sehr ist der Dezember doch auch ein brutaler Monat, um Gästen seine Schönheit nahezubringen. Und inzwischen ist tiefster Winter.

Unsere Gäste sind wohlhabende Leute aus aller Welt. Neben Briten gibt es Amerikaner, Südafrikaner, Europäer und Asiaten, und sie alle haben etwas gemeinsam: Sie suchen nach dem gewissen Etwas bei ihrem Urlaub. Ein Luxushotel kann so etwas natürlich nur begrenzt bieten, doch im Glen Affric gibt es neben dem Komfort und der heimischen Atmosphäre auch das Versprechen auf Abenteuer.

Es ist schwer, sie vom Kaminfeuer in der Hütte wegzulocken, um einen Spaziergang zu unternehmen, aber noch schwieriger ist es, sie zu einem eiskalten Bad im See zu überreden. Aber ich bin enthusiastisch. Ich möchte, dass die Gäste diese neuen Erfahrungen machen, um zu erfahren, wie lebendig sie sich fühlen werden, wenn sie ihre Ängste überwinden und im Wasser schwimmen, das dermaßen kalt ist, dass sie nach Luft schnappen werden. Anschließend ist die Belohnung, am Feuer zu sitzen, wohl verdient, und das Gefühl des Wohlbefindens ist sogar noch schöner.

Es gibt diejenigen, die mit mir und meinen Hunden durch Wälder und Täler wandern, und ein paar Mutige, die den Kick eines Winterbads erleben.

Während ihres Aufenthalts ist die Stille und Nähe zur Natur heilend. Wenn du ruhig genug dasitzt, vergisst die Tierwelt, dass du anwesend bist. Vielleicht erblickst du dann flüchtig einen scheuen Baummarder, der auf einem Fels sitzt, oder du siehst ein seltenes Eichhörnchen, das sich wie auf einem Trapez durch die Äste schwingt.

Ich habe die Luftakrobatik eines Steinadlers beobachtet, der am kobaltblauen Himmel seine Kreise zog und dann herabschoss. In der Abenddämmerung fliegt eine Gänseschar kreischend über uns hinweg. Fledermäuse schießen herab und huschen hin und her, und ein Paar Nachteulen unterhält sich mit einem Finken und antwortet mit »Huhu«.

Vielleicht erhaschen wir einen Blick auf einen Otter, der auf einem Fels am See hockt, wo im Sommer Libellen umherschwirren. Die Berge und Wälder werden von Rotwildherden besiedelt, und neben der Waldkiefer wachsen Birken, Ebereschen und Erlen, an denen seltene Flechtenarten zu sehen sind.

Das Leben verläuft hier langsamer. Es gibt keinen Verkehr, der die Singvögel übertönt, und in einer klaren Nacht, ohne die Verschmutzung durch Straßenlaternen, kannst du auf dem Rücken liegen und die Sterne zählen.

Drei Wochenenden hintereinander bin ich mit den Hunden hier, aber ohne Alizée, und ich kann es kaum erwarten, sie wiederzusehen. Ich sende ihr Nachrichten, in denen ich ihr Fotos von den Hunden schicke. Eins von Ella wünscht ihr viel Glück bei einem Interview, ein anderes von Mabel lädt sie ein: »Komm und besteig einen Berg mit uns.«

Pippa und James werden nächstes Wochenende verreisen und Alizée wird sie danach in Inverness treffen, sodass sie das letzte Stück der Reise gemeinsam zurücklegen werden.

Ich freue mich, sie wiederzusehen, ich bin zwar sehr gerne hier, aber mit ihr an meiner Seite wird es nahezu perfekt sein. Mit Herzklopfen warte ich auf sie, kann es kaum erwarten, sie wiederzusehen.

Dann kommt sie, steigt aus dem Wagen, und alle Hunde stürmen los, um sie zu begrüßen. Sie streichelt sie alle, vergräbt ihr Gesicht in ihrem Fell, liebkost ihre Ohren. Und plötzlich wird mir klar, dass es nicht mehr meine Hunde sind, sondern *unsere*, und dass Alizée sie wirklich vermisst hat.

Dann schaut sie auf, als hätte sie sich eben erst daran erinnert, dass ich ja auch noch da bin. Sie strahlt übers ganze Gesicht, eilt zu mir, um mich zu umarmen.

Pippa und James sind beeindruckt von meiner zierlichen französischen Freundin. Sie staunen, dass sie mich am frühen Morgen beim Schwimmen mit den Hunden begleitet, und lächeln, als wir uns alle am Ufer schütteln, sodass die glitzernden Tropfen nur so fliegen. Als wir lachend zu ihnen kommen, klappern unsere Zähne vor Kälte.

Sie erkennen, dass wir wirklich die gleichen Leidenschaften

haben und wie gut geölte Zahnräder ineinandergreifen. Und nun, da ich meine Depression akzeptiert habe – ich habe darüber gesprochen und geschrieben –, habe ich auch ein ganz neues Selbstbewusstsein und bin glücklicher als je zuvor.

Seitdem Alizée und ich uns kennengelernt haben, ist viel passiert, aber wir hatten noch keinen richtigen Urlaub zusammen, zumindest nicht zu zweit, und ich schlage einen Segeltörn im März vor. Es ist nicht ganz ungefährlich, ich habe schon seit Jahren kein Boot mehr gesteuert, aber jetzt ermutigt mich Alizée dazu.

Es dauert auch noch ein paar Monate, bis die Chartersaison richtig beginnt – das Wasser des Mittelmeers ist noch bis Juni kalt –, aber es ist billiger, früher zu fahren. Und da wir uns jetzt vorgenommen haben zu sparen, um uns zusammen ein Haus zu kaufen, erscheint es vernünftig, nicht unnötig Geld aus dem Fenster zu werfen.

Obwohl weniger Boote verfügbar sind, finde ich eine 40-Fuß-Yacht, schicke meine Bescheinigungen und Referenzen, begleiche die Anzahlung, und die Buchung ist erledigt.

Ich krame meine alten Segelnotizen hervor, um sie noch mal durchzulesen. Ich bin etwas nervös und meine Mutter verstärkt meine Ängste noch. »Solltet ihr das wirklich tun, also nur ihr beide?«, fragt sie. Sie erzählt es Dad, der mich daraufhin anruft und mit mir am Telefon all seine Segeltipps durchgeht.

Ihre Angst steckt mich an, und ich fange an, mir Sorgen zu machen. Ist das vernünftig, wenn wir zwei für eine Woche ein Boot mieten? Im Stillen frage ich mich, ob ich dem überhaupt gewachsen bin.

Aber Alizée ist begeistert, und ich gebe mein Bestes, um meine Ängste zu verscheuchen und um genauso begeistert zu sein wie sie.

Das Boot liegt vor Mallorca vor Anker, und wir fliegen dorthin, wollen die Insel umsegeln. Alizée schreibt eine Einkaufsliste für Reiseproviant und macht sich dann, ohne dabei an meine Ängste zu denken, auf den Weg, um die Besorgungen zu machen, während ich zum Boot gehe, um mir alles erklären zu lassen.

Es ist 17 Uhr, bevor wir beide an Bord sind, und wir beschließen, eine gemütliche erste Nacht im Hafen zu verbringen, anstatt unseren Ankerplatz im Dunkeln zu verlassen.

Erst da kommt mir in den Sinn, dass ich überhaupt keine Ahnung habe, wie es um Alizées Segelfähigkeiten bestellt ist. Aber man kann es daran erkennen, wie sich jemand auf einem Boot verhält, und sie ist geschickt und wendig wie eine Katze; ich habe Vertrauen in sie.

Wir teilen uns eine Flasche Wein zum Essen und trinken am nächsten Tag, als die Sonne aufgeht, unseren Morgentee, lösen dann die Leinen vom Steg und schippern aus dem Hafen. Innerhalb von 20 Minuten sind die Segel gesetzt, der Motor ausgeschaltet, und wir haben unseren Kurs festgelegt. Wir haben beide ein breites Grinsen auf dem Gesicht.

Jetzt bin ich froh, dass Alizée mich dazu gedrängt hat und dass ich meine Ängste überwunden habe. Fünf Stunden später, als wir erfolgreich in einer wunderschönen Bucht ankern, die von Klippen umgeben und in der das Wasser türkisblau ist, befestigen wir das Boot mit einer Achterleine am Ufer, um nicht wegzutreiben. Im Stillen klopfe ich mir auf die Schulter.

Den Anker zu setzen, ist, wie jeder Seemann weiß, eine der häufigsten Ursachen für Streitigkeiten. Es ist immer die Schuld eines anderen, wenn es schiefgeht. Aber heute fühlen wir uns wie erfahrene Profis und alles läuft genau nach Plan.

Alizée zaubert ein köstliches Mittagessen – bestehend aus Sardinen, Wurst, Käse und Oliven mit etwas geraspeltem Gemüse. Wir essen und trinken ein kleines Glas Wein dazu, lassen dann die Leiter hinunter und gehen schwimmen. Danach lassen wir uns von der Sonne trocknen.

Während unserer Reise gehen wir zweimal an Land, suchen uns eine ruhige kleine Bar für ein Bier, schlendern umher, besorgen neue Vorräte.

Jedes Mal, wenn ich mir sage, dass ich sie gar nicht noch mehr lieben könnte, gibt mir Alizée einen weiteren Grund, um das zu tun. Ohne ihre Ermutigung hätte ich dieses Boot niemals gechartert, und jetzt haben wir mehr Spaß, als wir uns je erträumt hätten.

Drei weitere herrliche Tage segeln wir weiter, merken jedoch, dass unser Plan, die ganze Insel zu umsegeln, zu ehrgeizig ist, und beschließen, auf der Route, die wir bereits genommen haben, in aller Ruhe zurückzusegeln.

Wir erreichen die wunderschöne Bucht, in der wir unsere zweite Nacht verbracht haben. Dieses Mal sind dort noch zwei andere Boote und es fühlt sich überfüllt an. Also werfen wir den Anker aus, allerdings in tieferem Wasser, etwas außerhalb der Bucht.

An diesem Abend nimmt der Seegang zu, mit zunehmendem Wind, der das Boot durchschüttelt. Kurz vor Sonnenuntergang verlassen die beiden anderen Boote die Bucht und ich verspüre einen Anflug von Sorge.

Ich schalte den Wetterbericht ein – auf Spanisch – und schnappe nur ein paar Worte auf. Als die Nacht und mit ihr die Dunkelheit hereinbricht, sinken die Temperaturen, und wir ziehen Pullover an. Um 22.30 Uhr beschließen wir, ins Bett zu gehen. Vorher lasse ich mehr Ankerkette raus, überprüfe die Achterleine. Alles ist gut.

Wir gehen ins Bett, allerdings stelle ich den Wecker auf Mitternacht. Als er klingelt, stolpere ich schlaftrunken bei peitschendem Wind aufs Deck und beleuchte mit meiner Taschenlampe die Ankerkette. Sie hat nachgegeben, wir können also nicht länger bleiben, es ist zu gefährlich.

Ich unterdrücke meine Angst und versuche, ruhig zu bleiben. Dann wecke ich Alizée und sage ihr, dass wir einen sichereren Ankerplatz finden müssen, da der Wind seinen Kurs ändert und stärker wird. Wir müssen in der Bucht Schutz suchen, in der wir dem Wind weniger ausgesetzt sind.

Also machen wir uns auf den Weg und positionieren das Boot neu, sodass wir fast genau an der gleichen Stelle sind, wie auf unserer Hinfahrt. Das Beachten der wesentlichen Rituale, das Werfen des Ankers, das Überprüfen der Kette, das Befestigen der Achterleine sorgen zum Glück eher für Ruhe als für Panik.

Wir unterstützen uns gegenseitig, arbeiten als Team. Die Wellen werden höher, das Boot schaukelt und dreht sich wie ein störrisches Pferd, und ich spüre meine Verantwortung, Alizée zu beschützen. Aber sie ist gelassen, und weiß, was zu tun ist. Die Gefahr macht uns nicht empfindlich oder aggressiv, es gibt kein einziges scharfes Wort oder Schuldzuweisungen. Uns verbindet ein gemeinsames Ziel: das Boot bei steigender See zu sichern, um in Sicherheit zu sein.

Es hat etwas Belebendes, Widrigkeiten als Team zu überwinden. Es macht unsere Partnerschaft noch stärker, ist ein prägender Moment in unserer Beziehung.

Erst in den frühen Morgenstunden schlafen wir wieder ein, aber auch da dösen wir nur unruhig. Dann stehen wir schließlich auf, trinken Tee und bereiten das Boot für unsere fünfstündige Reise vor. Als die Segel gesetzt sind, fliegen wir bei starkem Wind förmlich zurück zum Hafen. Unsere Gesichter brennen wegen des stürmischen Windes, aber trotzdem müssen wir breit grinsen.

Unser Segelurlaub war ein voller Erfolg und hat unsere Verbindung noch gestärkt.

Glücklich kehren wir zu unserem Zuhause in Battersea zurück. Dieses Haus, unsere Hunde und unsere Sachen, die Freunde, die eher gemeinsame sind als nur die von Alizée oder nur von mir – all das festigt das Gefühl, dass wir jetzt ein richtiges Paar sind.

Es ist das Jahr 2019, wir sind seit knapp zwölf Monaten zusammen, und ich denke darüber nach, Jean Gabriel um die Hand seiner Tochter zu bitten.

Alizée erwähnt, dass ihre Eltern nach England kommen, und ich ermutige sie, sie auch zu uns einzuladen. An dem Wochenende, an dem sie uns besuchen wollen, arbeite ich als Reiseführer in Schottland, und wir vereinbaren, dass sie direkt nach Glen Affric kommen. Es scheint die perfekte Gelegenheit zu sein, um mit ihrem Vater zu sprechen.

Das Wochenende vergeht wie im Flug, mit Spaziergängen mit den Hunden, Mahlzeiten in guter Gesellschaft und Gesprächen. Aber ich schaffe es einfach nicht, Jean Gabriel mal allein zu erwischen. Ich bin nervös, und wann immer ich denke, dass der richtige Zeitpunkt gekommen ist und die Worte in meinem Kopf bereits Gestalt annehmen, kommt jemand dazwischen, und ich gebe es auf.

Es ist Sonntagabend und das Ende ihres Besuchs naht. Ich muss mir etwas überlegen, wie ich Jean Gabriel von den anderen wegbekomme. Angestrengt versuche ich, mir eine gute Ausrede zu überlegen.

»Ich bräuchte mal Hilfe, um die Segel von einem der Boote einzuholen. Könntest du mir helfen?« Ich improvisiere, denn eigentlich muss es gar nicht gemacht werden.

Aber Jean Gabriel möchte mir gerne helfen, und los geht's – Ella trottet erwartungsvoll und ermutigend hinter mir her –, um das Boot neu zu positionieren und um es an seinem Liegeplatz festzumachen.

Das Boot ist ein Krabbenkutter aus Cornwall, im Stil von *Der Kampf um die Insel* von Arthur Ransome. Ich finde, es verleiht meiner Aufgabe einen Hauch von Romantik und Abenteuer.

Und natürlich möchte ich auch, dass Ella in diesem wichtigen Moment bei mir ist. Schließlich war sie bei fast jedem anderen bedeutenden Ereignis in meinem Erwachsenenleben dabei. Und außerdem ist es auch nur angebracht, weil ich durch sie überhaupt erst Alizée kennengelernt habe.

Sie trägt ihre eigene kleine Schwimmweste und sucht sich einen bequemen Platz auf dem Boot, damit sie das entscheidende Gespräch in Ruhe miterleben kann. Ich habe mich so an ihre moralische Unterstützung gewöhnt, und mit ihrem Köpfchen, das in meinem Schoß ruht, weiß ich, dass ich mutig genug sein werde, um die entscheidende Frage zu stellen.

Ich kraule sie hinter den Ohren. Durch sie bekomme ich etwas mehr Selbstvertrauen, mit dem Mann zu sprechen, der (hoffentlich) mein zukünftiger Schwiegervater sein wird.

Wir stoßen uns vom Steg ab und schippern über den See, mit der Entschlossenheit eines furchtlosen Trios auf einer wichtigen Mission. Aber Jean Gabriel sieht mich verwirrt an. »Ist die Anlegeboje nicht da drüben?«, fragt er und zeigt in die entgegengesetzte Richtung.

Er hat recht, ich weiß nicht, was ich sagen soll. In meinem Kopf überschlagen sich die Gedanken. Wir erreichen die Mitte des Sees, und da platzt es aus mir heraus: »Der Grund, warum ich mit dir allein herkommen wollte, war, um dich zu fragen, ob es möglich wäre, um die Hand deiner Tochter anzuhalten?«

Ich plappere immer weiter und klinge bestimmt wie der Kandidat einer billigen Reality-Show, der zusammenhangloses Zeug faselt: »Wir haben seit unserem Kennenlernen schon so einiges erlebt und wir machen uns sehr glücklich. Sie wird immer an erster Stelle stehen, wenn du mir dein Einverständnis gibst.«

Ella, die neben mir liegt, ermuntert mich, setzt ihren flehendsten Blick auf.

Mit einem amüsierten Lächeln auf dem Gesicht, sieht Jean Gabriel uns beide an. »Bist du dir sicher?«, fragt er mit seiner ironischen gallischen Art. »Ist dir klar, worauf du dich einlässt?«

Ich versichere ihm, dass ich mir absolut sicher bin, und er lächelt. »Nun, in dem Fall gebe ich dir sehr gerne meinen Segen.«

Ich kann mich noch daran erinnern, wie ich daraufhin erleichtert ausatme und wie sich ein Lächeln auf meinem Gesicht ausbreitet. »Aber könntest du es noch für dich behalten«, bitte ich ihn. »Nur, bis ich den richtigen Moment gefunden habe, um Alizée zu fragen.«

Jean Gabriel erwidert: »Selbstverständlich, aber kann ich es Laurence erzählen? Ich habe es nämlich noch nie geschafft, etwas vor meiner Frau geheim zu halten.«

Und damit ist es besiegelt. Mir ist es gelungen, Affric-Trail-Whisky und zwei Gläser auf dem Boot zu verstecken, ich schenke uns einen kleinen Schluck des torfig schmeckenden Elixiers ein und Jean Gabriel scherzt: »Ich werde wohl noch ein bisschen mehr davon brauchen.« Dann sitzen wir beide im Boot, unnötigerweise mitten auf dem See, und unterhalten uns noch ein bisschen.

Ein paar Drinks später beschließen wir, zur Hütte zurückzukehren und machen uns auf den Weg zum Ufer. Erst da wird mir klar, dass wir nicht das gemacht haben, was wir angeblich tun wollten. Alizée, die uns am Ufer erwartet, ruft verwirrt: »Was um alles in der Welt macht ihr da? Ihr wart eine Stunde lang weg und das Boot ist immer noch nicht am Anlegeplatz.«

Ich denke mir bereits eine dumme Ausrede aus, als Jean Gabriel aufsteht und sich am Baum festhält, um sich daran abzustützen, weil er aus dem Boot steigen will.

Plötzlich löst sich jedoch die Klampe, die es festhält, und der Baum schwingt herum, während Jean Gabriel sich noch immer daran festklammert. Sein Oberkörper schwebt gefährlich nahe über dem Wasser, während seine Füße am Deck des Bootes wie festgewurzelt bleiben.

Zum Glück lacht er und ich auch – vor lauter Erleichterung. »Das sollte eigentlich nur passieren, wenn du Nein gesagt hättest. Dann würde ich dich da hängen lassen, bis du deine Meinung änderst«, sage ich zu ihm.

Alles, was ich mit Alizée mache – jede neue Erfahrung, die wir miteinander teilen –, bestätigt meine Überzeugung, dass ich den Rest meines Lebens mit ihr verbringen möchte. Alles, was ich jetzt noch tun muss, ist, den richtigen Zeitpunkt zu finden, um ihr einen Antrag zu machen.

Ein paar Wochen später verbringen wir einige Tage mit ihren Eltern in ihrer alten Wassermühle in der Nähe von Limoges – einem Ort, an dem Alizée viele glückliche Ferien während ihrer Kindheit verbracht hat.

Es gibt einen alten Brotbackofen in einer alten Scheune, den sie immer noch benutzen. Jeden Morgen lockt mich der verführerische Duft von frisch gebackenem Brot aus dem Bett. Wunderbare Eintöpfe in riesigen Tonbehältnissen köcheln den ganzen Tag leise im Ofen, während wir Spaziergänge machen.

Wir kehren zurück zu den Aromen von langsam gekochtem Cassolette, Lamm-Tajine, allen Arten von Eintöpfen. Das Fleisch ist immer zart und fällt vom Knochen, die Soßen sind reichhaltig und wärmend.

Jean Gabriel, der weiß, dass ich praktisch veranlagt bin (und vielleicht auch, um die Fähigkeiten seines zukünftigen Schwiegersohns zu testen), lässt mich alles reparieren, was instand gesetzt werden muss. Ich richte den Holzofen und die Wasserpumpe, finde die richtigen Teile, um den Traktor wieder zum Laufen zu bringen.

Inzwischen kennst du mich gut: Ich liebe nichts mehr, als mechanische Dinge auszubessern.

Ich treffe viele Familienangehörige von Alizée, die am Wochenende zum Mittagessen kommen.

Sie mit ihren Verwandten und in ihrem Element zu sehen – sie ist eher ein Landmädchen als ein Stadtmensch –, bestätigt mir, dass ich sie für immer in meinem Leben haben möchte. Und sie hat die wunderbarste, unkomplizierteste Familie. Es fühlt sich perfekt an. Ich versuche, an eine einzige Sache zu denken, die mich an ihr stört oder sich falsch anfühlt. Aber da gibt es nichts, auch wenn ich die Tatsache beklage, dass ich mein Französisch unbedingt deutlich auffrischen muss.

Ich weiß, dass mir das nicht leichtfallen wird. Tatsächlich würde ich lieber jedes mechanische Gerät der Familie reparieren, als mein eingerostetes, zu Fauxpas neigendes Franglais aufzufrischen und es zu einer akzeptablen Version aufzupolieren.

Während unseres Aufenthalts wirft mir Jean Gabriel gelegentlich einen wissenden Blick zu. Wir sind allein, ich zünde das Feuer an, und er erkundigt sich: »Machst du es dieses Wochenende?« Fragend schaue ich ihn an.

»Frag sie einfach. Du hast es dir doch noch nicht anders überlegt, oder?«

Ich versichere ihm, dass ich sie immer noch fragen will, ich habe nur noch nicht den richtigen Moment gefunden.

Allerdings kehre ich unverrichteter Dinge nach London zurück. Ich weiß, dass ich mich dafür wappnen muss. Auch wenn ich mir meiner Gefühle ganz sicher bin, mache ich mir Gedanken, dass sie mir vielleicht eine Abfuhr erteilen könnte.

Die Angst macht mich nervös und unvernünftig.

Ich beschließe, dass ich endlich die Initiative ergreifen muss. Ich muss es einfach tun, in meinem Leben war ich mir bei einer Entscheidung noch nie so sicher. Und was wäre ein besserer Ort, um einen Heiratsantrag zu machen, als im Lake District, wo unsere Liebe begann?

Ich möchte nichts hinauszögern, aber die nächste Hürde ist, Alizée davon zu überzeugen, am nächsten freien Wochenende mit mir dorthin zu fahren. Den perfekten antiken Ring habe ich auch schon gekauft. Ella begleitete mich zum Juwelier und leistete ihren Beitrag bei dieser wichtigen Aufgabe.

Also schlage ich Alizée vor, dass wir einen Ausflug zum Lake District machen und zwar am folgenden Wochenende.

Sie überprüft die Wettervorhersage und stellt fest, dass es für das Wochenende Sturmwarnungen für den Nordwesten gibt, während es im Süden mild und sonnig sein soll.

»Warum um alles in der Welt willst du bei einem Regensturm den ganzen Weg dorthin fahren, wenn es hier unten schön sein soll?«, fragt sie vernünftigerweise.

Aber ich versichere ihr, dass ich fest entschlossen bin: Ich werde gehen, egal bei welchem Wetter. Sie denkt, dass ich Scherze mache, dass ich völlig verrückt geworden bin. Aber je mehr sie sich wehrt und dagegen argumentiert, desto hartnäckiger werde ich. »Ich packe schon mal meine Tasche, damit ich bereit bin, wenn du am Freitag von der Arbeit nach Hause kommst«, verkünde ich.

Es ist Freitag, meine Tasche ist gepackt und im Auto verstaut, den Ring und eine Flasche Champagner habe ich in meinem Rucksack. Ich habe den Ring in einer Hundekottüte versteckt, nur für den Fall, dass Alizée darin herumstöbern sollte. Sicher ist sicher.

Die Hunde freuen sich auf den Ausflug, und in meinem Kopf

reift ein Plan für den Heiratsantrag: Wir werden unsere Lieblingswanderung machen, die Sonne wird sich ihren Weg durch die Wolken bahnen, ich werde uns ein ruhiges Plätzchen suchen, den Champagner öffnen und sie fragen, ob sie meine Frau werden will.

Alizée kommt nach Hause, checkt die Wettervorhersage. Immer noch stürmischer Regen. »Bist du bereit?«, frage ich in einem schmeichelnden Tonfall. »Auf gar keinen Fall!«, entgegnet sie.

Da schalte ich auf stur. »Also, ich werde mich in einer halben Stunde mit den Hunden auf den Weg machen«, verkünde ich. »Wenn du nicht mitkommen willst, dann hab ein schönes Wochenende, und wir sehen uns am Sonntag.«

Sie kann meine Unnachgiebigkeit nicht nachvollziehen. Warum bin ich denn nicht vernünftig und wähle ein Wochenende, wenn das Wetter besser ist? Aber ich lasse mich nicht umstimmen. Ich steige in den Wagen und beschließe – vollkommen irrational und lächerlich –, an dem Wochenende, an dem ich ihr eigentlich einen Antrag machen wollte, ohne sie loszufahren.

Nach ein paar Meilen Autofahrt, klingelt allerdings mein Handy. Es ist Alizée. »Schau mal, ich will nicht heute Nacht fahren, ich bin müde. Aber lass uns morgen früh aufstehen und dann los, okay?«

Widerwillig kehre ich um, hole die Hunde aus dem Auto, schleppe meine Tasche und meinen Rucksack zurück ins Haus und stelle dann den Wecker auf fünf Uhr morgens.

Es ist lange vor Sonnenaufgang, als ich das Auto erneut belade. Alizée, die müde und mürrisch ist, beschließt, hinten bei den Hunden zu sitzen. Sie schläft während der ganzen Fahrt, und ich lasse die Scheibenwischer auf Hochtouren laufen, während der Regen niederprasselt. Der finstere Himmel verdunkelt sich noch mehr, je weiter wir nach Norden kommen.

Zur Frühstückszeit erreichen wir die Hütte unserer Familie, und ich sehe eine kurze Pause vom Regen, also schlage ich einen Spaziergang vor. Aber es ist immer noch zu windig, um die hohen Berge zu erklimmen, die wir so lieben. Einen genauen Plan habe ich nicht. Ich will improvisieren, also stapfen wir weiter. Den kostbaren Ring und den Champagner habe ich in meinem Rucksack verstaut, aber der richtige Moment kommt einfach nicht.

Auf dem Rückweg springen wir noch kurz in einen kleinen See, danach sind wir wieder in der Hütte. Das Feuer prasselt, und wir machen es uns gemütlich, während wir zum Abendessen Hühnerpastete essen und früh ins Bett gehen.

Obwohl ich müde bin, liege ich wach, meine Gedanken überschlagen sich: Mir bleibt nur noch ein Tag. Ich habe mir das Wochenende gegeben, mein mir selbst auferlegtes Ultimatum. Bis Sonntagabend muss ich ihr einen Antrag machen.

Es wird Sonntag, es ist immer noch etwas stürmisch. Ein grauer Herbsttag. Für den heutigen Spaziergang mache ich Sandwiches, kontrolliere den Hundekotbeutel mit seinem wertvollen Inhalt und verstaue unser Lunchpaket neben dem lauwarmen Champagner in meinem Rucksack.

Wir machen uns auf den Weg, folgen der Route unseres ersten gemeinsamen Spaziergangs im Lake District. Es ist eine nostalgische Reise. Die ganze Zeit über warte ich auf den richtigen Moment. Wir erreichen die Kuppe eines steilen Bergrückens. Hier? Nein, wir sind zu sehr außer Atem. Dann erreichen wir den Gipfel. Zu windig, zu kalt.

Wir beginnen mit dem Abstieg. Es gibt da so einen kleinen Schlupfwinkel direkt neben dem Weg, aber dort ist schon jemand. Wir halten an, um unsere Sandwiches zu essen. Aber jedes Mal, wenn ich Luft hole, um etwas zu sagen, kommt ein anderer Wanderer in Sicht, der uns fröhlich zuwinkt.

Ich denke, dass Alizée meine Unbeholfenheit inzwischen bemerkt haben muss. Sogar während wir zu Mittag essen, klammere ich mich an den Rucksack und erlaube ihr noch nicht mal, ihre Wasserflasche rauszuholen. Und als ich hinter einem Felsen pinkeln gehe, nehme ich ihn auch mit. Denkt sie, dass ich mich merkwürdig verhalte? Zumindest denke ich das.

Jedes Mal, wenn ich in der Vergangenheit versucht habe, unsere gemeinsame Zukunft anzusprechen, reagierte sie etwas abweisend und sagte, sie sei noch nicht bereit für die Ehe. »Woher weißt du, wann du bereit bist?«, drängte ich sie.

»Ich schätze, man fühlt es einfach«, antwortete sie achselzuckend.

Und jetzt, da ich sie direkt fragen muss, bin ich angespannt und ängstlich, und ich überlege, ob ich sie vielleicht völlig falsch eingeschätzt habe.

Wir kehren in die Hütte zurück, die erhoffte Euphorie hat einen Dämpfer bekommen und ist nun zu stiller Resignation geworden. Uns bleiben nur noch ein paar Stunden im Lake District. Und bald müssen wir auch schon für die Heimreise packen. Am Montag geht es dann mit der Routine weiter; die romantische Stimmung, die ich herbeizaubern wollte, wird nachlassen.

»Lass uns noch schnell ein letztes Mal im Fluss schwimmen gehen«, schlage ich vor.

Alizée ist einverstanden. Also los geht's, mit Ella – und natürlich dem Rucksack.

Als wir ins Wasser springen, kommt die Sonne gerade heraus, und wir planschen ein paar Minuten herum, bevor wir wieder hinauskrabbeln.

Jetzt!, sage ich mir, als wir ans Ufer klettern. Meine Worte kommen als unverständliches Durcheinander heraus und unterbrechen Alizée, die gerade über ihre Arbeitspläne für die nächste Woche redet.

»Ich muss nur noch etwas tun, dir etwas sagen, für uns«, stammle ich zusammenhanglos, während sie mich verwirrt anschaut. Dann platzt es aus mir heraus: »Würdest du mir die große Ehre erweisen und mich heiraten?«

Kapitel zwölf

Ein Highland Loch-down ... und ein eigenes Zuhause

Alizée schaut mich an, sie sieht geschockt aus. Offensichtlich ist dies das Letzte, womit sie gerechnet hat. Für den Bruchteil einer Sekunde frage ich mich, ob meine Welt jetzt wohl kurz vor dem Zusammenbruch steht.

Ihr fassungsloser Gesichtsausdruck, neugierige Herdwick-Schafe im Hintergrund, bleibt mir für immer im Gedächtnis.

Dann ruft sie: »Ja!« und es fließen Tränen. Sie steckt den Ring an. Wir umarmen uns innig und weinen beide. All die aufgestaute Nervosität, die mich tagelang gereizt und hibbelig gemacht hat, löst sich nun in Luft auf.

Ich schaue zu Ella hinüber, die sich auf dem Rucksack zusammengerollt hat. Mit ihr habe ich geübt und die Worte zu ihr gesagt, wenn wir allein waren. »Willst du mich heiraten?« Und: »Würdest du mir die Ehre erweisen, mich zu heiraten?« Sie hat die Sätze schon viele Male gehört.

Und jetzt, als Alizée und ich uns umarmen und weinen und herumhüpfen, schließt sich Ella uns an, macht einen kleinen Siegestanz, springt an uns hoch und wedelt mit dem Schwanz. Sie freut sich mit uns. Mir gefällt der Gedanke, dass sie weiß, warum wir glücklich sind, und ich erzähle ihr, dass sie bald ganz offiziell eine Mama haben wird, mit der ich mich zusammen um sie kümmern werde.

Wir eilen zurück zur Hütte, um eine Tasse Tee zu trinken und den Käse aufzuessen, der von unserem Vorrat fürs Wochenende noch übrig geblieben ist. Ein schlichtes Fest, um unsere Verlobung zu feiern. Dann fällt mir ein, dass ich die ganze Zeit die Flasche Champagner mit mir herumgeschleppt habe und wir noch keinen einzigen Schluck davon getrunken haben.

Aber jetzt ist es zu spät, um sie zu öffnen – ich trinke nichts, wenn ich noch fahren muss –, also lachen wir beide darüber, dass all die Mühe, den Champagner zwei Tage lang zu verstecken, völlig umsonst war.

Rückblickend denke ich, dass dies wahrscheinlich der nervenaufreibendste Moment meines Lebens war. Wie viele Männer haben im Laufe der Jahrhunderte wohl die Worte »Willst du mich heiraten?« gesagt und wurden zurückgewiesen? Ich kann mir gar nicht ausmalen, wie verzweifelt sie gewesen sein müssen.

Aber für Alizée und mich fühlt sich jetzt alles wundervoll an. Während der Rückfahrt greife ich hin und wieder nach ihrer Hand. Auf der Rückbank schnarchen laut die Hunde, und wir unterhalten uns so angeregt, dass wir völlig vergessen, jemanden anzurufen und unsere Neuigkeiten zu erzählen.

Zurück in London, fühlt es sich nicht so an, als wären wir nur 48 Stunden weg gewesen. In den nächsten Tagen gibt es viele aufgeregte FaceTime-Gespräche und Telefonate mit der Familie.

»Weißt du was?«, fragen wir.

»Ihr habt ein Haus gekauft?«, vermuten sie.

Keiner rät richtig. Und dann kommt die große Überraschung – und alle sind begeistert.

Die drei Monate nach der Verlobung vergehen wie im Flug. Ella begleitet mich über den roten Teppich bei der Verleihung des

GQ-Men of the Year Award. Wahrscheinlich bin ich der Erste, der fragt, ob er seinen Hund mitbringen darf. Dann bereiten Alizée und ich uns auf ein wundervolles französisches Familienweihnachtsfest vor, unser erstes gemeinsames seit unserer Verlobung.

Jetzt fühle ich mich wirklich wie ein Teil ihrer warmherzigen und gastfreundlichen Familie, und wieder einmal fahren wir an Silvester zum Chalet ihrer Großeltern in den Alpen. Daran hat sie schöne Erinnerungen, denn als ihre Eltern aufgrund des diplomatischen Dienstes um die Welt reisten, war das Chalet für Alizée stets ein stabiles Basislager, der Zufluchtsort, wo sie ihre Ferien verbrachte.

Jetzt besuchen wir wieder all die Orte, die sie immer geliebt hat: die unberührten Schneefelder, die Skipisten – jeder einzelne ist ein Teil des Puzzles, das Alizée ausmacht.

Aber es ist Ende 2019, und in der Welt redet man bereits über eine Atemwegserkrankung, die aus Wuhan in China kommt: COVID. Es gibt noch keine Reisebeschränkungen, aber als wir im Januar nach Hause zurückkehren, bekommt unsere gute Laune einen Dämpfer. Auf der Fußmatte liegt ein Räumungsbescheid.

Der Eigentümer des Hauses, das wir gemietet haben, teilt uns mit, dass wir binnen drei Monaten ausziehen müssen, da er es verkaufen will. Er will sein Haus zurück. Wir müssen uns eine neue Bleibe suchen, sind untröstlich.

Wir lieben Battersea und wollen hier nicht weg, aber das gibt uns neuen Antrieb, nach einem Haus zu suchen, das wir uns zusammen kaufen können.

Vorübergehend legen wir unsere Hochzeitspläne also auf Eis, und weil wir die Nähe zum Park so lieben, wo die Hunde sich jeden Tag bereits vor der Arbeit bewegen können, beschließen wir, nach einer Bleibe in der Nähe zu suchen.

Wir finden ein wunderschönes, aber heruntergekommenes Haus, allerdings besteht die Herausforderung darin, einen Kredit zu bekommen.

Und COVID breitet sich allmählich immer mehr aus. Wir stehen kurz vor einem Lockdown, und der Eigentümer des Hauses, das wir gemietet haben, nimmt es vom Markt, nachdem sein Käufer abgesprungen ist, was bedeutet, dass wir theoretisch bleiben könnten. Aber das ganze Land befindet sich in einem Zustand der Unruhe und wie andere sehnen auch wir uns nach Stabilität. Während wir also weiter auf Wohnungssuche sind, sagen meine Eltern, dass sie in Bucklebury viel Platz haben und wir dort immer willkommen sind. Es ist ein nettes Angebot: Die Stabilität und der Komfort bei meinen Eltern ist, da sind wir uns einig, die beste Übergangslösung. Am nächsten Tag packen wir unsere Kisten und Taschen, um zu ihnen zu ziehen.

Also bin ich wieder in Bucklebury – diesmal mit meiner Verlobten –, und die Hunde sind begeistert, wieder auf dem Land zu sein.

Als ob das Leben zu dieser Zeit nicht schon hektisch genug wäre, beschließen wir, dass Luna, wenn sie das nächste Mal läufig ist, zum ersten Mal Welpen bekommen soll, also machen wir uns auf die Suche nach einem passenden Freund für sie.

Wir finden den perfekten Partner, aber das Treffen wird verschoben, bis sie das nächste Mal läufig ist – was zufällig kurz nach unserer Ankunft bei meinen Eltern ist.

Soziale Distanzierung macht es schwierig, die Hunde zu paaren, aber ich schaffe es, Luna und ihren neuen Freund festzuhalten, damit sie es hinter sich bringen. Acht Wochen später hat sie einen Wurf von sechs Welpen, womit die Anzahl der Hunde in Bucklebury auf zwölf steigt.

Mein Vater lächelt gequält und macht eine Bemerkung über

das Verhältnis von Hunden zu Menschen im Haus, also mache ich mich daran, den Welpen ein neues Zuhause zu suchen. Catherine hat sich bereits einen Hund vormerken lassen, als Ersatz für ihren geliebten Lupo – ihr Hochzeitsgeschenk von mir –, der 2020 im Alter von acht Jahren starb.

Ich beschließe, den Erlös aus dem Verkauf der restlichen Welpen an Pets As Therapy zu spenden, da ich weiß, wie wichtig ihre Arbeit ist.

Mir ist bewusst, dass sich während des Lockdowns viele Menschen einen Hund anschaffen werden, in der optimistischen – aber falschen – Annahme, dass sie sich auch nach der Rückkehr zur Arbeit immer noch gut um ihren Vierbeiner kümmern können.

Da ich bereits ahne, wie viele Tiere nach der Pandemie ein neues Zuhause brauchen werden, entscheide ich mich, mit einigen Online-Trainingstipps auszuhelfen. (Schließlich ist es viel einfacher, sich um einen gehorsamen Hund zu kümmern.)

Ich poste Tipps, wie man seinem Hund beibringt, zu sitzen und sitzen zu bleiben, bei Fuß zu gehen, sich hinzulegen und in sein Hundebett zu gehen. Zudem gebe ich auch praktische Ratschläge zum Krallenschneiden, Zähneputzen oder dem Entfernen von Zecken. Die positive Reaktion der Hundebesitzer ist überwältigend.

Während COVID uns auch weiterhin im Griff hat und einige Leute dem Backen von Bananenbrot und Sauerteig-Vorspeisen nachgehen, merke ich, wie bei mir alte Leidenschaften wieder zum Vorschein kommen. Wie ihr wisst, habe ich ein weiches Herz für verletzte Tiere, und als mir ein Bauer aus der Gegend erzählt, dass er ein blindes Lämmchen hat, biete ich ihm an, es zu adoptieren.

Das nächste Mal, als meine lieben Eltern zum Frühstück kommen, füttere ich gerade den kleinen Neuankömmling am

Küchentisch mit der Flasche. Ungläubig reibt sich mein Vater die Augen. »Was kommt als Nächstes, James?«, fragt er seufzend.

Das Lämmchen ist die ganze Zeit mit den Hunden zusammen, die es in ihre Familie aufnehmen, und übernimmt ihre Angewohnheiten. Es läuft mit mir an der Leine, und weil es gerne durch den Garten spaziert, nennen wir es Captain – nach Captain Tom Moore.

Nach und nach merken wir, dass Captain beginnt, Dinge zu sehen. Die Blindheit schwindet allmählich. Er beginnt, das sehende Leben zu genießen, strampelt mit den Beinen und tollt herum, während die Hunde neben ihm herlaufen.

Es kommt, wenn ich pfeife. Und geht auch bei Fuß, genauso wie die Hunde. Es macht mich stolz und bringt mir Freude – das Haustier-Lämmchen, das mir überallhin folgt.

Irgendwas am Lockdown – vielleicht ist es das langsamere Lebenstempo und meine Nähe zur Natur – weckt meine Kindheitsinstinkte für das Kümmern um kranke Tiere wieder.

Eines Tages kommt ein zahmes braunes Kaninchen in den Garten von Bucklebury. Ich befürchte, dass die Hunde ihm Angst machen könnten, also stelle ich eine tiergerechte Falle auf, um es zu fangen, und hänge dann im ganzen Dorf Zettel mit seinem Foto auf: »Kennt jemand dieses Kaninchen?«

Keiner kommt, um es abzuholen, also adoptiere ich es ebenfalls und nenne es Pretzel wegen seiner Farbe. Das Kaninchen verliebt sich in die Jüngste meiner Hundefamilie – in Nala, die Ellas Enkelin und Zulus Tochter ist. Und Nala liebt Pretzel auch. Es ist fast so, als wären sie miteinander verwandt. Pretzel mag auch meine Hühner und beschließt, über Nacht bei ihnen zu »nisten«.

Jeden Morgen, wenn ich die Eier einsammle, kommt Pretzel mit einer flatternden Schar von Hühnern heraus, die seine Gesellschaft ebenfalls zu genießen scheinen.

Aus Captain ist inzwischen ein ausgewachsenes Schaf geworden und Dad fragt: »Wie lange bleibt es noch?«

»Ich habe einen Plan«, versichere ich ihm, obwohl das gar nicht stimmt.

Etwas später, als die Beschränkungen vorübergehend gelockert werden, fragen uns enge Freunde, ob wir sie auf ihrem Segeltörn auf dem Gaffelschoner *Puritan* aus den 1930er-Jahren begleiten wollen. Es handelt sich um ein großes altes Schiff, das während des Zweiten Weltkriegs von der US-Marine als Patrouillenboot eingesetzt wurde, um U-Boote heimlich aufzuspüren. Von seinem Vorbesitzer wurde es für einen Dollar an die Marine verkauft.

Wir segeln im Tyrrhenischen Meer zu einer Insel namens Stromboli, auf der es einen aktiven Vulkan gibt. Wir gehen an Land und haben ein wunderbares Abendessen. Einfach, aber köstlich: Fisch, am Morgen frisch aus dem Meer gefangen, gewürzt und in Olivenöl gebraten. Anschließend kehren wir zurück ins Cockpit und unterhalten uns über unsere Hochzeitspläne.

Dann bemerkt jemand: »Wusstest du eigentlich, dass ein Schiffskapitän eine Trauung auf See durchführen darf?«

Tatsächlich gibt es diesbezüglich viele Bedingungen – der Kapitän muss rechtlich als Notar oder Friedensrichter qualifiziert sein (was unwahrscheinlich ist), es sei denn, er und das Paar sind zufällig Japaner – aber die Idee regt die Fantasie an.

Alizée sagt: »Wenn der Vulkan ausbricht, während wir hier sind, werden wir heiraten.« Alle lachen und stimmen zu.

Plötzlich gibt es ein gewaltiges Blitzen, Rauchschwaden und einen Strom geschmolzener Lava vom Stromboli. Wir schnappen nach Luft. Was wir nicht wussten, ist, dass dieser Vulkan einer der aktivsten der Welt ist. Er bricht fast jeden Tag aus, meistens jedoch nachts.

Alizée huscht ins Innere des Schiffs: Sie hat nicht vor, ohne unsere Familien und Freunde zu heiraten. »Und Ella muss schließlich auch dabei sein«, fügt sie noch hinzu, bevor sie verschwindet. Zustimmend nicke ich. Natürlich muss Ella dabei sein.

Als wir nach Hause zurückkehren, steht der Winter 2020 vor der Tür. Ein weiterer Lockdown steht uns bevor, und wir bieten Pippa und ihrem Mann an, nach Glen Affric zu fahren, um bei der Betreuung des Anwesens zu helfen. Wir fahren mit den Hunden hoch, beladen das Auto mit Vorräten in Beauly, einer wunderschönen schottischen Stadt mit einem alten Kloster. Eine Autostunde entfernt, ist es die nächste Stadt zu dem abgelegenen Urlaubsort in den Highlands.

Als wir aufbrechen, wissen wir noch nicht, dass wir aufgrund der anhaltenden Pandemiebeschränkungen für ein paar Monate dort bleiben werden. Wir arbeiten von unserem vorübergehenden neuen Zuhause aus – einem Haus am See. Wir gewöhnen uns an den ruhigen Rhythmus unserer Routine, arbeiten unter der Woche und am Wochenende brechen wir zu Abenteuern auf.

Wir beschließen, Munro-Bagging zu machen und so viele Munros wie möglich zu besteigen, während wir dort sind. (Munros sind Berge, die über 3000 Fuß beziehungsweise 914 Meter hoch sind, und »Bagging« bedeutet, den Gipfel zu erklimmen.) An einem kühlen Wintersamstag machen wir uns auf den Weg, die Hunde laufen vor uns her, ein Lunchpaket ist im Rucksack verstaut, und wir gehen klettern.

Wir segeln und paddeln auf dem See – die Hunde begleiten uns – und genießen atemberaubende Sonnenuntergänge, die das ganze Tal in rosiges Licht tauchen.

Das Füttern der Pferde Rosco, Menno und Marcus ist zu

einem schönen täglichen Ritual geworden. Die Hunde laufen hinter uns her, während wir mit dem Quad, beladen mit Heuballen, auf das Feld fahren, wo sie voller Vorfreude auf ihr Futter warten.

Die Pferde stupsen die Hunde an, die aufgeregt mit ihnen herumflitzen und herumtollen.

Der große Lake-District-Wanderer und Schriftsteller Alfred Wainwright bemerkte einmal: »Es gibt kein schlechtes Wetter, nur unpassende Kleidung«, und dieses Sprichwort könnte nirgends zutreffender sein als in den Highlands. Aber Alizée und ich, in Wollsachen und Regenkleidung, lassen uns nie durch Kälte oder Nässe aus der Ruhe bringen. Starke Polarwinde und horizontaler Regen halten uns bestimmt nicht von unseren 20 Kilometer langen Wanderungen und Läufen ab.

An einem Wochenende ziehen wir unsere Bergwanderschuhe an und beschließen, zum Gipfel des nahe gelegenen Berges zu laufen. Es ist einsam, wild und eine Herausforderung. Es gibt keinen Pfad, aber wir folgen einer Reihe kleiner Steinhaufen, während die Hunde aufgeregt neben uns herflitzen.

Der Wind ist scharf und eisiger Regen durchnässt uns, als wir mit dem Aufstieg beginnen. Schneeregen sticht uns wie Nadeln ins Gesicht, und auf einem Felsvorsprung, wo der Wind über uns peitscht, kann Alizée kaum stehen. Fast haben wir es geschafft – wir sind nur noch wenige Meter vom Gipfel entfernt –, als uns die Kälte und Nässe der aufziehenden Dämmerung überwältigt und wir umkehren, um den Berg wieder hinunterzulaufen.

Zwei Meilen von unserem Häuschen entfernt, gibt es eine Fischerhütte, bei der wir anhalten, um ein Feuer zu machen und um in der dampfenden Hitze vor der letzten Etappe unserer Wanderung Kräfte zu tanken.

Manchmal denke ich, dass Alizée trotz ihrer zierlichen Figur härter ist als ich. Sie schreckt nie vor Herausforderungen zurück, eigentlich scheint sie diese sogar zu genießen.

Die Hütte ist ein regelmäßiger Zwischenstopp bei unseren Läufen und Wanderungen, wir haben dort ein paar Vorräte gelagert, damit wir ein Feuer machen und in dem gemütlichen Schein etwas essen können. Oft nehmen wir von dort aus eine Abkürzung zurück zum Häuschen, indem wir den See in einem kleinen Boot, das sonst am Ufer befestigt ist, überqueren.

Nach einem langen Wochenendspaziergang stellen wir jedoch fest, dass der Wasserstand des Sees gesunken und das Boot auf Grund gelaufen ist. Selbst mit vereinten Kräften schaffen wir es nicht, es zu bewegen, also müssen wir die letzten zwei Meilen um den See herum im Mondlicht laufen.

Wir haben einen Flachmann mit Whisky dabei – den Glen Affric, den ich damals mit Alizées Vater getrunken habe – und wir bekommen einen kleinen Schwips, während wir uns laut singend auf den Rückweg machen und schließlich, als wir in unserem heimeligen Häuschen ankommen, ein einladendes, dampfendes Bad nehmen.

Während des Lockdowns bemerken wir die Intensität der Stille noch mehr. Wir finden Zeit, um ruhig dazusitzen und die Natur zu beobachten, die um uns herum geschäftig tut. Eine nervöse Wühlmaus geht in Deckung. Es gibt Hasen, die miteinander boxen. Schneehühner, die auf den Felsen sitzen und sich der Gefiederpflege widmen, rundlich wie Rebhühner. Adler greifen sich im Sturzflug ihre Beute, und bevor die kältesten Wintermonate beginnen, beobachten wir Fischadler, die sich auf ihren Fischfang im See stürzen.

Hinter jeder Ecke gibt es etwas von überwältigender Schönheit zu entdecken. Selbst die Flechte, die die Kiefern besiedelt – sie wird auch als »Bart des alten Mannes« bezeichnet –, scheint mit einem besonderen ätherischen Zauber ausgestattet zu sein.

Es ist fast so, als ob die Bäume miteinander sprechen würden, ihre Äste rascheln im Wind. Aber in dem Moment, in dem man an ihnen vorbeigeht, verstummen sie, nur um zu ihrem mystischen Gespräch zurückzukehren, sobald niemand mehr da ist, um zuzuhören.

Der besondere Frieden dieser Monate lehrt uns, zu beobachten und dankbar zu sein, nicht zuletzt für die Tatsache, dass wir die Möglichkeit haben, so wunderbare Wanderungen machen zu dürfen.

Ich werde daran erinnert, dass man kein Flugzeug oder Schiff besteigen muss, um ein Abenteuer zu erleben. Sie liegen direkt vor deiner Haustür, wenn du nur nach ihnen Ausschau hältst – auf Wiesen, in Parks und auf schlammigen Wegen, auf windigen Wiesen und Hügeln. Alles, was du brauchst, ist ein bisschen Mut, wasserdichte Kleidung und ein Paar feste Stiefel.

Eines zauberhaften Morgens wachen wir auf und stellen fest, dass über zehn Zentimeter Schnee gefallen sind. Als wir nach draußen gehen, ist die Stille fast greifbar. Es ist eine Ruhe von solcher Tiefe, dass nichts sie durchdringen kann. Kein Verkehrslärm in der Ferne. Keine Flugzeuge. Wir beschließen, einen weiteren Munro zu besteigen, und machen uns, eingepackt wie Michelin-Männchen, auf den Weg. Das einzige Geräusch ist das Quietschen unserer Stiefel im Schnee auf unberührten Wegen.

Zurück beim Haus, machen wir abends draußen ein Feuer, legen uns auf den Rücken und zählen die Sterne.

Am nächsten Tag nippen wir in der sanften grauen Morgendämmerung am Seeufer an unserem Morgentee, bevor wir unser Morgenbad nehmen.

Leichter Nebel hängt über den Bergen, die Verheißung eines goldenen Wintertages liegt vor uns. Wir wappnen uns für den Sprung und hüpfen dann ins Wasser. Und als wir unsere Köpfe unter das Wasser tauchen, zittern und lachen wir zugleich.

Natürlich begleiten uns auch die Hunde – Ella, Inka, Luna und Mabel –, beim Schwimmen sind ihre Nasen über dem Wasser. Wir wagen uns nur ein paar Meter in die eisige Tiefe hinaus, dann ist es auch schon wieder an der Zeit, zum Ufer zurückzuschwimmen, das Wasser abzuschütteln und in die Hütte zu eilen, um zu duschen.

Als wir wieder drin sind, haben sich die Hunde in ihre kleinen türkisfarbenen Hundebademäntel eingekuschelt; Alizée und ich haben es uns in Pullovern, dicken Hosen und Stiefeln gemütlich gemacht. Ein Holzfeuer lodert.

Ich denke ans Frühstück: Haferbrei mit Honig von meinen eigenen Bienen, frische Eier und selbst gebackenes Sauerteigbrot.

Hier gibt es keinen Handyempfang, deshalb ist unser Hauptkommunikationsmittel mit der Außenwelt – von E-Mails einmal abgesehen – der Festnetzanschluss. In all den Wochen, die wir dort verbracht haben, hat es nur ein paarmal geklingelt.

Heute klingelt es wieder, und wir erschrecken, weil wir nicht damit gerechnet hätten. Es ist meine Mutter und sie ist aufgeregt.

»Rate mal, was passiert ist?«

»Keine Ahnung«, entgegne ich und frage mich, was wohl so wichtig ist.

»Ein Bauernhof im Nachbardorf steht zum Verkauf und wäre ideal für dich und Alizée«, erzählt sie.

Mein Herz führt einen kleinen Freudentanz auf. Was könnte schöner sein, als ein eigenes Haus auf dem Land – und das so nahe bei meinen Eltern? Außerdem kennen wir die Familie, der es gehört: Ich bin mit ihrer Enkelin zur Schule gegangen. Es kommt mir wie ein Geschenk des Himmels vor, und da sich Immobilien auf dem Land schnell verkaufen, wissen wir, dass wir sofort nach Berkshire zurückkehren müssen, um uns die Farm genauer anzuschauen.

Weihnachten steht vor der Tür, und die Regierung hat die Erlaubnis erteilt, dass man trotz Corona seine Familie besuchen darf, also fassen wir den Entschluss, am nächsten Tag aus Schottland zurückzufahren.

Es gilt dort soziale Distanzierung. Die Fenster werden geöffnet sein, man muss Masken tragen, aber wir dürfen das Haus besichtigen.

Als wir es betreten, verlieben wir uns sofort. Es handelt sich um ein leicht baufälliges Gebäude aus dem 16. Jahrhundert, dessen ältester Teil während der Herrschaft Heinrichs VIII. erbaut wurde. Im Laufe der Jahre gab es alle möglichen kleinen Anbauten. Es gibt schlichte Bleiglasfenster, knarrende Holzböden, Kaminecken und uralte Balken, die so niedrig sind, dass ich mir den Kopf stoßen würde, wenn ich mich nicht ducke.

Die letzte Modernisierung liegt vermutlich um die 50 Jahre zurück, aber wir lassen uns nicht von der Badezimmerausstattung in Avocado- und Pfirsichtönen abschrecken und lassen stattdessen unserer Fantasie freien Lauf. Es gibt auch Land – Felder und Wälder – auf dem wir die Herde Herdwick-Schafe halten können, von der wir geträumt haben. Captain kann auch mitkommen.

Der 70 Jahre alte Traktor, den mir mein Vater zu meinem 18. Geburtstag geschenkt hat, kann endlich auf unserem eigenen Land eingesetzt werden. Wir beginnen, von dem Abenteuer zu träumen, das uns erwartet.

Während unserer Besichtigung fühlt sich Ella schnell wie zu Hause. Sie findet eine dunkle kleine Ecke, wo die Ziegelsteine von der Hitze des Holzofens warm sind, macht es sich dort unten gemütlich und schläft ein.

Ein paar Minuten lang können wir sie nicht finden. Hat sie sich etwa auf ein Abenteuer begeben? Dann sehen wir sie friedlich schlummern und sehen das als ein Zeichen. Wenn sie sich wohl genug fühlt, um an einem Ort zu schlafen, den sie sich selbst ausgesucht hat, dann gefällt ihr das Haus ganz offensichtlich.

Es gibt so viele Gründe, warum es sich richtig anfühlt. Alizée versteht sich gut mit meinen Eltern – sie hat überhaupt keine Bedenken, so nahe bei ihren zukünftigen Schwiegereltern zu wohnen – und sie lieben sie ebenfalls.

In dem Dorf gibt es zwei Gaststätten und dann noch ungefähr sieben weitere, die zu Fuß erreichbar sind. Wir lachen über die fantastischen Kneipentouren, die wir noch machen werden.

Wir sind so aufgeregt. Obwohl wir Battersea lieben, war unser langfristiges Ziel, eine kleine Farm auf dem Land zu kaufen. Nun ist es viel früher dazu gekommen, als wir zu hoffen gewagt hätten. Wir entscheiden uns sofort, zwischen Weihnachten und Neujahr machen wir ein Angebot.

Ich bin gerade beim Tierarzt und hole ein Zecken- und Flohmittel für die Hunde ab, als ich den Anruf erhalte: »Ihr Angebot wurde angenommen.« Ich eile nach Hause, um es Alizée zu erzählen. Meine Aufregung wird nur dadurch etwas getrübt, dass wir nun die schwere Verantwortung tragen, unseren ersten Kredit aufzunehmen und diesen in regelmäßigen Abständen abzubezahlen.

Das Haus ist noch vermietet, und wir wissen, dass es sechs Monate dauern wird, bis die Mieter ausziehen und wir einziehen können. Wir können es kaum erwarten, bis wir im Juni 2021 die Farm ganz offiziell zu unserem eigenen Zuhause machen können.

In unseren Köpfen schwirren immer noch schöne Pläne, als uns im Februar, kurz nach Vertragsabschluss, eine verheerende Nachricht erreicht. Alizées geliebter Vater ist während einer Fahrradtour plötzlich an einem Herzstillstand gestorben.

Wir können das Ausmaß der Tragödie kaum begreifen. Er

war ein fitter Mann, erst 61 Jahre alt, der es liebte, in den Hügeln über der Côte d'Azur in Südfrankreich Rad zu fahren, wo er und Laurence ein Haus in Bormes-les-Mimosas hatten.

Er war nur wenige Meter von ihrem Zuhause entfernt, als er starb – ein charmanter, humorvoller und belesener Mann, der mich so herzlich in seiner Familie hatte willkommen geheißen. Und jetzt ist er von uns gegangen, es ist, als ob ein Licht in Alizées Leben erloschen wäre.

Wir stehen kurz davor zu heiraten, und jetzt wird ihr Vater sie nie als Braut sehen oder sie zum Altar führen und mir übergeben. Sie ist gebrochen, untröstlich.

Um uns abzulenken, stürzen wir uns in die Hochzeitsplanung. Alizée möchte in Bormes-les-Mimosas heiraten – der mittelalterlichen Stadt, die ihre Eltern liebten und in der sie ihren Ruhestand verbringen wollten. Wir haben einen Termin für September im dortigen Rathaus vereinbart. Der Bürgermeister soll uns vor nur 40 Familienmitgliedern und Freunden trauen, da auch weiterhin COVID-Beschränkungen gelten.

In der Zwischenzeit beschäftigt sich Alizée mit Besuchen in unserem neuen Haus, und mit Erlaubnis der Mieter graben wir den Boden im Gemüsegarten um und säen frühe Samen, um uns schon mal auf den Frühling vorzubereiten. Diese Rituale des Wachstums und der Erneuerung, die langsame und geduldige Arbeit im Garten spenden Trost.

Alizée fährt immer wieder nach Frankreich zu ihrer Mutter, und ich begleite sie zum Haus ihrer Eltern, Le Moulin in Limoges, wo Laurence beginnt, die Erinnerungsstücke durchzugehen.

Auf der Rückfahrt von einer Reise verbringen wir unterwegs einen Tag mit Alizées Großmutter.

Sie ist gerade 94 Jahre alt geworden. Es ist schön, sie wiederzusehen und kostbare Zeit mit ihr zu verbringen.

Als der Umzugstag endlich da ist, beeilen wir uns, die Schlüssel zu unserem ersten gemeinsamen Zuhause abzuholen, und es gibt herzliche Umarmungen mit der Tochter der Besitzer, die sich freut, dass wir den kleinen Bauernhof genauso schätzen werden wie ihre Familie.

Ich habe eine Frage, die mich etwas nervös macht. Das Haus heißt Skilcroft, benannt nach einem nahe gelegenen Wald, aber wir bevorzugen seinen ursprünglichen, historischen Namen – Hunter's Moon Farm – und wir fragen, ob es Einwände gäbe, wenn wir den Namen wieder ändern würden. Der Jägermond ist der Vollmond Ende Oktober, der traditionell zu Beginn der Jagdsaison Licht in der Nacht spendet, wenn Vögel und Tiere sich auf den bevorstehenden langen Winter vorbereiten und sich Fettpolster angefressen haben, bereit für den menschlichen Verzehr.

Der Anblick des Vollmonds vom Haus aus, der wie eine Kupferscheibe über dem Baumkronendach aufgeht, hat etwas an sich, das den Namen passend und romantisch erscheinen lässt. Alle sind sich einig, dass wir wieder den alten Namen nutzen sollten.

Und so werden wir die stolzen Besitzer der Hunter's Moon Farm und beginnen mit dem Auspacken unserer Sachen. Es gibt alle möglichen Erbstücke: Möbel aus dem Haus meiner Großeltern, die Catherine ursprünglich an der St Andrews University hatte und dann an mich weitergab; ein Stuhl, den mein Vater gemacht hat; Schätze von Alizées Reisen und aus Häusern auf der ganzen Welt, in denen sie während ihrer Kindheit gelebt hat.

Das meiste davon bekommen wir kaum durch die Eingangstür, die nur anderthalb Meter hoch ist, also bauen wir Fensterrahmen aus, um die Sachen ins Haus zu bekommen, und überlegen dabei hin und her, welche Sachen wir behalten und welche wir loswerden wollen.

Nachdem alles verstaut ist, durchwühle ich unzählige Kisten – und bedauere, dass wir keine davon beschriftet haben –, um einen Korkenzieher zu finden, damit wir eine Flasche Wein öffnen und auf Jean Gabriel anstoßen können. Es ist ein ergreifender Tag: Unser Einzugstag fällt auf seinen Geburtstag, und wir sind traurig, dass er uns hier nie besuchen wird.

Aber das Erforschen unseres neuen Zuhauses ist immer noch aufregend. Als wir einen Blick unter die Teppiche werfen, entdecken wir knorrige alte Dielen, die wir unbedingt freilegen möchten.

Die Hunde schnüffeln derweil herum, scheinen sich langsam an ihr neues Zuhause zu gewöhnen, obwohl sie noch etwas verwirrt sind. Im Laufe der Jahre sind sie schon oft an diesem Haus vorbeigelaufen, haben aber nie Zeit hier drin verbracht. Nur Ella fühlt sich sofort wohl. Sie hat bereits ihre kleine Nische gefunden – im Winter wegen des Kaminfeuers gewärmt und im Sommer kühl –, und weil sie dort so entspannt liegt, beruhigt sie dadurch auch die anderen Hunde.

Uns wird klar, dass wir jetzt auf einem kleinen Bauernhof leben und alles um uns herum wächst, sobald es Sommer wird. Wir planen, mit der ersten Grasernte zu beginnen, um Heu zu machen.

Tilly, mein treuer alter Traktor, wird wieder in Dienst gestellt, aber da sie bereits 1953 gebaut wurde, benutze ich einen neueren Traktor zum Mähen, während Alizée Tilly fährt und das Wenden des Grases übernimmt, um es zu trocknen.

Wir tuckern aneinander vorbei, während wir die Felder auf und ab fahren. Alizée wendet eine Reihe, nachdem ich sie gemäht habe. Sie strahlt mich an, als ich ihr zulächle.

Die Hunde kommen mit uns nach draußen und suchen sich an diesem herrlichen Tag einen schattigen Platz, wo sie sich hinlegen können, während wir arbeiten. Und als wir mit der

Ernte fertig sind, rasen sie wie verrückt vor Freude durch das gemähte Gras.

Und ich denke daran, dass ich mir einen Traum verwirklicht habe: Ich lebe auf dem Land auf einer Farm mit all meinen Hunden und meiner zukünftigen Frau an meiner Seite.

Kapitel dreizehn

Lieben und in Ehren halten

Unser Hochzeitstag – der 11. September 2021 – rückt immer näher, und da es immer noch Beschränkungen bezüglich der Teilnehmerzahl bei Veranstaltungen gibt, müssen wir die Anzahl der Gäste reduzieren. Wir beschließen, wen wir einladen: Familie und enge Freunde, höchstens vierzig.

Keiner von uns – das hast du wahrscheinlich schon gemerkt – ist ein besonders sorgfältiger Vorausplaner, aber uns ist klar, dass wir nicht zu spät entscheiden können, wie wir feiern wollen.

Wir haben bereits einige Zeit damit verbracht, die Strände und Buchten der Côte d'Azur rund um Bormes-les-Mimosas zu erkunden, und bei einem Besuch sind wir auf ein kleines Restaurant am Strand gestoßen – das Café Léoube.

Wir fragen (vorsichtig, um nicht die Katze aus dem Sack zu lassen), ob sie auch Partys veranstalten, und ein zuvorkommender Mann namens Jerome sagt uns mit einem wissenden Lächeln, dass er uns für den Tag, an dem wir das Rathaus für die Zeremonie gebucht haben, einen Termin geben kann.

Wir haben keine Zeit, um offizielle Hochzeitseinladungen zu schreiben und zu verschicken, deshalb rufen wir unsere Gäste an. Zum Glück freuen sich alle darauf, im September zu unserer Hochzeit zu kommen.

Wir möchten, dass sie eine tolle Zeit mit uns verbringen, also beschließen wir, am Donnerstag vor der Hochzeit ein Abendessen in der schönen Altstadt mit den gepflasterten Gassen und Bougainvillea-Kaskaden zu veranstalten.

Bei unserem Hochzeitsessen soll es Wild aus Glen Affric geben, denn dieser Ort hat eine ganz besondere Bedeutung für uns: Dort habe ich bei Alizées Vater um ihre Hand angehalten.

Als wir wieder zurück in London sind, überlege ich, was ich anziehen soll. Der Gedanke, in der brütenden Hitze Südfrankreichs im Cutaway zu heiraten, ist nicht gerade verlockend, also mache ich mich auf die Suche nach einem schönen, leichten Anzug.

Ella und ich gehen zu Ralph Lauren, wo Hunde erlaubt sind, und ich entdecke einen Leinenanzug, der genau richtig zu sein scheint. Es macht mich etwas nervös, das Wort »Hochzeit« auszusprechen, da keiner etwas von unserem Geheimnis mitbekommen soll. Also probiere ich einfach ein paar Anzüge an, während Ella zuschaut, und ich mache ein paar Fotos von uns beiden, um sie Alizée zu zeigen. Wenn sie einverstanden ist, werde ich sie später bitten, noch mal mit mir in den Laden zu gehen, um mir bei der Auswahl zu helfen.

Da fällt mir ein, dass Alizée mir noch gar nichts über ihr Kleid erzählt hat. Ich weiß natürlich, dass es traditionell ein streng gehütetes Geheimnis bis zum großen Tag bleibt, aber es gab auch kein Getuschel über einen Einkaufsbummel, keine Besprechungen mit Freundinnen, nicht mal das leiseste Gemurmel, keine Andeutungen oder Hinweise.

»Hast du eigentlich schon ein Kleid?«, frage ich sie, weil die Stille beunruhigend geworden ist.

»Oh ja. Schon alles ausgesucht«, antwortet sie fast schon gleichgültig.

In der nächsten Woche mache ich einen Termin bei Ralph

Lauren. Ella, Alizée und ihre Mutter begleiten mich, und wir entscheiden uns für einen cremefarbenen Leinenanzug und ein blaues Hemd. Das Hemd ist etwas gewagt, weil ich weiß, dass Schweißflecken bei einer hellen Farbe leichter zu sehen sind.

Als Nächstes kümmern wir uns um Ellas und Mabels Pässe und lassen alle erforderlichen Gesundheitschecks durchführen, denn sie werden unsere Blumenmädchen sein. Ihre Rolle – die sie, da bin ich mir ganz sicher, wunderbar erfüllen werden – besteht darin, jeden Gast herzlich willkommen zu heißen.

Knapp eine Woche vor der Hochzeit habe ich ein Meeting mit den Leuten, die das Hundefutter für meine Firma produzieren. Die Verkäufe sind gestiegen, alles scheint gut zu laufen. Doch sobald ich den Raum betrete, spüre ich bereits das Unbehagen.

Und gleich zu Beginn des Meetings sagen sie dann auch zu mir: »Es tut uns sehr leid, schlechte Nachrichten überbringen zu müssen, aber wir können Ihr Hundefutter nicht mehr liefern.« Sie schaffen es nicht, mit der Nachfrage mitzuhalten.

Hundefutterreserven gibt es nur noch für drei Monate, was mich beunruhigt. Und am nächsten Morgen muss ich nach Südfrankreich, um die Hochzeitsvorbereitungen abzuschließen. Die ganze Fahrt über denke ich über einen Plan nach, den ich sofort nach meiner Rückkehr in die Tat umsetzen muss.

Aber sobald ich in Bormes-les-Mimosas ankomme, bin ich auch schon im Hochzeitsmodus und schalte diese Sorgen ab. Zusätzlich zu den offiziellen Feierlichkeiten habe ich für den Vortag der Hochzeit auch ein Restaurant fürs Abendessen gebucht, um das Eis zu brechen. Damit die französische Seite der Familie die englische kennenlernen kann und umgekehrt und somit der Hochzeitstag entspannter wird.

Als wir uns verlobten, schenkten uns Jean Gabriel und Laurence einen weißen Citroën 2CV als Hochzeitsauto. Der kultige kleine französische Wagen, der erstmals 1948 hergestellt wurde, verfügt über eine ausgeklügelte Federung. Diese wurde entwickelt, um ein frisch gepflügtes Feld überqueren zu können, ohne dabei die Eier im Korb auf dem Beifahrersitz zu zerbrechen. Der Mangel an Asphaltstraßen in Frankreich zu dieser Zeit machte dies zu einem nützlichen Verkaufsargument.

Wir sind begeistert, diesen Oldtimer – mit offenem Verdeck – für unsere Hochzeit zu haben, und freuen uns, dass wir unsere erste Fahrt als Mann und Frau über die gepflasterten Straßen von Bormes-les-Mimosas nicht in einer protzigen Limousine mit Chauffeur, sondern in einer schlichten Ente unternehmen werden.

Unsere Freunde haben den Wagen bereits beschlagnahmt, um ihn zu dekorieren.

Die ersten Gäste kommen am Mittwoch vor unserem großen Tag, aber Alizée und ich haben unseren Tischplan noch nicht fertig. Es ist etwas komplizierter, weil einige Gäste nur Französisch sprechen, andere nur Englisch, und wir wollen sichergehen, dass jeder jemanden zum Reden hat.

Aber wir haben dermaßen viel zu tun, dass wir den Plan völlig vergessen. Das Essen am Donnerstag ist eine wunderbare Art, um sich schon mal kennenzulernen, und am Freitag mieten wir dann 25 Fahrräder und laden Freunde und Familie ein, um Jean Gabriels letzte Radtour nachzuerleben.

Alizée macht in letzter Minute einen Abstecher in die Bäckerei und bestellt Käse-Schinken-Baguettes zum Mittagessen für alle. In der Bäckerei wird hektisch geschnitten und belegt, und wie durch ein Wunder schaffen sie es, rechtzeitig fertig zu werden.

Wir folgen Jean Gabriels Route entlang der sich schlängelnden Felsenstraßen mit dem glitzernden Meerblick, atmen den anhaltenden Duft des letzten wilden Lavendels ein. Es ist ein Naturpfad, die Luft ist erfüllt vom Duft der Kiefern und Blumen, die Grillen zirpen. Wir halten Ausschau nach Wildschweinen und radeln ohne Unterbrechung in der warmen, trockenen Hitze, sind vorsichtig, damit wir uns vor dem großen Tag keine blauen Flecken oder Schürfwunden an den Beinen zuziehen. Für Alizée ist es bittersüß und es beschwört gemischte Gefühle herauf: die Trauer über den Verlust und die Sehnsucht, aber auch die Freude, dass die letzte Reise ihres Vaters von solch unglaublicher Schönheit war.

Am Ende gehen wir schwimmen, schwelgen in Erinnerungen, lachen, weinen und essen Baguettes. Es ist unsere eigene, kleine, improvisierte Gedenkfeier für Jean Gabriel. Wir freuen uns, ihm diese Ehre erweisen zu können.

Dann gibt es ein Boule-Spiel – Frankreich gegen England – und wir trinken Pastis, bevor wir uns auf den Abend vorbereiten.

Meine Eltern und Pippa und James begleiten uns auf der Radtour, aber Catherine, William und ihre Kinder werden erst am Morgen unserer Hochzeit kommen.

Zu unserer großen Überraschung und Freude kommen sie jedoch am Freitagabend an, früher als geplant, um am Essen vor der Hochzeit teilzunehmen.

Wir möchten, dass sie sich entspannen, ohne Angst davor zu haben, entdeckt zu werden, und das ist eine Herausforderung, weil das Restaurant, in dem wir essen, ziemlich exponiert ist. Allerdings werden wir – teilweise wohl auch dank unserer unauffälligen Last-Minute-Pläne – von keinem Paparazzo entdeckt.

Alizée und ich hatten abgemacht, dass wir spätestens um 23 Uhr im Bett sein würden, aber um ein Uhr morgens muss ich von der Tanzfläche des Strandcafés gezerrt werden. Wir wanken zurück zu unserer kleinen Villa am Meer, wo die Hunde auf uns warten, wir schlafen brav in getrennten Zimmern und stellen für frühmorgens den Wecker.

Als ich gerade dabei bin einzuschlummern, werde ich durch

einen plötzlichen, dringenden Gedanken wieder aufgeweckt. »Oh Gott! Der Tischplan!«

Notiz an mich selbst: Setze es morgen früh ganz oben auf die To-do-Liste!

Mit diesem Gedanken kuschel ich mich an Ella, die am Fußende meines Bettes schläft, und ehe ich michs versehe, ist es auch schon Morgen und mein Hochzeitswecker klingelt schrill.

Als ich die Vorhänge zurückziehe, sehe ich einen strahlenden, sonnigen Tag. Wäre ich doch nur früher ins Bett gegangen, aber das Meer lockt mich trotzdem, und ich weiß, dass mich ein kurzes Bad wieder frisch machen wird. Also laufen Alizée und ich zum Steg und springen dann ins Wasser. Es gibt ein Platschen, als auch Mabel hinter uns ins Wasser hüpft, während Ella schüchterner im seichten Wasser schwimmt.

Als unsere Köpfe wieder klar sind, sind wir bereit für unser Frühstück mit Croissants und Rührei. Dann fällt es uns wieder ein: der Tischplan! Hastig sammeln wir unsere Ideen, vereinbaren, sie ans Team im Café Léoube zu senden, vergessen es dann aber sofort wieder, als die Aufregung des Tages zunimmt.

Schwatzend treffen Alizées Brautjungfern ein, und es wird Zeit für mich, zu gehen und meine Trauzeugen zu treffen, die (ein weiteres) Frühstück organisiert haben. Sie sehen alle etwas mitgenommen aus.

Nachdem ich ins Bett gegangen war, ging es bei ihnen noch ein bisschen weiter, aber ein paar Bloody Marys scheinen ihnen gutzutun, wir unterhalten uns nett, und die zwei Stunden vergehen wie im Flug, bevor wir merken, dass es Zeit wird, uns fertig zu machen.

Als ich zur Villa zurückkehre, um Mabel und Ella abzuholen und mich umzuziehen, fängt mich eine von Alizées Brautjungfern ab.

»Kein Grund zur Sorge«, sagt sie und klingt dabei allerdings sehr besorgt, »aber weißt du zufälligerweise, wo Alizées Kleid ist? Keiner scheint das zu wissen.« Sie sieht verzweifelt aus.

Der Plan war, das Kleid flach liegen zu lassen, erzählt sie mir dann, aber ich frage mich, ob es nicht vielleicht jemand versehentlich in einen Schrank gehängt hat. Nach einigen hektischen Telefonaten stellt sich heraus, dass das Kleid weggebracht und gedämpft wurde und nun für Alizée bereit ist.

Inmitten all der Aufregung bleibt eine Person völlig unbekümmert. Alizée sagt nur ruhig: »Wenn es keiner findet, dann ist das nicht so schlimm. Dann ziehe ich einfach etwas anderes an.«

Alles läuft jetzt nach Plan. Die Ente und Alizées Großvater warten darauf, sie zum Rathaus zu bringen. Ich mache mich auf den Weg ins Gebäude, während der Bürgermeister Freunde und Familie begrüßt.

Eine leichte Brise weht durch den Raum, aufgrund der offenen Fenster, und bietet einen Blick über die Dächer der Altstadt bis hin zur Bucht. Ich halte inne und denke darüber nach, wie glücklich ich gerade bin – ich versuche, diesen Moment festzuhalten – mit meiner Familie und Alizée, mit so vielen Menschen, die ich liebe und die jetzt bei mir sind.

Ich blinzle eine Träne weg, und Ella, die selbst für die dezentesten Stimmungsschwankungen ein Gespür hat, kommt, stupst sanft meine Hand an und beruhigt mich dadurch.

Ella und Mabel tragen beide eine Schleife um den Hals und heißen alle pflichtbewusst und freudig im Rathaus willkommen.

Plötzlich registrieren sie eine Bewegung von draußen. Alizée und ihr Großvater sind gekommen, sie sind nur zehn Minuten zu spät. Mabel, Ella und ich schauen nach vorne. Nur das dumpfe Geräusch von Mabels wedelndem Schwanz, der gegen einen Stuhl schlägt, durchbricht die angespannte und aufgeregte Stille.

Die Musik setzt ein, und ich drehe mich um, um einen Blick auf Alizée zu werfen, die auf mich zukommt, ihre Augen funkeln, ihr maisblondes Haar ist halb hochgesteckt. Sie trägt ein Kleid mit einem bestickten Zipfelsaum, das perfekt zu ihrer schlanken Figur passt.

Damals fiel es mir nicht auf, aber es ist das Hochzeitskleid meiner Mutter, das sie trug, als sie vor 41 Jahren meinen Vater heiratete.

Und ich kenne auch (noch) nicht die Geschichte, wie es dazu kam, dass Alizée es jetzt anhat. Aber später erfahre ich, dass sie und meine Mutter während des Lockdowns zusammen in Bucklebury Schränke ausräumten und Mum dabei auf das Kleid stieß.

Sie redeten darüber und Mum fragte Alizée, ob sie es mal anprobieren wolle. Sie wollte – und das Kleid saß perfekt, so als ob es für sie gemacht worden wäre. Meine Mutter fragte sie daraufhin, ob sie es an ihrem Hochzeitstag tragen wolle, und Alizée antwortete, dass sie sich nichts Schöneres vorstellen könne.

Es wurden ein paar kleine Änderungen vorgenommen, damit sie es schulterfrei tragen konnte. Und hier ist sie nun und kommt auf mich zu, mit einem Strauß Wildblumen in der Hand. Ich habe das Gefühl, als ob die Liebe um mich herum greifbar ist.

Ich räuspere mich, blinzle die Tränen weg, und die Zeremonie beginnt. Mein Freund Mike liest mein Lieblingsgedicht »Was ich über Liebe gelernt habe, lernte ich von meinem Hund«. Nick ist unser Ringträger, Laurence hält eine kurze Rede.

Ich habe nur ein paar Worte zu sagen, aber kann die Tränen nicht zurückhalten. Inzwischen gibt es keinen mehr im Raum, dessen Augen noch trocken sind.

Die Hochzeitszeremonie vergeht wie im Flug. Dokumente werden beglaubigt und unterschrieben, Fotos geschossen, und ehe ich michs versehe, stehen wir auch schon draußen im Sonnenschein, wo die Ente auf uns wartet. Wir laufen durch einen Regen aus Lavendelblüten, springen ins Auto und fahren los, während hinter uns die Blechbüchsen klappern.

Wir machen uns auf den Weg durch die alten Straßen zum Léoube, wo wir alle zu Mittag essen und später zu einer Party am Strand zusammenkommen werden. Ella und Mabel sitzen auf der Rückbank, eine leichte Brise kühlt uns durch das offene Dach, Musik spielt, Hupen ertönen, Gratulanten winken uns zu. Es ist eine magische zehnminütige Fahrt und ich will, dass sie nie endet.

Am Strand gibt es Canapés und Roséwein vom Weingut nebenan, und Jerome kommt auf mich zu, um mich mit einer herzlichen Umarmung zu begrüßen. »James, gibt es Neuigkeiten zum Tischplan?«, fragt er zögernd. Oh mein Gott! Das Essen ist schon in zehn Minuten!

Alles, was ich habe, ist ein Foto auf meinem Handy von dem hastig hingekrizelten Plan, den Alizée und ich heute Morgen gemacht haben. Ich schicke es an Jeromes Handynummer. Er hat gerade noch Zeit, alle an die von uns für sie ausgewählten Plätze zu bringen, bevor das Essen serviert wird.

Zum Essen setzen wir uns hin, mit den Füßen im Sand, die Sonne scheint über uns. Es herrscht ein reges Stimmengewirr, man hört Gelächter. Jeder hat jemanden, mit dem er sich unterhalten kann. Jeder ist entspannt und fröhlich. Das einzig Traurige ist, dass Jean Gabriel nicht dabei ist.

Ich stehe auf, um meine Rede zu halten, bin nervös, besonders weil ein Teil davon auf Französisch sein wird. Meine sprachlichen Fähigkeiten in Kombination mit meiner Legasthenie machen dies zu einem potenziellen Minenfeld.

»*Accueil*«, also »Willkommen« ist das, was ich sagen soll.

»*Enculé*«, beziehungsweise »A***löcher« ist das, was ich wirklich sage.

Alle französischen Gäste brechen in Gelächter aus. Weil ich denke, dass alles gerade viel besser läuft als erwartet, mache ich einfach weiter, genieße den ausgelassenen Empfang.

Trotzdem fühle ich mich sicherer, sobald meine Rede wieder ins Englische übergeht. Ich danke meinen Eltern für alles, was sie für mich getan haben, und sage, dass ich hoffe, eines Tages ihrem Vorbild zu folgen, wenn ich meine eigenen Kinder großziehe.

Ich blicke zu meinen Schwestern, die mich anlächeln, und danke ihnen für ihre Liebe und Unterstützung. Dann sage ich noch zu ihnen, dass sie glimpflich davongekommen sind, denn ich werde sie nicht mehr dazu auffordern, ein Flötenduett aufzuführen.

Und dann gibt es keine Förmlichkeiten mehr, keiner legt mehr Wert auf Etikette. Meine sechs Nichten und Neffen laufen herum, krabbeln zwischen den Beinen der Gäste hindurch. Mabel ist ins Meer gesprungen, Alizée lächelt und flüstert mir zu: »Ich wünschte, ich könnte das jetzt auch machen.« Dann kommt die nasse Mabel zurück und schüttelt sich vor uns.

Erst da erwähnt Alizée meine falsche Aussprache – und glücklicherweise bin ich zu diesem Zeitpunkt schon zu gut gelaunt, als dass es mich verunsichern würde.

Für Mabel und Ella war es ein anstrengender Tag. Sie haben unsere Gäste begrüßt, standen während der ganzen Zeremonie an unserer Seite und blieben auch während des Essens bei uns. Sie haben uns auf die Art unterstützt, wie nur sie es tun können – unaufdringlich und loyal.

Jetzt brauchen sie ein Nickerchen, also setze ich sie auf die Rückbank der Ente, öffne die Dachluke und eine leichte Brise kühlt sie, während sie nach ihrem langen, glücklichen Tag einschlafen.

Dann wird die Musik aufgedreht und der Strand wird zur

Tanzfläche. Alizée und ich haben keinen ersten Tanz vorbereitet, aber alle ermutigen uns dazu. So wie es für mich ganz typisch ist, vermassle ich mal wieder alles, indem ich den DJ bitte, eine Platte aufzulegen, und dann – offensichtlich ist bei der Übersetzung ins Französische etwas schiefgegangen – gerade auf die Toilette gehe, sobald das Lied ertönt.

Er versucht es dann noch mal. Dieses Mal schaue ich gerade nach den Hunden, als das Lied beginnt. Aber beim dritten Anlauf klappt es endlich: Queens Hit »Don't Stop Me Now« ertönt, und Alizée und ich finden uns inmitten von Freunden und unserer Familie wieder, die alle um uns herum tanzen.

Alle lächeln und lachen, und ich könnte gar nicht glücklicher sein. Ich möchte diesen Moment einfangen und für immer festhalten. Zwei Minuten einfacher, ungetrübter Freude an einem Tag purer Glückseligkeit.

Die Sonne geht gerade auf, als wir zu unserer kleinen Villa am Meer aufbrechen, und wir können nicht schlafen, bevor wir nicht noch mal zum Steg gelaufen und ins Meer gesprungen sind. Also haben wir unser letztes Bad an diesem herrlichen Tag und gehen danach leise lachend ins Bett.

Am nächsten Tag gibt es einen Brunch im Strandcafé, und dann geht es mit Freunden auf eine Mini-Hochzeitsreise auf einem Boot, das gerade von der Regatta in Saint-Tropez zurückgekehrt ist. Die Crew konnte die Lichter unserer Party sehen, als sie am Abend zuvor in der Bucht vor Anker gingen.

Alizée und ich waten ins Meer und ein Beiboot holt uns ab – für ein paar zauberhafte Tage an Bord. Die Hunde bleiben so lange bei Laurence, nicht weil sie das Segeln nicht mögen, sondern weil wir befürchten, dass es zu heiß für sie sein wird.

Nach solchen Zeiten voller Emotionen fühlt es sich manchmal enttäuschend an, wieder nach Hause zurückzukehren, aber wir freuen uns sehr, zu unserem kleinen Bauernhof zurückzukommen, uns für den Winter einzurichten und es uns gemütlich zu machen.

Ich muss auch noch das Problem mit dem Hundefutterhersteller lösen, aber manchmal passieren positive Dinge, wenn man sich etwas Luft zum Atmen verschafft. Es dauert ein paar Monate, aber wir lassen uns von Branchenexperten beraten und beschließen schließlich, das Hundefutter selbst in unserer Küche herzustellen.

Mein Unternehmen wird jetzt in James & Ella umbenannt, um meine Bindung zu meinem geliebten Hund deutlich zu machen, und wir bereiten alles für die Expansion in den Einzelhandel vor.

In der Zwischenzeit müssen Hecken geschnitten, Gemüsebeete gejätet, Holz gehackt und mit den Renovierungsarbeiten am Haus begonnen werden.

Kurz nach unserer Heimkehr gehen Alizée und ich Brombeeren pflücken, die Hunde sind natürlich mit von der Partie. Auf unserem 30 Hektar großen Grundstück gibt es, gleich hinter einer Eichenallee, eine ganze Menge davon, die in der Herbstsonne schwarz glänzen. Dieses Jahr gibt es eine reiche Ernte, und da wir vorhaben, so gut wie möglich von unserem eigenen Land zu leben, pflücken wir alles, um es einzumachen, einzufrieren, um daraus Kompott herzustellen oder Kuchen zu backen.

Ella liebt Brombeeren. Sie beherrscht die Technik, diese von den Sträuchern zu pflücken, und zwar so gut, dass wir die Anzahl der Früchte, die sie frisst, begrenzen müssen. Als unsere Körbe schließlich voll und wir bereit sind, nach Hause zurückzukehren, ist ihre Zunge bereits ganz blau.

Zum Teil liegt es daran, dass Ella sie so sehr liebt – und auch daran, dass sie in den richtigen Mengen gesund für Hunde sind –, dass Brombeeren heute in einigen meiner Hundefutterrezepte enthalten sind.

Auf dem Bauernhof gibt es jeden Tag etwas zu tun, und als ich eines Abends mit dem Traktor unterwegs bin, quetsche ich mir aus Versehen die Spitze eines Fingers meiner linken Hand, dabei wird der Nagel abgerissen und das Fleisch darunter freigelegt. Dann merke ich, dass meine Fingerkuppe nur noch an einem Stückchen Haut hängt, der Knochen darunter ist sichtbar. Also wickle ich einen Lappen um meine blutige Hand, um alles zusammenzuhalten, und renne ins Haus.

Alizée ist bei so etwas empfindlich, deshalb zeige ich ihr nicht den Finger, sondern sage nur, dass ich ins Krankenhaus muss. Es ist bereits 22 Uhr.

»Warum?«, fragt sie.

Sie will die Wunde sehen, und als ich sie ihr zeige, fällt sie fast in Ohnmacht. Sie ist sonst zwar hart im Nehmen, aber kann kein Blut sehen. Ihr wird dann immer schlecht. Sie begleitet mich zwar, aber weil sie immer noch etwas wackelig auf den Beinen ist, fahre ich.

Unterwegs sehen wir einen Mann, der in sich zusammengesunken ist und reglos am Straßenrand liegt. Ich bremse, schalte die Warnblinkanlage ein, und wir eilen zu ihm. Als wir dann jedoch Alkohol riechen, wird uns klar, warum er ohnmächtig geworden ist, und wir verständigen den Krankenwagen.

Das Warten mit ihm auf den Krankenwagen verzögert alles noch mehr, und es ist bereits ein Uhr nachts, als wir endlich in der Notaufnahme in Reading ankommen, wo mein Finger bandagiert und fixiert wird. Für den nächsten Tag wird ein Termin vereinbart, an dem mir Spezialisten das abgetrennte Stück meines Fingers wieder annähen sollen.

Wir lachen darüber, wie viel Glück ich doch mit meinem Timing hatte. Hätte ich mir eine Woche früher den Finger verletzt, wäre ich mit einem dicken Verband an der linken Hand zu unserer Hochzeit gekommen, und es wäre auch problematisch gewesen, den Ehering anzustecken.

Und wie blöd hätte das erst auf den Fotos ausgesehen! Und als hätten wir es mit unseren Gedanken heraufbeschworen, kommt in dem Moment unser Hochzeitsalbum. Wir öffnen eine Flasche Wein und setzen uns, um uns die Fotos anzuschauen und um diesen perfekten Tag noch mal Revue passieren zu lassen.

Sie dokumentieren alle vier Tage unseres Aufenthalts in Bormes-les-Mimosas und hätten die Ungezwungenheit und Fröhlichkeit dieser Tage nicht besser einfangen können. Sowohl Catherine als auch Pippa hatten sehr formelle Hochzeiten, und die Fotos, die bei ihrer Feier gemacht wurden, spiegeln das auch wider. Aber hier sitzen wir alle auf Heuballen auf einem Feld, Catherine und William strahlen übers ganze Gesicht, Pippas Ehemann James ist im Profil zu sehen, er lacht mit einem der Kinder. Alizée und ich stehen in der Mitte, wir sind umgeben von meinen Eltern und Laurence, die uns lächelnd ansehen, und auch Ella und Mabel sehen zufrieden aus.

Wir gehen sie alle durch. Erinnerungen werden wach. Momente, die wir im fröhlichen Rausch des Tages vielleicht gar nicht mitbekommen haben, wurden ebenfalls verewigt.

Wir hatten die Gäste vorher gebeten, keine Fotos mit ihren Handys zu machen, weil wir wollten, dass sie den Moment genießen. Und wir wollten auch nicht, dass in unserem Hochzeitsalbum viele Leute zu sehen sind, die mit ihren Handys Fotos schießen. Auf den Bildern in unserem Album sieht man stattdessen, dass sich alle auf die Feier konzentrieren und Spaß haben.

Und alles war ganz spontan. Wir entdeckten zum Beispiel das Feld und die Heuballen in der Nähe und fanden, dass die rustikale Umgebung genau das Richtige für uns war. Schließlich hatten wir erst kurz vor unserer Hochzeit selbst noch Heu geschnitten und würden es von nun an jedes Jahr tun, da die Zyklen von Wachstum und Ernte immer weitergehen.

Wir haben uns auch darauf gefreut, unserem neuen Zuhause unsere persönliche Note zu geben, Alizée dekoriert die Küche, sie streicht die soliden und praktischen Kiefernholzschränke in einem dunklen Petrol und stellt Gläser mit Bohnen und Hülsenfrüchte in die Regale, die sie ebenfalls gestrichen hat.

Wir treffen die Entscheidung, dass das Avocado-Bad mit der dazu passenden Toilette, dem Bidet und dem Waschbecken rausmuss. Also beschließen wir, das in Angriff zu nehmen und das Bad zu renovieren. Aber das ist leichter gesagt als getan.

Ich gehe auf den Dachboden und finde ein Netz 100 Jahre alter Rohre, die den kleinen Dachraum durchziehen. Es erfordert Geduld, um den Wasserhahn zu finden, mit dem man das Wasser abstellen kann, bevor ich das Waschbecken, das Bidet und die Toilette rausreißen kann.

Das nächste Problem ist die gusseiserne Badewanne, die zu breit ist, um sie durch die schmale Schlafzimmertür zu bekommen, durch die man auch ins Badezimmer gelangt.

Aber selbst, wenn ich die Badewanne durch die Tür kriegen würde, hätte ich Probleme, sie die schmale und gewundene Treppe runterzubekommen.

Also beschließe ich, den Fensterrahmen herauszunehmen und mit einem Gerüstturm an der Außenseite des Hauses die riesige Badewanne mit einer Winde herunterzulassen.

Ich mache das allein, mit Hilfe der Winde ziehe ich die Badewanne herunter. Aber dann bemerke ich, dass sich das Seil verdreht hat und sich bei der nächsten Drehung verheddern wird, sodass die Badewanne in der Luft hängen bleiben wird. (Die Segler unter euch wissen, dass dies als »Riding Turn« bezeichnet wird und unter allen Umständen vermieden werden sollte.)

Als mir klar wird, dass die Winde das Gewicht der Badewanne nicht tragen kann, schleppe ich sie zurück ins Badezimmer und beginne dann damit, sie allein durchs Fenster zu heben.

Und schließlich ist das Badezimmer leergeräumt, ich reiße den alten Vinylboden heraus und kratze den Kleber ab, um die alten Holzdielen darunter freizulegen.

Alizée und ich durchstöbern Antiquitätenangebote und -märkte auf der Suche nach Vintage-Armaturen, einem Waschbecken und einer Toilette, und wir haben von engen Freunden eine wunderschöne Bateau-Wanne als Hochzeitsgeschenk bekommen. Diese wird im neu gestalteten Badezimmer ihren zentralen Platz bekommen.

Es ist ein Wettlauf gegen die Zeit, die Armaturen zu installieren und zum Laufen zu bringen, da die Nächte immer länger werden. Anhand von YouTube-Videos habe ich mir das Klempnern selbst beigebracht und dank dieser neuen Fähigkeiten sind wir im Dezember stolze Besitzer eines funktionierenden neuen Badezimmers.

Ich habe das Dach des Wintergartens erneuert und mit Kokosmatten verlegt, sodass er ein idealer Ort für die Hunde ist, um nach einem Spaziergang durch den Schlamm ins Haus zu kommen. Mein Büro grenzt direkt daran; sie kommen herein und dösen, während ich arbeite, sie sind glücklich, dass ich in der Nähe bin.

Alizée hat sich ein gemütliches Zimmer am anderen Ende des Hauses als Arbeitszimmer ausgesucht. Wir beginnen, das Haus zu unserem eigenen zu machen.

Wir sind autark in Bezug auf Holz und haben einen Holzspalter aus Frankreich mitgebracht. Im Wohnzimmer lodert unser Holzofen zur Begrüßung. Und an der Wand hängt eine Erinnerung an Glen Affric, ein weiterer Ort, den wir lieben: ein Bild von Alizée, wie sie mit Mabel beim Paddleboarding über den

See fährt, es ist ein Geschenk von Pippas Schwiegermutter Jane, das sie selbst gemalt hat.

Von den Fenstern aus, auf dem Holzstuhl sitzend, den Dad vor über 40 Jahren selbst gebaut hat, kann ich die Schafe beobachten und hinter ihnen unser Wäldchen und den Glockenblumenwald sehen. Unser kleines Haus nimmt allmählich Gestalt an.

In solch kleinen Momenten der Freude liegt Zufriedenheit.

Kapitel vierzehn

Neue Weiden

Wir hatten keine Geschenkeliste für unsere Hochzeit geschrieben. Wir waren einfach nur froh, dass sich alle die Mühe machten, nach Frankreich zu kommen, um mit uns zu feiern. Aber viele nette Freunde schenkten uns trotzdem etwas.

Außer der Badewanne bekamen wir ein Dutzend Indischer Laufenten. Sie sind unverkennbar, weil sie aufrecht stehen wie Pinguine und nicht watscheln wie die meisten Enten. Sie schnattern und zanken sich und legen wunderschöne pastellfarbene Eier.

Ein anderer Freund schenkte uns ein Dutzend befruchtete cremefarbene Legbar-Hühnereier. Legbars legen unverwechselbare hellgrüne und blaue Eier und ernähren sich von Gras, Insekten, Würmern, Schnecken und Nacktschnecken.

Ich besaß bereits einen Brutkasten, also stellte ich ihn auf, und bis Dezember waren aus zehn der zwölf Eier flauschige Küken geschlüpft.

Da ich keinen Hühnerstall besaß, beschloss ich, einen aus Palettenholz und einem alten Motorradanhänger zu bauen. So entstand ein mobiler Hühnerstall auf Rädern, in den alle einziehen konnten.

Kurz vor unserer Hochzeit kam ein netter Nachbar mit einem

weiteren Geschenk vorbei. Der seit 55 Jahren im Dorf lebende Peter brachte einen Korb mit Gemüse aus seinem Garten mit, um den ihn alle beneiden, sowie einige Bantam-Eier.

Bantams sind kleine, unauffällige Eierleger. »Einige der Eier könnten befruchtet sein, sodass du vielleicht Küken bekommst«, sagte er. Als wir von der Hochzeit zurückkehrten – wir hatten unseren Haussitter auch mit der Betreuung der Tiere beauftragt –, stellten wir fest, dass aus den Eiern Küken geschlüpft waren.

Eines der Küken, einen jungen Hahn, nannten wir Peter – zu Ehren unseres Nachbars – und ein anderes nannten wir Lily, wie Peters Freundin. Manchmal folgten sie uns zum Picknick und fraßen dann die Reste.

Heute sind sie hier und scharren nach Maden, während wir den Wechsel der Jahreszeiten beobachten. Wenn man neu in einem Haus wohnt, dann ist jeder Tag wie eine Offenbarung: Man bemerkt, wie das Licht in den verschiedenen Räumen fällt, wenn die Sonne untergeht, wie sich die grünen Blätter der Bäume in poliertes Kupfer und Gold verwandeln, bevor die Zweige der Bäume in dem Wäldchen – vor dem sich ständig verändernden Himmel – kahl werden.

Schon bald denken wir an die Schafe, die wir uns versprochen haben. Herdwicks, unsere Lieblingsrasse, stammen aus dem Lake District. Diese unverwechselbaren kleinen Schafe werden mit schwarzem Gesicht und schwarzer Wolle geboren, sodass sie als Lämmchen optisch gut mit der Felslandschaft verschmelzen und dadurch unauffälliger für Raubtiere sind.

Wenn sie älter werden, wird ihr Fell heller und braun, und ihr Gesicht wird irgendwann weiß. Schließlich bekommen sie ein wolliges, grauweißes Fell. Alizée hat sich ebenfalls in sie verliebt, und zufällig möchte ein Bauer aus der Gegend ein paar aus seiner Herde abgeben, also stimme ich zu, sie zu nehmen.

Breit grinst er mich an, als ich mit meinem Anhänger komme, um sie abzuholen. Zum Abschied sagt er dann noch: »Viel Glück mit ihnen.« Ich finde das seltsam, aber schon bald erfahre ich, warum er mich gewarnt hat.

Ich füllte die Papiere aus, überprüfte unsere Heuvorräte – es ist noch genug von der letzten Ernte da, um uns durch den Winter zu bringen –, und die Zäune um die Felder habe ich dreimal überprüft, um auf Nummer sicher zu gehen, dass sie auch wirklich in Ordnung sind. Vorsichtshalber habe ich die kleine Herde in einen eingezäunten Bereich in der Nähe des Hauses gebracht, damit sie sich schon mal an die neue Umgebung gewöhnen können.

Am nächsten Morgen bekomme ich einen Riesenschreck. Kein einziges Schaf – außer dem treuen Captain, der mit uns schon vom Haus meiner Eltern mitgezogen ist – ist noch auf der Weide. Anscheinend sind sie alle über den Zaun gesprungen. Captain ist wahrscheinlich geblieben, weil er viel größer und unbeweglicher ist und deshalb nicht über den Zaun kam.

Panisch rufe ich die Hunde, und los geht's, um die verschwundene Herde aufzuspüren. Unter Einsatz meiner besten detektivischen Fähigkeiten folge ich den Hufspuren im weichen Boden.

Die Hunde und ich folgen den Spuren über einen Hügel, durch einen Bach und in eines unserer Wäldchen. Dann sehen wir Wollbüschel, die an einem Stacheldrahtzaun hängen geblieben sind. Die Schafe haben es geschafft, auf die Weide eines Nachbarn zu kommen, wo sie nun glücklich und zufrieden grasen.

Ich habe keinen Hütehund und Ella ist trotz ihrer vielen Fähigkeiten keine geborene »Schäferin«. Sie hat absolut keinen Instinkt dafür, obwohl ich versucht habe, sie zu ermutigen und zu trainieren.

Also bleibt mir nur eine Möglichkeit: Ich muss Captain holen, der während seines Aufenthalts bei meinen Eltern zum ehrenamtlichen »Hütehund« wurde und lernte, wie man eine Herde zusammentreibt und zurückbringt.

Sobald er bei den verirrten Schafen auf der Weide ist, muss ich nur einen Eimer mit Futter schütteln und pfeifen, und schon kommt er auf mich zugetrabt und die Herdwicks laufen ihm hinterher. Sie gehorchen der Herdenmentalität und folgen einander einfach wie … Schafe.

Dann stürme ich mit meinem Futtereimer voran, über den Zaun, durch den Wald, durch den Bach und den Hügel hinauf, bis alle Schafe, mit Captain an der Spitze, wieder auf unserer Weide sind.

Als sie alle wieder sicher da sind, staune ich über ihre Dreistigkeit. Ich hätte nicht gedacht, dass sie einen meterhohen Zaun überwinden könnten, aber es scheint ihnen sogar Spaß zu machen darüberzuspringen. Alle paar Tage wiederholen sie es und ich finde sie wieder auf der Weide unseres Nachbarn.

Also recherchiere ich ein wenig über diese robuste Bergrasse und trete auch der Herdwick Sheep Society bei, und wir haben eines gemein. Wir sind alle der Meinung, dass die Schafe dieser Rasse echte Experten sind, wenn es ums Ausbüxen geht. Der beste Weg, sie auf seiner Weide zu halten, ist, sie auf der Nachbarweide grasen zu lassen. Dann werden sie zwangsläufig auf das Feld »zurückflüchten«, auf dem man sie haben will, und sie werden glauben, dass sie gewonnen hätten.

Im Lake District lernen die Tiere über Generationen hinweg, wo ihre Grenzen sind. Mutterschafe erziehen ihre Lämmer, das ist angeboren. Es wird »Hefting« genannt und ist eine traditionelle Art der Tierhaltung auf großen Gemeinschaftsweideflächen.

Um ein bestimmtes Gewicht zu erreichen, müssen Schafe durch ständiges Bewachen an ihrem Platz gehalten werden, da es keine physischen Grenzen gibt. Aber wenn sie einmal gelernt haben, wo ihr Gebiet ist, dann bleiben sie auch dort.

Unsere Herdwicks haben jetzt im Großen und Ganzen ihre Grenzen kennengelernt und können sich frei auf unserem Grundstück bewegen. Aber manchmal, wenn Alizée und ich gerade mit den Hunden unterwegs sind, sehen wir die Schafe auf einem anderen Feld in der Nähe. Einmal folgten sie uns sogar in die Gaststätte, sie genossen den Ausflug sichtlich, und wieder einmal war es Captain, der sie daraufhin zurück nach Hause führte.

Alle unsere Tiere werden artgerecht aufgezogen und führen ein glückliches Leben im Freien. Da unser Ziel jedoch die Selbstversorgung ist, verkaufen wir jedes Jahr einige unserer Lämmer an Restaurants und lokale Gasthöfe und behalten einige für den eigenen Verzehr und frieren etwas von dem Fleisch ein. Ich lerne, wie man schlachtet. Wir haben auch ein paar Masthühner für den eigenen Verzehr und hoffen, mit der Zeit auch Rinder und Ziegen zu haben.

Ich habe bereits meine Bienen in Bucklebury, aber jetzt führe ich einen Schwarm auf unserer Farm ein und baue zwölf neue Bienenstöcke für sie, jeder mit 50 000 bis 100 000 Bienen.

Seitdem ich als Kind von Winnie Puuh und seinem Honigglas gelesen habe, bin ich ein leidenschaftlicher Anwalt der Bienen.

Die Liste der prominenten Imker wird immer länger. David Beckham ist ein Anhänger. Das gilt auch für die Schauspieler Leonardo DiCaprio, Morgan Freeman und Scarlett Johansson sowie für die Rockstars Bruce Springsteen und Peter Balzary (Flea von den Red Hot Chili Peppers). Sie alle haben dazu beigetragen, das Ansehen der Imkerei zu steigern.

Ich hatte mir immer gewünscht, Bienen zu halten, aber erst als ich 24 Jahre alt wurde, im Jahr 2011, erfüllte sich mein Wunsch:

Meine Eltern und meine Schwestern legten zusammen, um mir ein wunderbares Geburtstagsgeschenk zu machen.

Ein Lieferwagen kam mit einer großen, summenden Kiste an, auf welcher der Warnhinweis »Lebende Bienen« stand. Darin befand sich der Kern meiner Kolonie: 1000 Buckfast-Bienen. Der Fahrer fürchtete sich, das Paket aus dem Lieferwagen zu holen, also übernahm ich das.

Und so baute ich meine eigene Kolonie auf und inzwischen ist sie auf zwei angewachsen: die erste ist in Bucklebury und die andere ist jetzt hier bei uns. Unsere kleine Farm wird immer größer. Wir haben Bienen und Schafe, Hühner und Enten, unsere eigenen Weiden, einen Gemüsegarten und einen kleinen Obstgarten voller knorriger Obstbäume, die wir instand setzen wollen. Wir haben sogar einen Glockenblumenwald, in dem im Mai indigoblaue Blumen blühen.

Wir haben einen Teich entdeckt, der dermaßen überwuchert war, dass wir ihn bei unserem Einzug zuächst gar nicht bemerkt hatten. In unserem Wäldchen gibt es mehrere Eichen und genug umgestürzte Bäume, um die beiden hungrigen Holzöfen zu füttern, die das Haus gemütlich warm halten.

Ich liebe die Nähe zur Natur, die die Landwirtschaft mit sich bringt. Der Wechsel der Jahreszeiten hat etwas Magisches an sich, wenn man an einem kalten Morgen hinausgeht, die Schafe zum Fressen in den Stall bringt und den Dampf aus ihrem wolligen Fell aufsteigen sieht.

Alizée ist glücklich, dass sie nur zweimal pro Woche zur Arbeit nach London fahren muss – von unserem Bahnhof aus gibt es gute Verbindungen nach Paddington –, und die restliche Zeit kann sie im Homeoffice arbeiten.

Obwohl ich zu Meetings reise, betreibe ich mein Geschäft und natürlich die Farm von zu Hause aus.

Ella ist immer an meiner Seite. Sie ist etwas langsamer als

früher, also springt sie neben mich aufs Quad, während die anderen Hunde hinter uns herrennen und ich den Bestand überprüfe. Sie schläft immer noch auf dem Boden auf meiner Seite des Bettes; und unten hat sie sich ihren gemütlichen Platz neben den vom Kamin erwärmten Ziegeln gesichert. Sie ist die Matriarchin des Rudels. Weil sie ihr neues Zuhause liebt, gewöhnen sich auch die anderen schnell daran.

Es ist April 2022, kurz vor meinem 35. Geburtstag, und Alizée hat sich etwas ganz Besonderes für mich einfallen lassen. Wir fahren nach Thurlestone in Devon, um meinen guten Freund Nick, seine Frau Rosie und ihre Kinder zu besuchen.

Nicks Familie besitzt dort ein Ferienhaus – ich habe es mit ihm schon besucht, seitdem wir elf Jahre alt waren –, und als Alizée und ich dort ankommen, bemerke ich, dass der Tisch für etwa ein Dutzend Gäste gedeckt ist. Plötzlich springen alle hinter den Sofas hervor und rufen: »Überraschung!« Ich freue mich, dass Nick meine engsten Freunde zu diesem besonderen Festwochenende zusammengetrommelt hat.

Die Nostalgie dieser Besuche hat etwas Tröstliches. Während ich hier jetzt mit so lieben Freunden, ihren Frauen und Kindern sitze, denke ich darüber nach, wie sich unsere Leben verändert haben und wie manche Freuden dennoch konstant und unveränderlich bleiben.

Die Freude an einer Wanderung auf dem Küstenweg ist heute noch genauso groß wie schon vor 20 Jahren. Das Vergnügen, in Hope Cove ein Eis zu essen, ist grenzenlos. Jetzt gehe ich jedoch mit Alizée neben mir und einem Patenkind, das in einem Geschirr auf meinem Rücken sitzt, hinaus, während Ella, die neben mir hertrottet, den letzten Rest von meiner Eistüte bekommt.

Was mir von dieser Reise in Erinnerung bleibt, sind die glücklichen Momente mit Ella. Wir nutzen die Flut im richtigen

Moment und schwimmen zusammen im Meer. Sie liebt unsere Spaziergänge an der Küste. Sie flitzt neben mir am Strand entlang, steht auf einem Boogie Board und surft mit mir auf den Wellen, gräbt Löcher in den Sand und legt sich hinein. Und am Ende eines langen Tages, ihr Fell ist von der Gischt ganz flauschig, schläft sie zufrieden ein.

Diese glücklichen Zeiten mit Ella werden mir immer in Erinnerung bleiben. Dann kommt der Mai und Laurence beschließt, ihr Haus Le Moulin zu verkaufen: Es ist Zeit, die Erinnerungen zusammenzupacken und weiterzuziehen. Sie wird dauerhaft nach Bormes-les-Mimosas ziehen.

Es gibt viele Schätze, die Jean Gabriel in Le Moulin angesammelt hat, und Alizée möchte einige davon zu unserer Farm bringen. Also hängen wir unseren sechs Meter langen Anhänger ans Auto und fahren zum Eurotunnel und dann weiter nach Limoges, um die Sachen zu holen.

Es gibt alte Balken, die Jean Gabriel bei der Restaurierung der Mühle aufbewahrt hat und aus denen wir eine Bank bauen wollen – mit einer Gedenktafel für ihn – und die wir an einem ruhigen Ort aufstellen möchten.

Es gibt die Karosserie eines alten Roma-Wohnwagens, den wir restaurieren wollen, einen antiken Eselskarren, einen baufälligen alten Traktor – all das wird auf den Anhänger geladen und soll zur Farm transportiert werden.

Wir packen den Anhänger sorgfältig, bauen alles auseinander und wieder zusammen und nutzen den Platz so effizient wie möglich. Trotzdem sieht unsere Ladung riesig und sperrig aus. Ich denke an die Höhenbeschränkungen der Tunnel, durch die wir fahren müssen, und stelle mit wachsender Panik fest, dass unsere dreieinhalb Meter hohe Ladung nicht durchpassen wird.

Also wirft Alizée einen Blick auf die Karte, und wir wählen eine alternative Route, manövrieren unsere riesige Ladung schlecht sortierter Erinnerungsstücke über Umwege, die alle niedrige Brücken und Tunnel vermeiden – bis wir uns plötzlich unerwartet vor dem Schloss von Versailles wiederfinden.

Ich weiß nicht wirklich, wie wir überhaupt hierhergekommen sind, aber ich fahre immer weiter und vertraue auf Alizées Navigationsfähigkeiten, während die Straßen immer enger werden und wir uns an geparkten Autos vorbeizwängen und uns an den Bordstein drängen, um entgegenkommenden Fahrzeugen auszuweichen.

Wir müssen rechtzeitig in Calais sein, um unseren Zug zu erwischen, und wir haben nur noch zwei Stunden Zeit. Ich denke an den Tag der Cupcake-Lieferung zurück und hoffe, dass diese Reise nicht so katastrophal wird.

Schließlich landen wir wieder auf der Autobahn und kommen gerade noch rechtzeitig an, aber die Zollbeamten sind aufmerksam und scheinen durch unsere sperrige Ladung beunruhigt zu sein. Sie inspizieren alles ganz genau und räumen alles aus, was wir zuvor ordentlich eingeräumt hatten, um sicherzugehen, dass sich dort kein blinder Passagier versteckt hat.

Die seltsame Mischung aus Waren schauen sie sich ganz genau an und mokieren sich darüber.

Dann erklärt Alizée mit ihrem gewinnendsten Lächeln auf Französisch, dass es sich um wertvolle Erinnerungsstücke aus ihrem Elternhaus handelt, was die Beamten besänftigt, und sie winken uns durch.

Es ist früh am Morgen, als wir auf die Farm zurückkehren. Wir freuen uns, ein Stück von Alizées französischem Erbe mit nach Berkshire gebracht zu haben. Ich habe zwar mal einen Renault-Transporter in Nordfrankreich zurücklassen müssen, aber dafür haben wir jetzt einen Eselskarren, einen alten Traktor und einen antiken Roma-Wohnwagen bekommen. Das scheint ein fairer Tausch zu sein.

In diesem Sommer werden wir von Freunden eingeladen, sie auf einer Reise nach Alaska zu begleiten. Das ist die Chance unseres Lebens. Wir betrachten es als unsere Flitterwochen: Es ist eine Gelegenheit, um zwischen Gletschern zu schwimmen, Wildtiere zu beobachten und Lachse zu angeln.

Das Einzige, das wir dabei bedauern, ist, dass Ella nicht dabei sein kann.

Es ist schwer, das Wunderbare an dieser Reise zu begreifen. Wir wissen, auch wenn wir sie nicht gesehen haben, dass Bären und Wölfe in der Eiswüste umherstreifen. In dem Gletscherwasser beobachten wir Seelöwen, Buckelwale, Delfine und Schweinswale. Es gibt zugefrorene Flüsse und schneebedeckte Berge – und wir sehen das alles aus nächster Nähe, zusammen mit Freunden, von einem wunderschönen Holzboot aus, das aus der Vorkriegszeit stammt.

Eines Morgens wache ich früh auf, stehe auf dem Deck und beobachte, wie der neue Tag beginnt. Dabei suche ich die Küste ab, um zu sehen, ob ich vielleicht einen Schwarzbären oder Grizzly entdecken kann. Mein Gastgeber gesellt sich zu mir, während die anderen noch schlafen, und wir beschließen, eine Erkundungstour zu unternehmen, ein kleines Abenteuer am frühen Morgen.

Später an dem Tag wollen wir noch Lachse angeln, also springen wir in ein kleineres Boot und fahren den Bach hinauf, um schon mal nach guten Angelplätzen zu suchen. Der Fluss schlängelt sich und ein umgestürzter Baum versperrt uns den Weg. Wir laufen auf Grund und der Bootspropeller wird durch Steinchen blockiert.

Mit meinen erprobten praktischen Fähigkeiten, mache ich mich daran, die Stücke mit einem Schweizer Taschenmesser, das ich immer in meiner Tasche habe, zu entfernen. In der Zwischenzeit geht mein Freund an Land, um die Gegend zu erkunden.

Hüfttief stehe ich im Wasser, mit gesenktem Kopf über dem Propeller, als ich plötzlich einen Schrei vom Ufer höre. Es ist mein Freund. »Hey, Bär!«, schreit er.

Erschrocken schaue ich auf.

»Komm und schau dir das mal an«, ruft er.

Ich breche meine Aufgabe ab, binde das Boot fest und renne an Land. Das, was ich sehe, erschreckt mich. Im Sand sind die unverkennbaren Pfotenabdrücke eines Wolfes ... und etwas weiter entfernt frischer Bärenkot.

Mich überkommt ein Schauer, sowohl vor Begeisterung als auch vor Angst, dass wir von Raubtieren umgeben sind. Mein Herz klopft wie wild. Mein Freund und ich rennen zum Boot zurück, und ich mache mich mit neuem Elan daran, den Propeller freizubekommen. Wir müssen uns beeilen, denn wir wollen dem Bären nicht begegnen.

Der Motor des kleinen Bootes erwacht wieder zum Leben, und wir tuckern zurück, um unsere Freunde beim Frühstück vorzufinden. Wir haben ein breites, erleichtertes Grinsen im Gesicht.

»Was habt ihr beide gemacht?«, fragt einer aus der Gruppe. Wissend lächeln wir uns an, erzählen den anderen jedoch nichts von dem, was passiert ist. Und als wir später an dem Tag Lachse angeln, gehen wir sicher, dass wir mit genug Bärenabwehrspray ausgestattet sind.

Kapitel fünfzehn

Trauer, die zu tief ist, um sie in Worte zu fassen

Als wir wieder zu Hause sind, denke ich über das Rudel nach, und dass ich gerne mit Mabel züchten würde.

Und so beginnt die Suche nach einem Partner für sie – einem passenden Golden Retriever, und ich finde ihn auf der Titelseite von *Country Life*. Er ist so etwas wie ein Superstar!

Es scheint eine Fügung des Schicksals zu sein: Im Verzeichnis lese ich, dass die Fotografin Millie Pilkington ist, die im Laufe der Jahre auch schon viele Fotos von unserer Familie geschossen hat.

Deshalb scheint es irgendwie passend zu sein, dass dieser hübsche Rüde der Partner von Mabel wird. Ich besuche seinen Besitzer, um mir den Stammbaum anzuschauen. Ich finde alles über ihn heraus, was ich kann: Wie sind seine Augen, seine Hüften – das sind die Probleme, mit denen man bei dieser Rasse häufig konfrontiert wird –, und Alizée scherzt, dass Menschen viel anspruchsloser sind, wenn es darum geht, mit wem sie mal Kinder haben werden.

Bei einer Tasse Tee lerne ich den Besitzer besser kennen, während Mabel und ihr Partner sich freundlich gegenseitig beschnuppern. Ella begleitet uns natürlich. Wenn sie misstrauisch wäre, dann wäre ich es auch, aber sie scheint den anderen Hund zu mögen, und der Deal ist gemacht. Sobald Mabel läufig wird, werden wir zurückkommen.

Als dieser Tag kommt, fahren wir wieder nach Wiltshire. Die Paarung ist allerdings nicht so einfach, wie erhofft. Mabel ist noch unerfahren, wir müssen die Hunde festhalten.

Es wird »die Krawatte« genannt, und um zu garantieren, dass es funktioniert, müssen wir sicherstellen, dass Mabel sich etwa 20 Minuten lang nicht losreißt.

Ich stehe also dem Besitzer von Mabels Partner gegenüber, und wir unterhalten uns, während wir unsere Hunde festhalten und die Paarung stattfindet. Nach fünf Minuten haben wir alle Höflichkeiten ausgetauscht. Nach zehn Minuten habe ich alle möglichen Themen durch, die mir eingefallen sind, und wir stehen uns nun unangenehm nahe und schauen uns in verlegenem Schweigen in die Augen.

Als es vorbei ist, bin ich erleichtert, Mabel (und ich) ruhen uns kurz aus und machen uns dann auf den Heimweg. Und innerhalb von fünf Wochen kommt die frohe Botschaft, dass sie schwanger ist.

In der Zwischenzeit hat mich der Herzog von Richmond eingeladen, die erste Goodwoof-Veranstaltung im Goodwood House in Sussex zu eröffnen. Es ist ein großartiges Festival rund um den Hund, und Ella und ich werden bei der Eröffnungsparade mit 240 Spaniels ganz vorne mit dabei sein.

Die Herzöge von Richmond waren schon immer für ihre Liebe zu ihren Hunden bekannt. Das Kennels – das Gebäude auf dem Gelände des Dachverbands der britischen Hundezüchtervereine –, wo dieses Hundespektakel stattfindet, wurde 1787 vom berühmten georgianischen Architekten James Wyatt als stattliches Zuhause für ihre Haustiere entworfen.

Selbst damals hatten Hunde offenbar einen besonderen Platz im Herzen der Nation: Das Kennels wurde bereits 100 Jahre vor dem Goodwood House mit einer Zentralheizung ausgestattet.

Zulu, Inka und Nala nehmen ebenfalls an der Goodwoof-Eröffnungsparade teil, aber es ist Ella, die die Aufmerksamkeit am meisten genießt. Sie sitzt in dem Hundeanhänger meines Fahrrads und begrüßt alle Ankommenden freundlich. Jedes Mal, wenn ich ein strahlendes Gesicht auf mich zukommen sehe, lächle ich freundlich zurück – nur um dann festzustellen, dass sie gar nicht zu mir, sondern zu Ella wollten, die es kaum erwarten kann, die Leute zu begrüßen.

In diesem wunderbaren Sommer 2022 erleben wir eine Hitzewelle und haben eine zweite Ernte. Mit meinem alten Traktor fahre ich über die Felder, mähe das überschüssige Gras ab, und die Hunde sitzen im Schatten der Bäume und beobachten, wie ich anschließend das Heu wende.

Mabels Schwangerschaft nähert sich dem Ende und die Hitze ist anstrengend für sie. Sie und Ella finden den kühlsten Ort auf der Farm – den Steinboden des Kühlraumes im Keller, nur Ziegel auf Erde – und legen sich flach auf den Bauch, während die willkommene Kälte durch ihre Körper strömt.

Vor Sonnenaufgang und spätabends gehe ich mit den Hunden spazieren, um der sengenden Hitze zu entgehen.

Pünktlich zum Geburtstermin bekommt Mabel ihre Welpen – am heißesten Julitag seit Jahrhunderten. Sie bekommt acht Junge: vier Rüden und vier Weibchen. Alle sind gesund. Alle Welpen bis auf einen sind bereits für jemanden reserviert, und da sage ich zu Alizée, wobei ich versuche, den schmeichlerischen Ton aus meiner Stimme zu halten: »Wir behalten doch einen, oder?«

»Brauchen wir denn wirklich noch einen Hund?«, fragt sie.

Natürlich brauchen wir keinen, aber wir behalten trotzdem

einen. Isla wird ein Teil der Familie, und die nächsten acht Wochen, in denen ein herrlicher Sommer in einen goldenen Herbst übergeht und die Welpen entwöhnt und immer selbstbewusster und unabhängiger werden, sind einfach wunderbar.

Ich muss an Monty Don denken, der vor ein paar Jahren seinen geliebten Golden Retriever Nigel verlor. Der sanfte, anhängliche Nigel wurde unabsichtlich Montys Co-Star in der BBC-Serie *Gardeners' World*: Es gab nie den Plan, ihn zum Hundestar zu machen, aber er liebte die Kamera einfach und schien während der endlosen Drehstunden immer geduldig zu warten und intuitiv zu wissen, wo und wie er die beste Pose einnehmen musste.

Ich lernte Monty nicht so sehr durch seine Gartenarbeit kennen, sondern eher durch seine Hunde. Alles begann, als einer seiner Söhne mich in London auf dem Fahrrad sah, die Hunde waren in ihrer Transportbox, und ein Foto von uns schoss.

»Sieht dieser Hund nicht genauso aus wie Nellie?«, fragte er seinen Vater, da er fand, dass einer von Montys anderen Hunden Mabel sehr ähnlich sah.

Monty stimmte ihm zu, dass die Ähnlichkeit wirklich verblüffend sei, und als ich ihn anrief, um ihn zu fragen, ob er einen von Mabels Welpen haben wollte, war er begeistert. Er wählte einen Welpen, den er Ned nannte und der nun sowohl bei seiner Familie als auch bei den Zuschauern von *Gardeners' World* sehr beliebt ist.

Was mir von unserem Treffen in Erinnerung geblieben ist, ist Alizées Entsetzen, dass ich sie nicht vor dem Besuch eines so berühmten Gärtners vorgewarnt hatte. Sie schämte sich für den Zustand unserer Blumenbeete, die von acht Welpen verwüstet worden waren.

Einen von Mabels Welpen schenkte ich Guide Dogs for the Blind. Während der Pandemie wurde das Zuchtprogramm für diese Hunde unterbrochen, sodass es nun einen erheblichen Mangel an neuen Welpen für die Ausbildung gibt.

Gelegentlich werden in dem Programm auch neue Hunde aufgenommen, und nach einigen Gesundheitschecks stand fest, dass einer von Mabels Welpen zum Blindenhund ausgebildet wird. Ich stimme zu, die Mittel dafür sowie für seinen späteren Ruhestand aufzubringen.

Dafür darf ich meinem potenziellen Blindenhund einen Namen geben. Weil ich gute Erinnerungen an die Königin habe, nenne ich ihn Bertie, nach ihrem Vater.

Ich hatte schon immer Ehrfurcht vor den Fähigkeiten und Begabungen, der Loyalität und Zuverlässigkeit von Assistenzhunden. Ich glaube nicht, dass wir ihr volles Potenzial bereits ausgeschöpft haben. Der Umfang und das Ausmaß ihrer Kapazitäten sind riesig. Sie verfolgen Elfenbeinwilderer, spüren illegale Drogen auf, erschnüffeln Sprengstoff.

Medizinische Spürhunde identifizieren Krankheiten wie Krebs im Frühstadium anhand von Urinproben, andere erkennen Lepra anhand von Geruchsspuren auf Kleidungsstücken. Ihre olfaktorischen Fähigkeiten sind so fein abgestimmt, dass der Besitzer der Kleidung meilenweit – sogar kontinentweit – entfernt sein kann.

Dann gibt es noch die klugen, hart arbeitenden Hunde, die Such- und Rettungsteams in den Bergen unterstützen, und die wasserliebenden Neufundländer, die einen starken Instinkt für die Rettung von Menschenleben auf See haben.

Auch tapfere Polizei- und Militärhunde verdienen unsere unendliche Bewunderung.

Daher sage ich sofort zu, als mich der Verein Dogs Trust einlädt, um einen Preis an einen Spitzenpolizeihund und seinen Hundeführer zu überreichen.

Es war Anfang September 2022, als ich im Smoking und mit Ella zur offiziellen Preisverleihung in London ging. Kaum war ich angekommen, begann auch schon, mein Handy zu vibrieren. Eine Nachricht meiner Mutter, in der sie schrieb, dass die Königin gerade gestorben sei.

Solche Neuigkeiten verbreiten sich schnell, und ich hörte bereits gedämpftes Flüstern im Raum. Ich konnte nicht länger bleiben. Höflich entschuldigte ich mich leise, gratulierte Polizeihund und Hundeführer und fuhr dann nach Hause. Erinnerungen überkamen mich, Gedanken an unsere große Monarchin und ihre jahrelangen unermüdlichen Dienste für die Nation.

Ich erinnerte mich daran, wie ich in der Schule etwas über sie gelernt hatte, und als ich dann ihre Beerdigung mit Ella auf meinem Schoß verfolgte, war ich überwältigt. Was mich jedoch völlig überraschte und zu Tränen rührte, war der Moment, als der Trauerzug an ihrem Pony und ihren geliebten Corgis vorbeizog. Die Tiere der Königin, dieses Gefühl, dass auch sie jemanden verloren hatten, der ihnen viel bedeutet hatte, trieb mir die Tränen in die Augen.

Die düstere Stimmung hielt auch noch nach der Staatstrauer an. Und meine geliebte Ella alterte sichtlich. Als Mabels Welpen zwölf Wochen alt waren und ihre zweite Impfung benötigten, begleitete sie mich zum Tierarzt. Sie kam gerne mit mir mit – es gab keine Angst oder Nervosität –, und beiläufig erwähnte ich Mark gegenüber, dass ihr Fell etwas von seinem Glanz verloren hatte. Vielleicht lag es an dem heißen Wetter, aber sie fraß auch weniger.

Mark nahm ihr etwas Blut ab, nur um sicherzugehen, dass auch alles in Ordnung war, danach gingen wir nach Hause.

Aber dann kam der Anruf.

In dem Moment, als ich Marks Stimme hörte – sein zaghaftes »Hi, James« –, wusste ich es. Es gab schlechte Neuigkeiten. Ich erinnere mich noch daran, wie ich meine Augen schloss und ihn fragte: »Hast du die Ergebnisse der Blutuntersuchung?«

»Es sieht nicht gut aus«, antwortete er. Ella litt unter Nierenversagen, ihre Nieren funktionierten kaum noch. Mark, der sich seit der ersten Impfung um sie gekümmert hatte, sagte mir jetzt, dass sie noch zwei Wochen zu leben hätte.

Ich konnte nicht mehr sprechen. Die Welt blieb stehen. Tränen nahmen mir die Luft zum Atmen. Ich erinnere mich noch an diese schreckliche, lähmende Taubheit. Ich konnte die Fragen, die mir durch den Kopf schossen, nicht formulieren. Schließlich brach ich das Schweigen. »Kann ich dich zurückrufen?«

Es dauerte Stunden, bis ich wieder sprechen konnte und den Tierarzt zurückrief. »Was kann ich tun, um ihr die letzten Tage so angenehm wie möglich zu machen?«

Ella war neben mir, wedelte immer noch mit dem Schwanz. Sie wollte immer noch mit mir rausgehen, schien nur ein bisschen langsamer und älter geworden zu sein. Aber sie war immer noch treu und zuverlässig, und ohne Anzeichen einer so schlimmen Prognose.

Mark verschrieb ihr eine Flüssigkeitstherapie, um die Giftstoffe aus ihrem Körper auszuspülen. »Hinterher wird sie sich besser fühlen«, versicherte er mir. Und er empfahl Schonkost, keine der üppigen Leckereien mehr – wie Käsehäppchen und Pastete –, die sie so liebte.

Also fuhren wir wieder zum Tierarzt zurück und Ella bekam eine Kochsalzlösung-Infusion. Sie würden sie 48 Stunden lang zur Beobachtung dabehalten, sagte Mark zu mir.

Am liebsten wäre ich bei ihr geblieben, aber ich wappnete mich, sie zu verlassen, versicherte ihr aber noch leise, dass ich bald wieder zurückkommen würde.

Am nächsten Morgen kam ich um acht Uhr zu ihr. Ich legte mich auf den Boden, mein Kopf lag neben ihrem Gehege. Sie hatte Schläuche in ihrem Körper, aber als sie mich sah, hob sie das Köpfchen und wedelte mit dem Schwanz, der dabei gegen ihr Hundebett klopfte.

Ich hatte eine Tasche voller Essen dabei – eine Mischung aus Leckereien, um sie zu locken, und das fade Futter, das sie eigentlich fressen sollte –, und ich fütterte sie mit kleinen Cheddarwürfeln und den gefriergetrockneten Karotten, die sie so gerne mochte.

Ich redete mit ihr, so wie ich es immer tat, und sagte zu ihr, dass sie etwas fressen müsse und dass alles wieder gut werden würde. »Du kannst noch nicht gehen, ich brauch dich hier noch ein bisschen«, sagte ich, und als mir die salzigen Tränen übers Gesicht liefen, leckte sie sie ab.

Über eine Stunde lag ich neben ihr, wollte nicht gehen, aber wusste, dass sie sich ausruhen musste. Als ich ohne sie nach Hause fuhr, spürte ich den dumpfen Schmerz der Trauer. Ich hatte auch Schuldgefühle, weil ich sie zurückgelassen hatte – ich wusste, dass sie zu Hause glücklicher sein würde –, und ich stellte mir vor, wie sie sich nach mir in ihrer Einsamkeit sehnen würde.

Diesen schrecklichen Konflikt versuchte ich zu verarbeiten: Eigentlich hatte sie doch recht gesund gewirkt, nur ein bisschen angeschlagen. Aber Tatsache war, dass sie bald sterben würde. Es war der Anfang vom Ende meiner Zeit mit Ella, meiner Begleiterin in den dunkelsten Stunden, meiner treuesten Freundin – der Hündin, die mir das Leben gerettet hat.

Ich ertrug es nicht, es jemandem zu erzählen, weil es dadurch noch realer wurde. Alizée war die Einzige, die es wusste.

Während Ella beim Tierarzt war – während dieser endlosen 48 Stunden –, klammerte ich mich an die Hoffnung auf ein Wunder. Vielleicht könnten sie ja doch noch etwas tun. Vielleicht würden ihre schlecht funktionierenden Nieren durchhalten, wenn wir ihre Ernährung umstellen würden.

Aber nach zwei Tagen sagten sie, dass es nichts mehr gab, was sie noch tun konnten. Mit 14 Jahren war Ella einfach zu alt. Ein Hund stirbt irgendwann an irgendetwas, und ihr Schicksal war es, an Nierenversagen zu sterben.

So schwand die Hoffnung, und als ich sie dann abholte, wusste ich, dass sie nach Hause kommen würde, um dort ihre letzten Tage zu verbringen.

In der Zwischenzeit wollte ich jeden Tropfen Freude aus meinem Leben mit ihr herausholen, ich wollte sie keine Sekunde lang allein lassen.

Ich schaffte es immer noch nicht, die richtigen Worte zu finden, um meiner Familie zu sagen, dass sie sterben würde. Alizée bot mir an, es für mich zu erledigen, aber dann beschloss ich, dass ich selbst meine Mutter anrufen würde.

»Hallo, Liebling«, begrüßte sie mich.

Die Worte erstarrten auf meinen Lippen, ich brachte kein Wort heraus.

»Hallo, bist du noch da?«, fragte meine Mutter, die verwirrt wegen meines Schweigens war.

Alizée nahm mir daraufhin das Telefon aus der Hand, um ihr zu erzählen, was passiert war, und ich ging weg, Tränen liefen mir übers Gesicht. Das Schwierigste war, den anderen zu sagen, dass Ella sterben würde, dass jede Sekunde, die ihr noch blieb, ein Geschenk war.

Ich versuche, mich ihr gegenüber normal zu verhalten und so zu tun, als wäre nichts Ungewöhnliches passiert, ich will unsere letzten gemeinsamen Stunden genießen, aber das ist fast unmöglich, wenn sich die Traurigkeit in körperlichen Schmerzen äußert.

Hunde reagieren sensibel auf Stimmungsschwankungen, sie spüren jede noch so kleine Veränderung der Gedanken und

Gefühle, und Ellas Instinkte sind immer noch scharf. Also wappne ich mich, um ihr zuliebe stark zu sein.

Wir gehen zu der Edelkastanie mitten auf dem Feld, einem Platz, an dem wir gerne sind. Wir fahren zu Mike, seiner Frau Sophie und ihrem Spaniel Otto, der Ellas Bruder ist. Ella liebt das Autofahren immer noch und sie genießt die Fahrt.

Als wir bei Mike und Sophie in Wiltshire ankommen, macht sich Ella auf die Suche nach Otto.

»Sie sieht gut aus«, sagt Mike, der mich zur Begrüßung umarmt.

»Aber ihr geht's nicht gut«, entgegne ich und meine Augen füllen sich mit Tränen.

Schon oft haben wir darüber geredet, wie schmerzhaft es wäre, wenn wir unsere Hunde verlieren würden. Aber jetzt ist es fast so weit und ich kann die Tiefe meiner Trauer nicht in Worte fassen.

Als wir zu Mittag essen, sitzt Ella wie immer bei den Mahlzeiten zu meinen Füßen, ihr Köpfchen hat sie in meinen Schoß gelegt. Heute hat sie noch nichts gefressen, und als ein Stückchen Pastete von meinem Teller herunterfällt, verschlingt sie es schnell.

»Aha, heute soll es also Pastete sein«, denke ich.

Es ist zu reichhaltig für ihre schwachen Nieren, aber es ist besser, als zu verhungern, also soll sie es bekommen.

Nach dem Mittagessen machen wir zu viert – Mike, Alizée, Sophie und ich – mit Ella und Otto einen kleinen Spaziergang. Anschließend schießen wir noch ein Foto von den Hunden. Geschwister, die zum letzten Mal zusammen sind. Ein kostbarer Moment.

Als wir wieder zu Hause sind, denke ich über die Prognose des Tierarztes nach. Zwei Wochen sind bereits vergangen, aus drei werden vier. Aber Ella marschiert immer weiter. Dann werden aus Wochen Monate und sie trotzt allen Erwartungen. Also beschließe ich, mit ihr eine sentimentale Reise zu unternehmen, zu all den Orten, die sie am meisten liebt.

Wir fahren zum Lake District, zur Hütte, in der wir schon so oft waren. Sie kann unsere übliche Bergwanderung nicht mehr machen, also kürzen wir sie ab. Sie läuft nicht mehr vorweg so wie früher, sondern geht mit langsamen, bedächtigen Schritten, dreht den Kopf, um mich anzusehen, so wie sie es immer getan hat.

Sie schläft viel. Sie stirbt langsam, aber sie ist glücklich.

Auf jeder Reise, bei allem sind wir zusammen. Sie kommt mit in die Kirche, so wie immer, und sitzt zu meinen Füßen. Und immer wenn ich meine Stiefel anziehe, ist sie bereit mitzukommen.

Ella war immer der Einzige meiner Hunde, der in meinem Schlafzimmer schlief. Und sie schläft immer noch dort, mit Alizée und mir. Nur sie darf neben mir auf dem Sofa sitzen, und als die Nächte kürzer werden und das Feuer brennt, kuschelt sie sich an mich, während ich die Fotoalben durchblättere, die ihr Leben dokumentieren.

Im Schein des Feuers schwelge ich in Erinnerungen, wie Ella auf ihrem Lieblings-Herdwick-Schaffell liegt, das wir im Lake District, in einem Laden in der Nähe von Windermere gekauft haben. Unsere eigene Herdwick-Herde weidet jetzt auf unseren Feldern in Berkshire.

Es gibt Tage, an denen ich lächle und Ella dankbar bin, dass sie durchgehalten hat, sodass ich genug Zeit hatte, um mich an die Tatsache zu gewöhnen, dass sie mich verlässt. »Danke, dass ich es in Ruhe verarbeiten darf«, sage ich zu ihr. Sie plant ihren Abschied bestimmt so, damit es für mich einfacher ist.

Bei einer Reise gehen wir zum South Kensington Club zurück, wo ich durch Ella Alizée kennengelernt habe. Wir schlendern die Old Church Street hinunter, an unserer alten Wohnung vorbei, und gehen in den Kirchgarten, wo wir zehn Jahre lang viermal am Tag spazieren gegangen sind.

Die Wochenenden sind auf ihre Bedürfnisse und Fähigkeiten abgestimmt. Wir machen kurze Spaziergänge und kehren dann zum Haus zurück, damit sie ein Nickerchen halten kann.

Während dieser Zeit, als Ellas Leben langsam zu Ende geht, beginnt für unseren lebhaften Welpen Isla das Abenteuer des Lebens, und die beiden Hunde entwickeln eine ungewöhnliche Bindung. Isla scheint Ella wieder jung zu machen. Ella beginnt sogar mit den Spielen und dann machen sie zusammen weiter.

Und als ich den beiden dabei zuschaue – meinem sterbenden alten Hund und unserem jungen Welpen – treten mir die Tränen in die Augen.

Es ist ein warmer, milder Nachmittag im September und wir sind wieder in Goodwood. Ella läuft auf ihren Lieblingswegen, riecht die vertrauten Gerüche und scheint von neuer Energie beflügelt zu sein. Sie ist lebhafter als sonst; es ist schön, ihr dabei zuzusehen, wie sie in die Luft schnuppert und dann davonjagt.

Als wir uns dann dem Wagen nähern, geben ihre Hinterbeine plötzlich nach, und sie kippt zur Seite. Schnell eile ich zu ihr, bin panisch, mein erster Gedanke ist: »Sie stibt, sie hat einen Herzinfarkt.« Aber als ich zu ihr komme, atmet sie noch, ihre Augen sind geöffnet, und sie hebt vorsichtig ihr Köpfchen.

Ich hebe sie hoch, trage sie zum Auto und bringe sie sanft dazu, etwas Wasser zu trinken. Ich sitze bei ihr, bin völlig niedergeschlagen. Zwanzig Minuten später versucht sie aufzustehen, aber mit ruhiger Stimme sage ich zu ihr, sie solle liegen bleiben.

Ich glaube, dass Ella den Tag ein bisschen zu sehr genossen und sich dabei völlig verausgabt hat. Aber die langsame Verschlechterung ihres Zustands geht weiter.

Mitte Oktober ist sie schon deutlich schwächer, ihre Fähigkeiten lassen nach. Sie kann nicht mehr so weit laufen, und wenn das Wetter umschlägt – die Nächte werden kühler und die Morgenluft frostig –, schlafe ich neben ihr im Lampenlicht und neben dem flackernden Feuer ein.

Und da kommt mir die Idee, ihr Leben zu dokumentieren, sie in einem Buch zu ehren und sie dadurch gewissermaßen unsterblich zu machen. Ohne Ella wäre ich nicht mehr hier. Ich wäre nicht mit Alizée zusammen. Ella ist dafür verantwortlich, dass ich heute glücklicher bin, als ich es mir jemals hätte vorstellen können.

Meine Gedanken schweifen weiter. Ella wird nie unsere zukünftigen Kinder kennenlernen, und das macht mich traurig.

Aber trotzdem macht sie immer weiter, der Dezember kommt und mit ihm das Versprechen von Weihnachten. Sie begleitet uns wieder zur Chelsea Old Church zum Weihnachtsgottesdienst, sitzt unter der Kirchenbank und wärmt wie immer meine Füße und lauscht den vertrauten Melodien.

In religiösen Ritualen finde ich Trost und Sicherheit: Die friedvolle Stimmung der Kirche durchdringt mich, die Stille ist erholsam. Früher bin ich zu dieser Kirche gegangen – All Saints Church bei unserer Wohnung –, um meine Gedanken zu verarbeiten. Eigentlich habe ich keinen Grund mehr, um noch dorthin zu gehen. Das ist das Wunder.

Aber heute genießen Ella und ich die Weihnachtslieder. Oder zumindest tue ich das. Ich singe falsch und laut und bin mir sicher, dass es ihr peinlich ist.

Dann machen wir uns auf den Weg, um uns die Weihnachtsbeleuchtung anzusehen, und Alizée und ich besprechen, was wir in der Weihnachtszeit unternehmen werden, wobei Ella natürlich an erster Stelle steht.

Alizées Familie fährt zum Skifahren in die französischen

Alpen, und zufälligerweise plant meine Familie ebenfalls, dort einen Silvesterurlaub zu machen.

Ist es sicher für Ella, mit uns zu reisen? Wir konsultieren den Tierarzt und er gibt uns grünes Licht. Vorher will er nur die Giftstoffe aus ihrem Körper spülen, um sie etwas munter zu machen.

Also packen wir unsere Sachen in den Wagen, um nach Frankreich zu fahren. Ella liebt Autofahrten, und sobald sie merkt, was wir tun, stellt sie sich uns in den Weg, denn sie will nichts verpassen.

Wir geben ihr den bevorzugten Sitzplatz, Mabel sitzt neben ihr. Isla und unsere anderen Hunde bleiben zu Hause bei unserem Haussitter, und wir machen uns frühmorgens auf den Weg, um den LeShuttle durch den Ärmelkanal zu bekommen.

Am selben Tag erreichen wir spätabends die Alpen. Die Luft ist eisig frisch. Es herrscht diese tiefe, friedliche Stille, die nach Schneefall folgt. Und überall im Tal funkeln die Lichter der Chalets.

Ella rennt hinaus, um sich im Schnee zu wälzen – sie liebt dieses eisige Vergnügen, dann läuft sie ins Chalet, um meine Eltern zu begrüßen. Es war eine lange Fahrt, aber das scheint sie nicht zu stören.

Am nächsten Tag, als der Rest der Familie ihre Skipässe holt, gehen Alizée und ich mit Mabel auf Skitour, wir wandern durch die Schneefelder und fahren die Hänge runter. Ella bleibt im Chalet – irgendjemand ist immer bei ihr –, also machen wir nur einen kurzen Ausflug und werden von ihr bei unserer Rückkehr schwanzwedelnd begrüßt.

Sie genießt ihren Urlaub und schläft gut. Ihre Reaktionen scheinen schneller zu sein, ihr Geist wacher. Wir fragen uns, ob die Höhe hilfreich ist – sie liebt es ganz offensichtlich, in den Bergen zu sein, auch wenn wir wissen, dass die Luft hier dünner ist und ihr Körper deshalb mehr arbeiten muss.

Dies ist unser letztes Weihnachten mit Ella und es ist wundervoll – die Gesellschaft und Abwechslung haben ihr offensichtlich neuen Schwung gegeben. Als wir wieder zurück nach Hause kommen, freut sie sich, wieder mit den anderen Hunden zusammen zu sein, und wir kehren zu unserer Alltagsroutine zurück.

Doch gerade als ich schon anfange, mich glücklich zu schätzen – immerhin hat sich Ella über die Prognose des Tierarztes hinweggesetzt und noch drei weitere Monate gelebt –, beginnt sich ihr Zustand, deutlich zu verschlechtern. Und diesmal geht es ganz schnell.

Ich trage sie jetzt immer nach oben ins Bett, und oft wache ich beunruhigt auf, weil ich denke, dass sie nicht mehr atmet. Dann lege ich meine Hand auf sie, um das sanfte Heben und Senken zu spüren, um mich zu vergewissern, dass es ihr gut geht. Ich spüre, wie ihr langsames Atmen von Tag zu Tag schwächer wird.

Weil ich nicht will, dass sie leidet, rufe ich den Tierarzt an und frage ihn: »Wann ist der richtige Zeitpunkt, um sie einschläfern zu lassen?«, denn ich weiß, dass sie allmählich stirbt.

»Wenn sie nicht mehr fressen kann und sich sichtlich unwohl fühlt, dann ist es so weit«, sagt Mark. »Ich bin für dich da«, versichert er mir noch.

Wir sind uns einig, dass sie nicht leiden soll, ihr Leben soll nicht über diesen Punkt hinaus verlängert werden. Ich weiß, dass ihr Tod unmittelbar bevorsteht.

Ich bin jetzt jede Sekunde bei ihr. Sie kann immer noch laufen – langsam, vorsichtig, nur kurze Strecken –, also trage ich sie nach draußen und beobachte, wie sie herumläuft und an ihren Lieblingsplätzen schnüffelt.

Wachsam verfolge ich die kleinste Veränderung ihres Befindens. Jeden Tag liegt sie in ihrem Hundebett zu meinen Füßen, während ich arbeite.

Dann, eines Tages, als ich sie morgens die Treppe hinuntertrage, verliert sie die Kontrolle über ihre Blase und pinkelt mich an. Das ist nicht schlimm, aber es ist ein Zeichen, dass das Ende naht.

Ich mache sie sauber, lege sie in ihr Hundebettchen zurück, und Isla kuschelt sich neben sie. Es gibt dieses wundervolle Foto von den beiden, es ist eines der letzten. Dann rufe ich den Tierarzt an und sage ihm, dass es bald vorbei ist.

Wir fassen einen Plan. Er sagt, er könne am nächsten Abend auch zu uns kommen. Und so vergeht der Tag.

Ella hatte immer einen wundervollen Ausdruck in ihren Augen – einen Ausdruck der Hingabe. Und selbst jetzt ist er immer noch da. Sie scheint in meine Seele zu blicken. Sie kennt mich besser als jeder Mensch und ich halte diese unerschütterliche Treue in einem letzten Foto von ihr fest. Noch heute ist es mein Bildschirmschoner.

Als der Tag allmählich zu Ende geht und die Dämmerung hereinbricht, lege ich mich neben sie aufs Sofa. Ich weiß, dass es unsere letzte gemeinsame Nacht sein wird, und ich will nicht schlafen. Ich setze sie auf meinen Schoß und sage zu ihr: »Danke, dass du all das bist, was ich mir jemals von dir hätte wünschen können, und noch viel mehr. Es ist okay, jetzt zu gehen. Du musst dich nicht mehr abquälen.«

Sie hat mir alles gegeben und diese Worte sind wie eine Erlösung. Ihre Atmung wird langsamer und schwächer. Sie leidet nicht, aber sie atmet flacher und schwerer. Ich weiß, dass ihr nur noch wenige Stunden bleiben.

Das Leben meiner geliebten Ella schwindet dahin.

Kapitel sechzehn

Ein endgültiger Abschied ...
und ein Neuanfang

Es ist drei Uhr morgens am 7. Januar 2023, als Ella ihren letzten Atemzug tut. Ich spüre, wie sie einatmet, und warte … warte. Aber sie atmet nicht mehr aus.

Ihre Augen sind geschlossen und ich berühre ihre Augenlider. Da ist kein Nervenzucken. Ich erinnere mich noch daran, wie ich schluchzte. Ich verabschiede mich, sage noch einmal: »Danke, dass du mein Leben gerettet hast, und ich danke dir für alles, was du für mich getan hast, um mein Leben einfacher und besser zu machen. Eigentlich ist es durch dich erst komplett geworden. Danke, dass du mich bei allem begleitet hast.«

Ich gehe sicher, dass ich ihr sage, dass es mir gut gehen wird. Ich werde es schaffen, weil sie mir gezeigt hat, wie es geht. Sie hat alles in die Wege geleitet, auch das mit Alizée. Ich komme schon klar.

Dann streichle ich sie und sage zu ihr, dass es nun an der Zeit ist, Tilly und Mini in den elysischen Gefilden zu finden.

Alizée war fast die ganze Nacht bei mir, aber kurz bevor es mit Ella zu Ende ging, ging sie nach oben ins Bett. Also hatte ich noch Zeit allein mit Ella. Ich bleibe noch bei ihr liegen, und es ist seltsam, die Veränderung in ihr zu sehen, nachdem sie von uns gegangen ist.

Sogar ein schlafender Hund zeigt Lebenszeichen, aber etwas hat Ellas Körper verlassen. Irgendwie ist das beruhigend. Die Quälerei ist vorbei. Das Nach-Luft-Ringen ist vorbei. Klammheimlich ist sie von uns gegangen. Ein friedlicher Tod.

Ich will ihr nicht von der Seite weichen. Eine Stunde vergeht, erschöpft schließe ich die Augen. Meine Hände ruhen immer noch auf ihr, als ich einschlafe. Ihr Körper liegt auf meinem Schoß. Und so gehen diese frühen Stunden des Tages in eine graue Morgendämmerung über.

Gegen 6.30 Uhr kam Alizée die Treppe runter, und ich schreckte hoch, sah Ella wieder – reglos, inzwischen ganz kalt – und brach in Tränen aus.

Alizée wusste sofort, dass Ella gestorben war, wir hatten einen gemeinsamen Moment, wir drei. Ella war inzwischen ganz steif und kalt, und es war schwer, diese Veränderung mitzuerleben, den Übergang vom Leben zum Tod.

Sie hatte Alizée und mich zusammengebracht, und wegen ihr waren wir heute verheiratet und lebten unter einem Dach, in unserem eigenen Haus. Und jetzt würden wir zum ersten Mal in unserem Leben als ein Paar ohne sie sein.

Ich wusste, dass es stille Rituale gab, die ich einhalten musste. Ich musste aufstehen, Ellas Hundebett holen und sie bequem hineinlegen, eingewickelt in ihr Lieblings-Herdwick-Schaffell.

Ich bürstete sie zum letzten Mal, legte sie sanft in ihr Bettchen und deckte sie mit dem Schaffell zu. Sie sah so friedlich aus.

Ich erinnere mich wieder daran, wie dankbar ich war, dass sie nicht plötzlich gestorben ist, sondern dass wir diese letzten schönen Monate miteinander hatten, um uns voneinander zu verabschieden. Und ich hatte bereits Pläne für ihre Beerdigung gemacht.

Ich wollte, dass sie neben unseren anderen Hunden im Garten meiner Eltern begraben wird, und am Samstag, nachdem sie gestorben war, begann ich zu graben, während mir die Tränen übers Gesicht liefen.

Aber ich hatte ein erhebliches Problem damit. Ich wollte Ella nicht in der kalten Erde begraben, wollte nicht sagen, dass das Grab fertig ist. Also grub ich einfach immer weiter. Die Erschöpfung, die körperliche Anstrengung waren eine Art Katharsis, denn ich konnte es nicht ertragen, mich endgültig von ihr zu verabschieden.

Mit meiner Familie hatte ich vereinbart, dass sie am Sonntag alle zur Beerdigung kommen sollten. Das war der Tag, an dem alle Zeit hatten – meine Schwestern, ihre Ehemänner und Kinder –, um sich von Ella zu verabschieden.

Also kühlten wir ihren Körper, und am Sonntagmorgen nahm ich sie in meine Arme für einen letzten Spaziergang durch den Garten. Wir hatten einen so großen Teil ihres Lebens in Bucklebury verbracht, dass es passend war, dass sie dort ihre letzte Reise und Ruhestätte haben sollte.

Ich hatte das Grab mit Heu ausgelegt, das ich im Spätsommer von meinen Feldern geholt hatte, Ella hatte währenddessen neben mir auf dem Traktor gesessen. Und jetzt stand die ganze Familie um mich herum, als ich sie in die Grube hinabließ.

Sie war in das Schaffell eingewickelt, und ich deckte sie liebevoll zu, legte etwas Heu auf sie. Dann bat ich die Kinder, ihre eigene Handvoll Heu auf sie zu legen, und jedes von ihnen sprach ein kleines Gebet. Ella hatte das Leben aller berührt.

Inzwischen weinten alle. Ella hatte uns allen das Herz gestohlen.

Und dann gingen alle ins Haus, außer mir. Ich wollte allein

sein, um das Begräbnis zu beenden. Um einen letzten Blick auf sie zu werfen, bevor sie vollständig mit Erde bedeckt war. Bevor ich mich endgültig von ihr verabschiedete.

Ich las ihr »Was ich über die Liebe gelernt habe, lernte ich von meinem Hund« vor – dasselbe Gedicht, das auf unserer Hochzeit vorgetragen worden war. Es gibt Zeilen darin, die mir immer noch oft in den Sinn kommen:

»Wenn jemand einen schlechten Tag hat, sei still, setz dich zu ihm und streichle ihn sanft …

Genieße die einfache Freude eines langen gemeinsamen Spaziergangs.

Schenkt einander bedingungslose Liebe.«

Und dann ist da der schwierigste Teil: Lass sie gehen. Ich erinnere mich noch daran, wie ich tief Luft holte und weiter grub. Dann dachte ich an all die positiven Dinge aus unserer gemeinsamen Zeit und stellte das Grab voller Elan fertig.

Ich hatte ein kleines Holzkreuz angefertigt – genauso eins wie auch schon für Tilly und Mini – und ich stellte es auf das Grab. Das war eine vorläufige Maßnahme, bis ich den Grabstein für sie bekam.

Allein mit meinen Gedanken saß ich dann da, salzige Tränen liefen mein Gesicht herunter, und es gab keine Ella mehr, die sie mir hätte ablecken können.

Ich weiß nicht, wie lange ich dort saß und weinte – es könnten Minuten gewesen sein oder auch Stunden –, bis mein Vater irgendwann mit einem kleinen Glas Whisky für mich rauskam. Er sprach einen Toast auf Ella aus und wir tranken zusammen.

Dann ging er ins Haus zurück, aber ich blieb noch draußen, als die Dunkelheit hereinbrach. Ich wollte Ella nicht allein lassen, indem ich auch ins Haus ging.

Also zündete ich Kerzen und Laternen an und saß noch bei

ihr, bis mich schließlich die pechschwarze Dunkelheit einhüllte. Der Gedanke gefiel mir nicht, dass sie ihre erste Nacht in der kalten Erde allein verbringt.

Ich versuchte, an das Positive zu denken und an das Glück, das Ella so vielen geschenkt hatte. Und ich versuchte, an alles zu denken, was sie mir gegeben hatte, aber die Traurigkeit schnürte mir die Luft ab.

Meine Familie kam immer mal wieder raus, um mir noch etwas Whisky zu bringen, und als ich schließlich wieder ins Haus zurückkehrte, lagen die Kinder bereits im Bett. Alle nahmen mich in den Arm, und wir öffneten eine Flasche Champagner, um auf Ella anzustoßen und um ihr Leben zu feiern.

Das Essen, das wir – verspätet – am Abend des 9. Januar zu uns nahmen, hätte nicht schöner sein können, denn alle schwelgten in Erinnerungen an Ella. Es wurde gelacht, es gab lustige Geschichten inmitten der traurigen.

Bis in die frühen Morgenstunden unterhielten wir uns über unsere geliebten Hunde: Raffa von Pippa und James, Lupo und Orla von Catherine und William, dann Zulu, Inka, Luna und Nala – alle waren die Nachkommen von Ella.

Ich habe ein kostbares Miniaturporträt von Ella in einem winzigen geprägten Rahmen. Eine Freundin von mir – die Künstlerin Holly Frean – hat es gemalt und es mir kurz nach Ellas Tod mit einer lieben Beileidsbekundung geschickt.

Ich trage es immer bei mir, wenn ich mich auf ein Abenteuer begebe, von dem ich glaube, dass es auch Ella gefallen hätte, oder wenn ich zu einer großen Veranstaltung gehe, bei dem sie, bevor Alizée in mein Leben trat, meine Begleitung gewesen wäre. Wenn ich aber nur einkaufen gehe, werde ich es wahrscheinlich zu Hause lassen.

Das Porträt erfüllt einen doppelten Zweck: Ich stelle mir gerne vor, dass Ella immer noch die Höhepunkte meines Lebens mit mir teilt, und es gibt mir auch Zuversicht, dass sie noch da ist, wenn ich beruhigt werden muss. Dann greife ich einfach nach dem Bild in meiner Tasche. Ich habe es auch jetzt bei mir.

Die Woche, die darauf folgte, verging wie in einem Trauernebel. Fünfzehn Jahre lang war Ella bei mir gewesen, ihre Abwesenheit war wie körperlicher Schmerz. Ungebeten würden mir Tränen in die Augen treten. Ich konnte mich kaum zusammenreißen. Dann, an einem eisigen Tag, als die Hecken mit Raureif bedeckt waren, ging ich raus, um auf dem Hof Holz zu sammeln.

Es war Nachmittag, und ich war gerade dabei, das Holz in die Schubkarre zu werfen und es anschließend auf den Anhänger des Traktors zu laden, um es dann nach drinnen zu bringen, als Alizée aus dem Haus herausstürzte. Ihre Haare waren nach dem Duschen noch ganz nass und sie trug nur einen Rock, ein T-Shirt und Gummistiefel.

Sie schrie irgendwas, versuchte verzweifelt, über den Lärm des Traktors hinweg gehört zu werden.

Ich dachte, dass irgendwas Schlimmes passiert war. Sie war nicht mal richtig angezogen, um an einem so kalten Tag rauszugehen. Dann sah ich die Tränen in ihren Augen.

»Ich bin schwanger!«, schrie sie, als ich den Motor ausschaltete.

»Bist du dir sicher«, fragte ich, und als sie daraufhin nickte und antwortete, dass sie sich ganz sicher sei, stießen wir beide eine Freudenschrei aus und umarmten uns so fest, dass wir kaum noch Luft bekamen. Ein wunderbares, berauschendes Glücksgefühl überkam mich. Unser eigenes, kleines Wunder.

Mein nächster Gedanke war: »Du musst sofort wieder zurück ins warme Haus.« Also rannten wir rein und ich zündete das Feuer an. Wir waren außer uns vor Freude wegen dieses neuen Lebens, das kommen würde.

»Es ist so schade, dass Ella nichts davon wusste«, meinte ich.

»Sie wusste es«, entgegnete Alizée überzeugt. Sie war sich sicher, dass Ella in den ersten Wochen ihrer Schwangerschaft, als noch nicht einmal wir etwas davon wussten, diese subtilen hormonellen Veränderungen bemerkt hatte, die ein neues Leben ankündigen.

Wenn sie neben Alizée gesessen hatte, dann hatte sie immer ihr Köpfchen an Alizées Bauch gelehnt. »Ich bin seit ungefähr einem Monat schwanger, Ella hat es schon vor uns gewusst.«

Sie war fest davon überzeugt: Wenn Hunde spüren können, wenn der Blutzuckerspiegel sinkt, wenn sie Krebs erkennen können, dann hatte Ella – die intuitivste aller Hunde – die Veränderung an ihr bestimmt bemerkt.

Und ich stimmte ihr zu, sie musste recht haben. Bei dem Gedanken musste ich lächeln. Ich erinnerte mich jetzt auch wieder daran, dass Ella in den Wochen vor ihrem Tod viel mehr Zeit mit Alizée verbracht hatte. Zum Beispiel war sie nach einem Spaziergang mit mir, wenn wir wieder zu Hause waren, sofort zu Alizée gelaufen, um mit ihr zu kuscheln.

Jetzt wurde mir das klar, es ergab plötzlich alles einen Sinn. Ella hatte es gewusst. Und ihr Timing war perfekt. Wir hatten Zeit, um uns auf ihren Tod vorzubereiten, und dann starb sie, kurz bevor wir von Alizées Schwangerschaft erfuhren.

Alles war im Einklang: Ella war gegangen, um Platz für unser Baby zu machen. Sie hatte ihre Aufgabe erfüllt, hatte mich auf den richtigen Weg gebracht, und nun war es an der Zeit für sie, sich zu verabschieden. Ein trauriges Ende kündigte einen strahlenden Neuanfang an.

Der Gedanke war tröstend und unterstützend.

Alizées Schwangerschaft verläuft nicht ohne Probleme. Sie steckt sich mit COVID an, fast sofort nachdem sie von ihrer

Schwangerschaft erfahren hat, und sie leidet unter starker Morgenübelkeit. Glücklicherweise ist es nicht so schlimm wie bei Catherine – nach den ersten Monaten wird es etwas besser –, aber sie scheint ständig zwischen dem Badezimmer und Zoom-Meetings für die Arbeit hin- und herzulaufen.

Ich übernehme das Kochen, und sobald es Alizée besser geht, bekommt sie Heißhunger auf Kartoffeln. Ich zerbreche mir den Kopf, um mir verschiedene Gerichte mit Kartoffeln zu überlegen. Pommes Dauphin, Pommes sautées, Tartiflette …

Natürlich habe ich immer mein kleines Porträt von Ella dabei, wenn ich mit Alizée zu ihren Ultraschall- und Kontrolluntersuchungen gehe.

Stolz kommen wir mit dem ersten unscharfen Bild unseres Babys nach Hause und befestigen es am Kühlschrank, neben den Ultraschallbildern der Welpen, die Ella im Laufe der Jahre bekommen hat.

Ich möchte, dass Alizée sich sicher und unterstützt fühlt, außerdem freue ich mich selbst auch darauf, und ich verpasse keinen einzigen Krankenhausbesuch. Alizée neckt mich, weil ich immer Hunderte von Fragen an die Hebammen und Sonographen habe.

»James hält sich für einen Experten, weil seine Hunde schon ein paarmal Welpen bekommen haben«, scherzt sie und sagt dann zu mir: »Es wundert mich, dass du Mabels Wurfkiste noch gar nicht für mich rausgeholt hast.«

Die Monate vergehen, und im nassen Sommer 2023 gibt es keine Regenpause, um das Heu einbringen zu können. Der Geburtstermin rückt immer näher, und ich gerate in Panik, dass ich das Gras nicht rechtzeitig mähen und wenden kann, um es für den Winter einzulagern.

Dann gibt es im September eine kleine Hitzewelle, und als ich erfahre, dass es ein paar schöne Tage geben soll, stehe ich bereits vor Sonnenaufgang auf, um das Gras auf der Wiese zu mähen.

Ich tuckere ein paar Stunden mit dem Traktor herum, mache das Beste aus diesem trockenen Tag, dann beschließe ich, dass es Zeit ist, um zu frühstücken. Kaum bin ich durch die Hintertür gekommen, als Alizée auch schon herbeieilt und mich daran erinnert: »James, ich muss heute zum letzten Mal zum Ultraschall, in fünf Minuten müssen wir los zum Krankenhaus.«

Ich renne nach oben, um zu duschen, ziehe saubere Jeans und ein Hemd an – ich habe nicht mal genug Zeit, um ein Paar Boxershorts zu finden. Alizée drückt mir einen Thermobecher mit Tee in die Hand, als wir zum Auto eilen, um zum Basingstoke-Krankenhaus zu fahren.

Wir haben unsere wunderbare NHS-Ärztin (National Health Service, dt.: Nationaler Gesundheitsdienst) angerufen, damit sie sich um Alizée kümmert. Meine Mutter hat uns alle drei in NHS-Krankenhäusern zur Welt gebracht, und wir wissen, dass die erstklassige Betreuung, die bereits wir bekommen haben, auch unserem Baby zuteilwerden wird.

Wir kommen im Krankenhaus an und gehen eigentlich davon aus, dass es nur eine schnelle Untersuchung und der Besuch ganz kurz sein wird. Alizée hat noch ungefähr eine Woche bis zur Entbindung vor sich, und dies ist eigentlich nur noch eine letzte Kontrolluntersuchung, um sicherzugehen, dass alles in Ordnung ist. Ultraschalluntersuchungen dauern in der Regel ungefähr 20 Minuten, und ich beschließe, die Thermosflasche im Auto zu lassen, um den Tee später zu trinken.

Wir gehen zum Ultraschallraum. Das sonst so gesprächige Team wirkt heute etwas zurückhaltend, als die Sonde über Alizées Bauch geführt wird.

»Sie werden ein Baby bekommen ...«, beginnt der Arzt.

»Ja, das wissen wir«, erwidern wir lächelnd.

»… heute«, fährt er fort. »Ihr Baby ist bereit, auf die Welt zu kommen. Wir müssen Sie jetzt unbedingt an einen Monitor anschließen.«

Es stellt sich heraus, dass der Stand des Fruchtwassers, das den Fötus vor Verletzungen schützt, gefährlich niedrig ist und unser Baby deshalb schnell zur Welt kommen muss.

Wir schlucken, das kommt überraschend. Alizée hat ihren Mutterschaftsurlaub noch gar nicht angetreten und auch ihre Notfalltasche nicht mitgenommen. Und ich trage noch nicht mal Unterwäsche. »Können wir ganz schnell nach Hause, um unsere Sachen zu holen?«

»Nein, wir müssen Sie jetzt sofort reinbringen.«

Innerhalb einer halben Stunde wird Alizée verkabelt und die Wehen werden eingeleitet. Glücklicherweise sind ihre Mutter und Großeltern, die angeboten haben, uns nach der Geburt unter die Arme zu greifen, bereits bei uns zu Hause, also rufe ich Laurence an und erzähle ihr von den unerwarteten Neuigkeiten.

Als Nächstes rufe ich meine Mutter an: Ihr siebtes Enkelkind ist auf dem Weg! Später an dem Tag kommen sie und Laurence ins Krankenhaus mit all den Sachen, die Alizée braucht, sowie dem Autositz für unser Baby (und meiner Unterhose).

Ich lächle in mich hinein: Ich habe zwar daran gedacht, Ellas Porträt einzustecken, aber ich hatte nicht mehr genug Zeit, um mir noch Boxershorts anzuziehen.

Alizées Wehen setzen ein. Der Abend wird zur Nacht, aber das Baby kommt nicht. Ich lege mich auf den Boden neben ihr Bett, um zu schlafen, aber sie kommt kaum zur Ruhe, weil ihre Wehen immer stärker werden.

Am nächsten Morgen mache ich Toast und Tee in der Patientenküche, die Gerüche erinnern mich an die Internatsschule – sie sind vertraut, wecken Erinnerungen. Wir essen zusammen, nippen an unserem Tee und denken: »Heute werden wir Eltern.«

Wir haben begonnen, über Namen nachzudenken, die sowohl auf Französisch als auch auf Englisch funktionieren, und haben eine Liste gemacht. Allerdings scheint es unser Baby nicht besonders eilig zu haben.

Keiner von uns hat Lust, den ganzen Tag im Krankenhaus eingesperrt zu sein, also machen wir mit Erlaubnis einen Spaziergang im nahe gelegenen Park und genießen die frische Luft und die Schönheit des Herbstes. Insgesamt drehen wir 35 Runden und hoffen, dass es das Baby dazu animieren wird, endlich zu kommen.

Alizées Wehen werden immer stärker und kommen in immer kürzeren Abständen, aber das Baby kommt trotzdem noch nicht. Ich verbringe eine weitere Nacht auf dem Krankenhausboden und Alizée schläft noch unruhiger als in der Nacht zuvor.

Dann setzen am 20. September um die Mittagszeit herum bei Alizée die Wehen ein. Meine Mutter hatte den Plan, die Hunde mitzubringen, damit wir alle noch mal im Park spazieren gehen könnten, aber jetzt fragt Alizée, ob Mabel nicht kommen und ihr als Begleithund während der Geburt zur Seite stehen könnte. Schließlich hatte Mabel erst letztes Jahr ihren ersten Wurf. Ich komme jedoch zu dem Schluss, dass es eine zu große Herausforderung sein würde, sie rechtzeitig für die Entbindungsstation anzumelden. Also muss sich Alizée mit mir als Geburtsbegleiter zufriedengeben.

Obwohl ich schon dabei geholfen habe, dutzende von Welpen und Lämmern zur Welt zu bringen, weiß ich nicht, was ich jetzt machen soll. Ich wünschte, ich könnte Alizée helfen, ihr ihre Schmerzen nehmen und diese für sie ertragen. Die Tatsache, dass das nicht geht, frustriert mich.

Ich habe eine Playlist erstellt – die Lieder, die wir auf unserer ersten gemeinsamen langen Autofahrt zum Lake District gehört haben – und ich hoffe, dass die Lieder ihr Kraft geben, sie beruhigen und ihr Energie schenken.

Die Zeit zieht sich dahin, Minuten werden zu Stunden. Draußen braut sich ein Unwetter zusammen, und ich beobachte, wie eine Buche am Fenster zittert und sich hin- und herbewegt. Aber hier drin ist es ganz still, wir sind vor dem Heulen des Windes geschützt, das Licht im Zimmer ist gedämpft. Ich schaue Alizée an, kann nicht glauben, wie stark sie ist.

Ich dachte, ich könnte sie nicht noch mehr lieben, aber jetzt werde ich eines Besseren belehrt. Die Schönheit und das Wunder der Geburt lehrt mich noch mehr über ihre Belastbarkeit und Kraft.

Es ist mir gar nicht aufgefallen, aber Stunden sind vergangen, und Mitternacht ist zum frühen Morgen des 21. September geworden, als unser wunderschöner kleiner Junge das Licht der Welt erblickt. Ich bin völlig überwältigt, komme aus dem Staunen nicht mehr heraus, sodass ich noch nicht mal weinen kann vor lauter Freude.

Ich habe die Nabelschnur durchgeschnitten. Dann wiegt Alizée unseren Sohn in ihren Armen und ich umarme sie beide. Dann fällt Alizée, die zwei Tage lang keine Pause hatte, in einen tiefen Schlaf, während ich mein Hemd aufknöpfe und unser Baby an meinen Oberkörper lege – Haut an Haut. Ich sitze nur da und schaue ihn in stiller Ehrfurcht an.

Ich bin fasziniert von seiner Perfektion: seinen winzigen Händen und Nägeln und Füßen, seiner kleinen zerknautschten Nase und Ohren. Ich lausche seinem Atem, den ersten Atemzügen dieses neuen Lebens, und beobachte, wie sich seine Brust hebt und senkt.

Ich bin erschöpft, aber zu sehr vom Wunder der Geburt erfüllt, um an Schlaf zu denken. Also schaue ich ganz still und mit dem Gefühl, dass ich dieses kleine Wunder nicht stören darf, einfach nur unseren neugeborenen Sohn an.

Und dann hole ich mein kleines Porträt von Ella heraus. Mir kommen die Tränen, wenn ich an diesen Tag zurückdenke, als Alizée mir zum ersten Mal von ihrer Schwangerschaft erzählte und als das Leben unseres Sohnes, der damals kaum so groß wie ein Golfball war, gerade erst in ihrem Bauch begann.

Jetzt, neun Monate später, ist er hier bei uns, und ich stelle ihm Ella vor.

Drei Stunden vergehen. Krankenschwestern und Ärzte kommen und gehen, ich nehme sie kaum zur Kenntnis, während ich mit unserem Baby im Arm daliege und die ersten kostbaren Stunden seines Lebens im Halbdunkel des neuen Tages genieße.

Ich schaue ihn an, sein Bild brennt sich in mein Herz ein. Nichts kann dich auf die Elternschaft vorbereiten, egal wie viel sie dir über dieses Wunder erzählen. Das Ausmaß, die Macht und die Herrlichkeit des Ganzen hätte ich mir vorher nicht vorstellen können.

Und in diesen ersten Stunden seines Lebens, in denen ich ihm verspreche, ihn zu beschützen und für ihn zu sorgen, weiß ich auch, dass ich ihm alles über Ella erzählen werde. Die Geschichten sind bereits in meinem Kopf und warten nur darauf, geteilt zu werden.

Ich schaue zu Alizée hinüber, sie wacht auf und nimmt das Baby sofort in ihre Arme. Wir lachen jetzt. »Kannst du glauben, dass das wirklich unser Kind ist? Dass er tatsächlich hier ist?«

Alizée ist hungrig, also mache ich noch mehr Toast. In meinem Gesicht sieht man das stolze Grinsen eines frischgebackenen Vaters, als ich das Brot in den Toaster stecke und den Wasserkocher anschalte. Ich beobachte, wie werdende Väter mit schwangeren, zukünftigen Müttern die Entbindungsstation betreten. Ich höre auch das Jammern eines Neugeborenen.

Ein anderer frischgebackener Vater wärmt gerade Milch auf. Wir gehören jetzt alle dazu. Wir sind alle Eltern. Wir können unsere Freude nicht verbergen.

Als ich mit Tee und Toast zu Alizée zurückkomme, hat sie unser Baby bereits an ihre Brust gelegt und stillt es zum ersten Mal. Der Morgen ist angebrochen und wir sind jetzt in einem Wochenbett-Raum – nur wir drei. Oder eigentlich vier, wenn man Ella dazuzählt (was ich tue).

Ich berühre ihr kleines Bild in dem vergoldeten Rahmen in meiner Tasche. Dann wechsle ich die Windel unseres Sohnes – das zweite Mal seit seiner Geburt – und behandle ihn dabei wie kostbares Porzellan, um ihn mit meinen dicken Wurstfingern nicht zu verletzen, während ich die Druckknöpfe seines winzigen Schlafanzugs öffne und ihn vorsichtig zurück in Alizées Arme lege.

Dann ist da noch die Sache mit dem Namen. Wir haben darüber nachgedacht – natürlich haben wir das – und haben jetzt eine Entscheidung getroffen. Inigo Gabriel Middleton. Inigo bedeutet feurig, leidenschaftlich, obwohl er jetzt gerade ganz friedlich ist. Und Gabriel in Erinnerung an seinen Großvater, Alizées Vater. Es ist eine kleine Hommage an ihn, und wir freuen uns schon darauf, ihm viele Geschichten über seinen französischen Opa zu erzählen.

Fast von dem Moment an, als Inigo geboren wurde, hat Alizée mich gefragt: »Glaubst du, wir können jetzt nach Hause gehen?« Ich gehe zur Oberschwester, um mit ihr zu sprechen. »Das können Sie selbst entscheiden«, erwidert sie, »aber ich hatte eher an morgen gedacht.«

»Alizée geht's gut, und Inigo trinkt auch gut«, sage ich, woraufhin sich eine Geburtshelferin mit dem Team berät und uns dann mitteilt, dass wir gehen können.

Das Krankenhauspersonal war wunderbar. Wir waren stets

begeistert von ihrer Aufmerksamkeit und Freundlichkeit. Wir hätten uns nichts Besseres wünschen können und sind stolz darauf, wie gut sie das geschafft haben. Aber wir möchten, dass sich Inigo in seinem neuen Zuhause einlebt, also verabschieden wir uns vom Team der Entbindungsstation, unterschreiben einige Papiere – und dann stehe ich vor der schwierigsten Aufgabe von allen: herausfinden, wie ich den komplizierten Babysitz im Auto befestigen und unser empfindliches Neugeborenes hineinlegen kann.

Nachdem Inigo im Babysitz ist, entdecke ich meine Flasche mit dem eiskalten Tee, der inzwischen bereits vier Tage alt ist, und trinke sie leer, bevor wir uns mit einer Geschwindigkeit auf den Weg machen, die dermaßen langsam ist, dass wir zu Fuß schneller gewesen wären. An jeder Kreuzung mache ich mir Gedanken, dass ich wegen unserer wertvollen Fracht zu schnell beschleunigen oder bremsen könnte. Meine erste Fahrt mit Inigo ist nervenaufreibender als meine Führerscheinprüfung.

Wir haben Alizées Mutter angerufen, um Bescheid zu sagen, dass wir auf dem Heimweg sind. Alizée hat sich ihr Lieblingsessen – Kalbsleber – zum Abendessen gewünscht, da sie während ihrer Schwangerschaft auf Innereien verzichten sollte.

Als wir zurück zu Hause sind, ist unser Zeitgefühl verschwommen. Wir können es immer noch nicht glauben. Wir stellen Inigo seinen Großeltern vor – meine Eltern sind zu uns gekommen – sowie seinen Urgroßeltern.

Die Hunde sind fasziniert von dem neuen Familienmitglied. Ich habe eines von Inigos Musselintüchern – als er geboren wurde, habe ich ihn damit etwas abgetupft – und sein Duft haftet noch daran. Also lasse ich die Hunde daran schnuppern, und nachdem Inigo von der ganzen Familie geknuddelt wurde, stelle ich ihn jedem Hund vor.

Ich nehme ihn in meine Arme und die Hunde kommen einzeln ins Zimmer. Ich sage ihnen, dass sie sich setzen sollen, dann lege ich Inigos kleine Hand in meine und lasse sie daran schnüffeln.

Von allen Hunden ist Mabel am meisten überwältigt und aufgeregt. Aber wir wollen es auch nicht übertreiben. Inigo ist noch nicht mal 24 Stunden alt. Es war ein ereignisreicher Tag und er muss sich ausruhen.

Kapitel siebzehn

In liebevoller Erinnerung

Die Hunde zeigen großes Interesse an Inigo. Mabel sieht sich als seine Babysitterin. Wenn er weint und wir gerade nicht im Raum sind, eilt sie zu uns, um uns darauf aufmerksam zu machen, läuft hin und her, bis wir etwas bemerken. Isla schläft gerne unter seinem Kinderwagen, einer der Hunde bewacht sein Babykörbchen oder liegt unter seinem Kinderbett. Ich glaube, sie betrachten sich als seine Ersatzeltern.

Wenn wir zusammen spazieren gehen, binde ich ihn vorher in einem Babytuch fest an mich, die Hunde weichen mir dann nicht von der Seite. Sie flitzen nicht mehr so schnell davon wie früher, sondern bleiben in meiner Nähe. Sie scheinen zu wissen, dass ich das Baby wecken könnte, wenn ich sie rufen müsste.

Wenn einer der Hunde ihm aus Versehen einen feuchten Kuss gibt oder wenn sein Händchen ihr Fell berührt, dann lächelt er ein bisschen und ich weiß, dass er sie lieben wird.

Wir sind noch nicht so lange nach dem Krankenhausaufenthalt wieder zurück zu Hause, als wir mit ihm seinen ersten Ausflug unternehmen.

Unsere lokale Gaststätte – The Old Boot – war der Mittelpunkt einiger wichtiger Momente im Leben unserer Familie, und jetzt gehen wir mit Inigo dorthin.

Mit dabei sind Alizées Mutter und ihre Großeltern, und es gibt Händeschütteln und Umarmungen, einige davon sind Leute, die ich schon mein ganzes Leben lang kenne.

Am ersten Wochenende nach seiner Geburt – es ist kaum zu glauben, dass er erst zwei Tage alt ist – kommen meine Schwestern und ihre Kinder, und wir essen alle zusammen bei meinen Eltern zu Mittag. »War ich auch mal so klein?«, fragen seine Cousins, und sie nehmen Inigo abwechselnd auf den Schoß, um mit ihm zu kuscheln.

Sie haben herausgefunden, dass es zwischen George und Inigo einen Altersunterschied von zehn Jahren gibt, und sie können es kaum erwarten, bis Inigo groß genug ist, um bei ihren Abenteuern mitzumachen.

Meine Eltern freuen sich über ihren neuen Enkel, aber Mum scheint es nicht wirklich glauben zu können, dass ihr kleiner Junge jetzt selbst einen Sohn hat. Sie lacht, weil ich für sie immer noch ihr Baby bin.

Manchmal muss ich mich selbst kneifen. Es ist verrückt. Ich bin für dieses kostbare neue Menschenleben verantwortlich und in einen neuen Lebensabschnitt getreten, von dem ich nicht wusste, dass er existiert. Aber ich habe keine Angst, sondern bin aufgeregt.

Meine Schwestern haben beide ein breites Grinsen auf dem Gesicht. Es versetzt sie zurück in die Zeit, als ihre Erstgeborenen noch so klein waren wie ihr neuer Neffe. »Willkommen in der Elternschaft«, sagen sie.

Wir sind eine liebevolle und eng verbundene Familie, bei uns gibt es immer viele Umarmungen, und es wird viel gelacht. Catherine und Pippa haben zwei große Koffer mit gebrauchten Klamotten mitgebracht, sodass Inigos Schränke jetzt voller süßer kleiner Outfits sind, die seine Cousins – auch die Mädchen – getragen haben.

Wir schauen uns die Sachen an. »Sind die nicht zu groß? Es wird noch Monate dauern, bis er die Sachen tragen kann.« Uns ist damals nicht klar, dass er so schnell wachsen wird, dass ihm die Sachen im Nu passen werden.

Wir werden mit Ratschlägen von meinen Schwestern überschüttet, aber wir wurschteln uns immer irgendwie durch – manchmal machen wir es richtig, manchmal falsch.

Bei diesem ersten Besuch bei meinen Eltern möchte ich Inigo unbedingt zeigen, wo Ella mit Tilly und Mini im Garten begraben liegt. Also wickeln wir ihn warm ein, sodass er es gemütlich hat, und ich bringe ihn zu ihrem Grab. Es ist ein ergreifender Moment und es schmerzt mich immer noch. Und ich denke wieder daran, wie weit ich gekommen bin.

Mein Leben war einst so voller Qualen, dass ich selbstmordgefährdet war. Nur Ella gab mir einen Grund zu leben. Sie hat diesen wunderbaren Wandel in mir bewirkt – von der Verzweiflung zur Hoffnung. Heute habe ich eine Frau und einen Sohn, die ich vergöttere – dank ihrer. Nie hätte ich gedacht, dass so eine Veränderung in meinem Leben möglich sein könnte, und das habe ich alles meiner Ella zu verdanken. Ich berühre das Bild von ihr in meiner Tasche und blinzle die Tränen weg.

Zu Hause habe ich jetzt einen Bronzeabdruck von einer ihrer Pfotenballen. Pippa und Alizée gelang es mal, Ella an einem Familientag zu »entführen« und sie lange genug festzuhalten, um einen Gipsabdruck von ihrer Pfote zu machen.

Ein Jahr nach ihrem Tod schenkten sie mir den Abdruck zu Weihnachten, und ich bewahre ihn in unserem Schlafzimmer auf, er ist eine weitere Erinnerung an sie.

Zum Gedenken an Ella hat Nick mir einen Pflaumenbaum geschenkt.

Sie ist bei mir in vielerlei Hinsicht – greifbar und spirituell. Ständig spüre ich ihre Gegenwart: in ihren Nachkommen; in einer Vielzahl von Erinnerungen; in der Person, zu der sie mich gemacht hat.

Es wird nie eine Zeit in meinem Leben geben, in der ich nicht an sie denken werde. Und schon jetzt ist sie unterschwellig präsent in Inigos Leben.

Es gibt Momente in der Stille des Abends, wenn ich ihn ins Bett bringe und mit ihm über Ella rede. Ich mache sie zur Hauptfigur der Geschichten, die ich ihm erzähle – manche sind fiktional, manche wahr. Meiner Meinung nach ist es nie zu früh, einem Baby Geschichten zu erzählen. Noch bevor sie den Inhalt begreifen, werden sie durch vertraute Stimmen beruhigt. Sie beobachten, wie sich deine Lippen bewegen, während du die Worte artikulierst.

Ella ist bereits in Inigos Geschichten, und ihr Name ist einer der ersten, die er hört.

Nachdem ich Ella beerdigt hatte, sortierte ich ihre Fotos und erstellte ein Album über ihr Leben. Ich habe auch eins für Inigo gemacht, damit sie in seinen frühesten Erinnerungen verewigt wird. In Leder gebunden, steht es im Bücherregal – für die Zeit, wenn er mal älter ist. Es gibt auch noch ein Duplikat mit abwischbarem Umschlag, sodass er mit seinen klebrigen Kinderfingern darin herumblättern kann, während ich mit ihm über die Bilder spreche.

Darin habe ich die wichtigen Momente in Ellas Leben festgehalten. Jetzt schaue ich mir das Album an, habe Tränen in den Augen: Ella besteigt ihren ersten Berg, den Old Man of Coniston im Lake District. Es ist dieselbe Wanderung, die ich mit meinem Vater gemacht habe, als ich etwas über drei Jahre alt war.

Hier ist Ella beim Schwimmen, und da ist die Nachricht, die sie Alizée »geschrieben« hat. Und damit Inigo weiß, wo Ella mir seine Mutter zum ersten Mal vorgestellt hat, gibt es ein Foto, das vor dem South Kensington Club aufgenommen wurde.

Auf einer anderen Seite ist Ella zu sehen, deren Ohren im Wind wehen, während sie ihre erste Radtour im Lastenfahrrad genießt. Und hier ist sie, mit einer schwarzen Fliege um den Hals, auf dem roten Teppich bei den GQ Awards. Das sind die Momente, die unser gemeinsames Leben ausgemacht haben, verewigt in Bildern, die so unveränderbar und kostbar sind wie meine Erinnerungen.

Mein Ziel ist es, zum richtigen Zeitpunkt mit Inigo über meine psychischen Probleme zu sprechen, und darüber, wie Ella mir dabei geholfen hat. Ich möchte, dass er auch über diese wundervollen Tiere erfährt, die uns unermüdlich helfen und bedingungslos lieben. Blindenhunde, Assistenzhunde, medizinische Spürhunde. Die Hunde, die uns durch unsere dunkelsten Stunden helfen.

Wir glauben, dass wir für sie sorgen, aber in Wirklichkeit sind sie diejenigen, die sich auf ihre eigene selbstlose Art um uns kümmern. Sie sind die Hunde, die uns das Leben retten.

Danksagung

Die Ursprünge dieses Buchs gehen auf das Jahr 2019 zurück, als ich zum ersten Mal öffentlich über meine psychische Gesundheit sprach. Ich war voller Angst, aber mein anschließender Artikel in einer landesweiten Zeitung löste eine solche Welle der Liebe und des Verständnisses aus, dass ich noch weitergehen und versuchen wollte, anderen zu helfen, denen es ähnlich ging wie mir. Also bat ich Frances Hardy, mit mir zusammen dieses Buch zu schreiben: *Ella und ich: Wie mein Hund mir durch die dunkelste Zeit meines Lebens half.* Darin erzählte ich Einzelheiten aus meinem Leben – Tränen der Trauer und der Freude, Triumphe und Tragödien, Liebe und Verlust –, und Frances half mir dabei, meine Gedanken in Prosa zu fassen.

Aber ohne die Literaturagentin Ruth Cairns wäre dieses Buch nicht entstanden. Sie erkannte, dass es für die Menschen interessant sein könnte, die mit psychischen Problemen zu kämpfen haben, für Hundeliebhaber aus aller Welt, für alle, die offen und aufgeschlossen sind, und vielleicht auch für diejenigen, die sich dafür interessieren, wie unsere liebevolle und eng verbundene Familie Middleton tickt.

Ruth und ich besuchten mehrere Verlage, die Angebote für das Buch gemacht hatten. Fünf meiner Hunde nahm ich zu diesen Treffen in London mit, und der Empfang, den uns die Verlegerin Briony Gowlett und ihr Team bei Octopus and Radar bereiteten, überzeugte mich, dass dies der richtige Verlag für *Ella und ich* war. Das Octopus-Team hatte nicht nur selbst gemachte Leckereien für meine Hunde gebacken, sondern auch Fotos ihrer eigenen Vierbeiner mitgebracht, um sie mir zu zeigen. Hier war ein Verlagsteam, das meine Beziehung zu Ella und alles, was sie für mich getan hat, wirklich verstand.

Mein herzlicher Dank gilt allen oben genannten Personen, die zur Verwirklichung dieses Buches beigetragen haben, und dem Team von Riot Communications, das seine Botschaft im In- und Ausland verbreitet.

Aber meine größte Liebe und Dankbarkeit geht an meine Familie und meine Freunde (es sind zu viele, um sie alle zu nennen), die mir in all den Jahren treu zur Seite standen.

Ich bin dankbar für die Liebe meiner wunderbaren Eltern Michael und Carole; für meine lieben Schwestern Catherine und Philippa, deren Unterstützung unermüdlich war; und für meine Schwäger William und James für ihre Freundlichkeit und ihr Verständnis.

Vor allem gilt mein Dank Alizée, der Liebe meines Lebens, die ich ohne Ella nie kennengelernt hätte, und unserem geliebten Sohn Inigo. Das Buch ist dein Vermächtnis, Inigo. Dadurch wirst du mehr über Ella erfahren und darüber, warum sie der Grund ist, dass ich heute hier bin und ihre Geschichte erzählen kann.